I0796471

Good Inside

Buenos por dentro

Dra. Becky Kennedy

Good Inside

Buenos por dentro

UNA GUÍA PARA CONVERTIRTE EN LA MADRE O EL PADRE QUE QUIERES SER

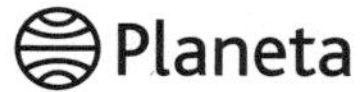

Planeta

Obra editada en colaboración con Editorial Planeta – España

Título original: *Good Inside: A Guide to Becoming the Parent you want to be*

Dirección creativa de portada: Erica Belsky
Diseño de portada: Jennifer Rozbruch
Ilustración de portada: Eiko Ojala
Adaptación de portada: Liz Batta y Alejandra Ruiz / Caskara Editorial

Bajo el sello editorial BOOKET M.R.
Avenida Presidente Masarik núm. 111,
Piso 2, Polanco V Sección, Miguel Hidalgo
C.P. 11560, Ciudad de México
www.planetadelibros.us

Primera edición impresa en esta presentación: octubre de 2025
ISBN: 978-607-39-3063-5

Impreso en los talleres de Impregráfica Digital, S.A. de C.V.
Av. Coyoacán 100-D, Valle Norte, Benito Juárez
Ciudad De Mexico, C.P. 03103
Impreso en México - *Printed in Mexico*

A mi marido, que es mi amarre en la vida, y a mis hijos, que me han enseñado más de lo que yo les enseñaré nunca.

Índice

Introducción

«Doctora Becky, mi hija de cinco años está en una etapa en la que trata mal a su hermana, nos contesta mal a nosotros y hace rabietas en la escuela. No sabemos qué hacer. ¿Puedes ayudarnos?».
«Doctora Becky, ¿por qué mi hijo, que ya sabe ir al baño solo, de repente se orina por toda la casa? Hemos intentado utilizar premios y castigos, pero no sirven de nada. ¿Puedes ayudarnos?».
«¡Doctora Becky, mi hijo de doce años no me escucha! Me pone muy nerviosa. ¿Puedes ayudarme?».

Sí. Puedo ayudarles. Podemos solucionarlo.

Soy una psicóloga clínica que hace ya tiempo tiene un consultorio privado, y trabajo con padres que acuden a mí para resolver las situaciones difíciles que les hacen sentirse frustrados, agotados y desesperados. Aunque a primera vista cada situación es única —la niña de cinco años que contesta groseramente, el niño que sufre una regresión en el control de los esfínteres, el preadolescente rebelde—, el deseo que subyace es el mismo: todos los padres quieren hacerlo mejor. En esencia, lo que me están diciendo una y otra vez es: «Yo sé el tipo de padre y de madre que quiero ser. Lo que no sé es cómo conseguirlo. Por favor, ayúdame a salvar esa distancia».

Durante nuestras sesiones, suelo empezar por analizar con los padres un comportamiento problemático. La conducta es una pista de aquello con lo que el niño —y, a menudo, todo un sistema familiar— tiene dificultades. A medida que investigamos comportamientos, llegamos a conocerlo mejor, aprendemos qué es lo que necesita y las habilidades de las que carece, dejamos al descubierto los disparadores psicológicos y las áreas de mejora de los padres y pasamos de «¿qué le pasa a mi hijo y qué puedes hacer para solucionarlo?» a «¿con qué tiene dificultades mi hijo y cómo puedo ayudarlo?». Con suerte, también a «¿qué tiene reservada para MÍ esta situación?».

Mi trabajo con los padres se centra en ayudarlos a pasar de la desesperación y la frustración a la esperanza, el empoderamiento e incluso la reflexión sobre sí mismos, todo ello sin recurrir a muchas de las estrategias de crianza más publicitadas. No me verás recomendar tiempos de descanso, tablas de comportamiento, castigos, premios o que ignores a tu hijo o hija a modo de respuesta a las conductas desafiantes. ¿Qué es lo que sí recomiendo? Ante todo, comprender que las conductas son solo la punta del iceberg y que bajo la superficie se encuentra el mundo interno entero de un niño, que lo único que quiere es que lo entiendan.

Hagámoslo de otra manera

Durante mi especialización en psicología clínica en la Universidad de Columbia, en mis años de residencia, hice terapia de juego. Aunque me encantaba trabajar con niños, empezó a resultarme frustrante el limitado contacto que tenía con los padres. A menudo deseaba trabajar también con ellos en lugar de hacerlo directamente con el niño y hablar con los padres de forma complementaria. Al mismo tiempo, trabajaba también con pacientes adultos y comenzó a fascinarme un nexo innegable: con los adultos estaba muy claro en qué momento de su infancia las cosas se torcieron, en qué momento sus necesidades no se vieron satisfechas o comportamientos que eran un grito de ayuda no obtuvieron respuesta. Me di cuenta de que, si prestaba atención a lo que los adultos necesitaron y nunca recibieron, podía utilizar ese conocimiento en mi trabajo con los niños y las familias.

Cuando establecí mi consultorio privado, trabajaba solo con adultos. Ofrecía terapia y orientación en materia de crianza. Tras convertirme en madre, incrementé las horas que dedicaba a la orientación familiar, tanto en forma de consultas individuales como de grupos mensuales para padres. Con el tiempo, me inscribí en un programa de formación para terapeutas que anunciaba un enfoque «de referencia» y «de base empírica» en torno a la disciplina y el comportamiento problemático en los niños. Los métodos que se enseñaban parecían lógicos y «limpios», y salí de allí habiendo aprendido mucho sobre el tipo de intervenciones que los expertos en crianza promueven hoy de forma habitual. Creí que había asimilado un sistema perfecto para eliminar las conductas indeseables y fomentar un comportamiento más prosocial, es decir, más sumiso y más conveniente para los padres. Salvo que, a las pocas semanas, me di cuenta de que aquello me parecía horrible. Cada vez que me oía dar esas orientaciones «de base empírica» se me revolvía el estómago. No podía quitarme de encima la sospecha acuciante de que esas intervenciones —que sin duda no me gustaría que nadie utilizara conmigo— no podían ser el enfoque correcto con el que tratar a los niños.

Sí, esos sistemas tenían un sentido lógico, pero se centraban en erradicar los «malos» comportamientos y en imponer la docilidad a expensas de la relación entre padres e hijos. Se animaba a utilizar los tiempos de descanso, por ejemplo, para cambiar la conducta…, pero ¿qué pasaba con el hecho de que ese sistema apartaba a los niños en el momento preciso en el que necesitaban más a sus padres? ¿Dónde quedaba…, en fin, la humanidad?

Me di cuenta de algo: esos enfoques «de base empírica» se basaban en los principios del conductismo, una teoría del aprendizaje que se centra en las acciones observables, en lugar de en los estados mentales no observables, como los sentimientos, los pensamientos y los impulsos. El conductismo le da más importancia a modelar el comportamiento que a entenderlo. Considera que la conducta es el problema y no la expresión de necesidades subyacentes no satisfechas. Me di cuenta de que por eso esos enfoques «de base empírica» no me gustaban: confundían la señal (lo que de verdad le pasaba al niño) con el ruido (la conducta). Después de todo, nuestro objetivo no es modelar el comportamiento. Nuestro objetivo es criar seres humanos.

En cuanto me di cuenta de ello, ya no pude verlo de otra forma. Sabía que tenía que haber una manera de trabajar con las familias que fuera igual de efectiva, pero que no sacrificara el vínculo entre padres e hijos. Así que me puse a trabajar, a partir de todo lo que sabía sobre apego, la atención plena y los sistemas de la familia interna —enfoques teóricos que habían orientado mi práctica privada—, y convertí esas ideas en un método para trabajar con los padres que fuera concreto, accesible y fácil de entender.

Resulta que hacer que nuestra mentalidad de crianza pase de las «consecuencias» al «vínculo» no tiene por qué significar ceder el control de la familia a nuestros hijos. Pese a que me resisto a los tiempos de descanso, a los castigos, a las consecuencias y a ignorar a los niños, no hay nada en mi estilo de crianza que sea permisivo o frágil. Mi enfoque promueve los límites firmes, la autoridad parental y el liderazgo sólido, sin olvidar las relaciones positivas, la confianza y el respeto.

Pensamientos profundos, estrategias prácticas (y cómo utilizar este libro)

En mi trabajo en el consultorio, suelo decir que hay dos cosas que son ciertas: las estrategias prácticas y basadas en soluciones pueden promover también una curación más profunda. Muchas filosofías de crianza obligan a los padres a tomar una decisión: tienen que optar entre mejorar el comportamiento del niño a costa de su relación con él, o priorizar esa relación y sacrificar la posibilidad de una conducta mejor. Con el enfoque que se ofrece en este libro, los padres pueden mejorar por fuera y sentirse mejor por dentro; pueden fortalecer su relación con su hijo y ver una mejora en la conducta y en la cooperación.

Ese mensaje subyacente, el de que esas dos cosas son ciertas, está en el centro de mucho de lo que estás a punto de leer. La información que se da parte de la teoría y abunda en estrategias; es de base empírica y creativamente intuitiva; prioriza el autocuidado de los padres y el bienestar de los hijos. Quizá alguien venga a mi consultorio en busca de un conjunto de estrategias para solucionar el comportamiento de su hijo, pero se va con mucho más que eso: con una comprensión matizada del niño que hay detrás de la conducta y con una serie de herramientas para poner esa comprensión en práctica. Espero que, tras leer este libro, tú también tengas todo eso. Espero que emerjas de él con una autocompasión, una autorregulación y una seguridad en ti renovadas, y con las herramientas necesarias para conseguir que tus hijos adquieran esas mismas importantes cualidades.

Este libro es una iniciación a un modelo de crianza que tiene tanto que ver con el autodesarrollo como con el desarrollo infantil. Los diez primeros capítulos consisten en los principios de crianza que guían mi vida, tanto en mi casa (con mis tres hijos) como en mi consultorio (con mis pacientes y sus familias) y en las redes sociales (con los muchos padres con los que he establecido una relación a lo largo de los años). Lo que persigo con esos principios es promover la curación de hijos y padres, y ofrecer estrategias prácticas para una experiencia familiar más apacible. Y en el centro de esos principios está la idea de que, al entender las necesidades emocionales de un niño, los padres pueden no solo mejorar la conducta, sino transformar el funcionamiento de toda la familia y el modo en que sus miembros se relacionan entre ellos.

En la segunda mitad de este libro encontrarás, en primer lugar, estrategias para lo que yo llamo «construir capital de vínculo». Se trata de estrategias de probada eficacia para trabajar el vínculo y la cercanía en las relaciones entre padres e hijos. Al margen de cuál sea el problema —incluso si solo hay mal ambiente en casa y no eres capaz de averiguar por qué—, puedes poner en práctica una de estas intervenciones para empezar a darle la vuelta a la situación. Después de eso, pasaremos a abordar los problemas concretos de comportamiento infantil que a menudo llevan a los padres a buscar mi ayuda: todo, desde la rivalidad entre hermanos, las rabietas y las mentiras a la ansiedad, la inseguridad y la timidez. No todas las estrategias serán aplicables a todos los niños —solo tú sabes cuáles son las necesidades individuales de tu hijo o hija—, pero todas te ayudarán a pensar de otro modo cuando surjan problemas y te permitirán abordar esos momentos de maneras que te hagan sentir bien y sean seguras para el niño.

Es probable que no te sorprenda saber que nunca me gustó sacrificar nada. Creo que se puede ser firme y cálido, validar y poner límites y poner el foco en el vínculo, y, al mismo tiempo, actuar con una autoridad sólida. Y creo que, al final, ese enfoque también es el que los padres reconocen como «correcto», no solo desde el punto de vista lógico, sino en lo más hondo de sus almas. Porque todos queremos ver a nuestros hijos como buenos niños, vernos a nosotros como buenos padres y trabajar por un hogar más tranquilo. Y todas esas cosas son posibles. No tenemos que elegir. Podemos tenerlo todo.

Primera parte

LOS PRINCIPIOS DE CRIANZA DE LA DOCTORA BECKY

CAPÍTULO 1

Buenos por dentro

Deja que comparta una conjetura sobre ti y tus hijos: son todos buenos por dentro. Cuando acusas a tu hija de ser una «mimada», sigues siendo bueno por dentro. Cuando tu hijo niega haber derribado la torre de bloques de su hermana (aunque viste cómo lo hacía), sigue siendo bueno por dentro. Y cuando digo «bueno por dentro» quiero decir que todos nosotros, en el fondo, somos compasivos, cariñosos y generosos. El principio de la bondad interna está en el centro de todo mi trabajo: creo que los niños y los padres son buenos por dentro, lo que me permite sentir curiosidad sobre el porqué de sus malas conductas. Y esa curiosidad me permite desarrollar marcos de trabajo y estrategias que son eficaces a la hora de impulsar un cambio. No hay nada en este libro más importante que ese principio; es la base de todo lo que viene a continuación, porque, en cuanto nos decimos a nosotros mismos «okey, frena... Soy bueno por dentro..., mi hijo también es bueno por dentro...», intervenimos de un modo distinto de lo que lo haríamos si dejáramos que nuestra frustración y nuestra ira dictaran nuestras decisiones.

El problema es que es muy fácil dejar que la frustración y la ira nos dominen. Aunque nadie quiere verse como una persona cínica o negativa o que asume lo peor de sus hijos, cuando, como padres, estamos en medio de una situación difícil, es habitual actuar a partir del supuesto (en gran parte inconsciente) de la maldad interna. Nos preguntamos «¿de verdad cree que puede salirse con la suya?», porque damos por sentado que nuestro hijo intenta deliberadamente aprovecharse de nosotros. Decimos «¿qué pasa contigo?», porque damos por sentado que hay un defecto en nuestra hija. Gritamos «¡es que no aprendes!», porque damos por sentado que nuestro hijo está desafiándonos o provocándonos deliberadamente. Y nos reprendemos a nosotros mismos de la misma manera diciéndonos: «¿Qué pasa conmigo?, ¡no aprendo!», antes de hundirnos en el pozo de la desesperación, el autodesprecio y la vergüenza.

Gran parte de los consejos que se imparten sobre crianza perpetúan esa suposición de maldad y se centran en controlar a los niños en lugar de confiar en ellos, en enviarlos a sus habitaciones en lugar de abrazarlos, en calificarlos de manipuladores en lugar de reconocer sus necesidades. Pero yo creo de verdad que todos somos buenos por dentro. Y voy a ser clara: ver la bondad en el interior de tu hijo no justifica el mal comportamiento ni conduce a una crianza permisiva. Existe la idea equivocada de que educar desde una perspectiva de «bondad interna» lleva a un enfoque de «todo vale» que desemboca en niños incontrolables o que se creen con derecho a todo, pero yo no conozco a nadie que diga «oh, vaya, mi hija es buena por dentro, así que qué más da que le escupa a su amiga» o «mi hijo es bueno por dentro, así que a quién le importa que insulte a su hermana». De hecho, es justo al revés. Entender que todos somos buenos por dentro es lo que te permite distinguir a la persona (tu hijo) de la conducta (mostrarse maleducado, pegar, decir «te odio»). Diferenciar quién es alguien de lo que hace es fundamental a la hora de desarrollar intervenciones que preserven su relación y al mismo tiempo nos lleven a un cambio trascendente.

Dar la bondad por supuesta es lo que te permite liderar con firmeza a tu familia, porque, cuando confías en la bondad de tu hijo, crees en su capacidad para portarse «bien» y hacer lo correcto. Y mientras creas que él es capaz, podrás mostrarle el camino. Ese es el tipo de liderazgo que todo niño desea: el de alguien en quien pueda confiar para que lo lleve por el camino correcto. Es lo que hace que se sienta seguro, lo que le permite encontrar la calma y lo que lo lleva a desarrollar la regulación de las emociones y la resiliencia. Proporcionarle un espacio seguro en el que experimentar y equivocarse sin preocuparse porque se le considere «malo» es lo que hará que tu hijo aprenda y crezca, y, a la postre, estreche su vínculo contigo.

Puede que todo esto parezca evidente. ¡Claro que tus hijos son buenos por dentro! Al fin y al cabo, los quieres: no estarías leyendo este libro si no quisieras potenciar esa bondad. Pero actuar desde la perspectiva de la «bondad interior» puede ser más difícil de lo que parece, sobre todo en los momentos difíciles o de mucha carga emocional. Es fácil —es casi un acto reflejo— adoptar por defecto una visión menos generosa. Por dos razones principales: la primera, que estamos programados, desde el punto de vista evolutivo, con un sesgo negativo, lo que significa que prestamos más atención a lo que más les cuesta a nuestros hijos (o a nosotros mismos, nuestras parejas e incluso el mundo en general) que a lo que hacen bien; la segunda, porque lo que vivimos en nuestra propia infancia condiciona el modo en que percibimos el comportamiento de nuestros hijos y respondemos a él. Muchos tuvimos padres que, en su trato con nosotros, partían del juicio moral, y no de la curiosidad; de la crítica, y no de la comprensión; del castigo, y no del debate. (Seguro que ellos tuvieron padres que los trataron del mismo modo). Y, cuando no hay un esfuerzo decidido para corregir el rumbo, la historia se repite. Como consecuencia, muchos padres ven el comportamiento como la medida de lo que son sus hijos, en lugar de verlo como una pista de lo que quizá necesiten.

¿Y si contempláramos su conducta como una forma de expresar lo que necesitan, y no lo que son? Así, en lugar de avergonzar a nuestros hijos por sus defectos, haciendo que sientan que no los vemos y que están solos, podríamos ayudarlos a acceder a su bondad interior y mejorar, de paso, su comportamiento. Cambiar de perspectiva no es fácil, pero sin duda vale la pena.

Reprogramar el circuito

Quiero que pienses en tu infancia y que imagines cómo habrían reaccionado tus padres en las siguientes situaciones:

- Tienes tres años y una hermanita nueva a la que todo el mundo no deja de contemplar con arrobo. A ti te está costando aceptar tu nuevo estatus dentro de la familia, aunque los demás te dicen que deberías estar contenta. Haces muchas rabietas, le quitas los juguetes a tu hermana y al final sueltas lo que piensas: «¡Devuélvela al hospital! ¡La odio!». ¿Qué ocurre a continuación? ¿Cómo reaccionan tus padres?
- Tienes siete años y quieres una Oreo que tu padre te ha dijo con todas las letras que no puedes comerte. Ya no puedes más con que te digan a todas horas lo que tienes que hacer y que a todo te respondan con un no, así que, cuando te quedas a solas en la cocina, agarras la galleta. Tu padre te atrapa con la Oreo en la mano. ¿Qué ocurre a continuación? ¿Cómo reacciona?
- Tienes trece años y te dejaron de tarea un ensayo que te está costando trabajo. Les dices a tus padres que ya lo hiciste, pero días después la profesora les llama para

quejarse de que no lo has entregado. ¿Qué ocurre a continuación? ¿Qué te dicen tus padres cuando llegas a casa?

Tengamos en cuenta lo siguiente: todos metemos la pata. Todos, a cualquier edad, tenemos momentos difíciles en los que nos comportamos de maneras que están lejos de ser ideales. Pero los primeros años de vida son especialmente importantes porque nuestro cuerpo está empezando a programar el modo en que pensamos en los momentos difíciles y respondemos a ellos a partir del modo en que nuestros padres piensan sobre nuestros momentos difíciles y responden a ellos. Lo diré de otra manera: la forma en que nos hablamos a nosotros mismos cuando vivimos un conflicto interno —el diálogo interno de «no seas tan sensible» o «estoy exagerando» o «soy imbécil» o, todo lo contrario, «hago lo que puedo» o «solo quiero tener la sensación de que me ven»— tiene que ver con cómo nos hablaron o nos trataron nuestros padres en nuestros momentos más difíciles. Eso significa que analizar nuestras respuestas a esos «¿qué ocurre a continuación?» es crucial para entender el modo en que está programado nuestro cuerpo.

¿A qué me refiero con «programado»? Bueno, en nuestros primeros años, nuestro cuerpo está aprendiendo bajo qué condiciones recibe amor, atención, comprensión y afecto, y bajo qué condiciones obtiene rechazo, castigo o aislamiento; la «información» que recoge en torno a esas cuestiones es fundamental para nuestra supervivencia, porque maximizar el apego con nuestros cuidadores es el principal objetivo de cualquier niño, que es un ser pequeño e indefenso. Esos aprendizajes influyen en nuestro desarrollo, porque pronto empezamos a interiorizar todo lo que nos consigue amor y atención, y a dejar de lado y etiquetar de «malas» las partes que son rechazadas, criticadas o invalidadas.

Ahora bien, la cuestión es que ninguna de nuestras partes es realmente mala. Detrás de «¡devuélvela al hospital!, ¡la odio!» hay una niña que está sufriendo, con un enorme miedo al abandono y la sensación de que una amenaza se cierne sobre la familia; detrás del desafío que supone tomar esa galleta probablemente hay un niño que se siente invisible y controlado en otros aspectos de su vida, y detrás de la tarea escolar no realizada hay una criatura que está pasando por un mal momento y se siente insegura. Detrás del «mal comportamiento» hay siempre un buen niño. Pero, cuando los padres suprimen una conducta con dureza sin reconocer al buen niño que hay debajo, ese niño internaliza que él es malo. Y la maldad hay que reprimirla a toda costa, así que el niño desarrolla métodos, incluido un diálogo interno sin contemplaciones, para reprenderse a sí mismo, como una forma de acabar con las partes de «mal niño» y encontrar en su lugar las de «buen niño»; es decir, las que obtienen aprobación y fortalecen el vínculo que tiene con sus padres.

Así que ¿qué es lo que aprendiste, de niño, que venía después del «mal» comportamiento? ¿Aprendió tu cuerpo a programarse para la crítica, el castigo y la soledad... o para los límites, la empatía y el vínculo? O, dicho de un modo más simple, ahora que sabemos que el «mal comportamiento» de una persona es en realidad una señal de lo mal que lo está pasando en su interior, ¿aprendiste a abordar tus conflictos desde la crítica... o desde la compasión? ¿Desde la culpa o desde la curiosidad?

El modo en que nuestros cuidadores nos respondieron se convierte en el modo en que nosotros, por nuestra parte, nos respondemos a nosotros mismos, y eso sienta las bases del modo en que les respondemos a nuestros hijos. Por eso es tan fácil crear un legado intergeneracional de «maldad interna»: mis padres reaccionaron a mis dificultades con dureza y siendo muy críticos → yo aprendí a dudar de mi bondad en los malos momentos → ahora, de adulto, respondo a mis dificultades culpándome y criticándome → mi hijo, cuando se porta mal, activa esa misma programación en mi cuerpo → me siento impelido a reaccionar con dureza ante las dificultades de mi hijo → pongo en marcha la misma programación en el cuerpo de mi hijo, que aprende a dudar de su bondad en sus malos momentos → y así sucesivamente.

Bien, detengámonos un momento. Coloca una mano en el corazón y date este mensaje tan importante: «Estoy aquí porque quiero cambiar. Quiero ser el punto de inflexión en los patrones intergeneracionales de mi familia. Quiero ser el comienzo de algo distinto: quiero que mis hijos se sientan buenos por dentro, se sientan valiosos y dignos de amor y merecedores de todo lo mejor, incluso cuando estén pasando un mal momento. Y eso se consigue… reconectando con mi propia bondad. Mi bondad siempre ha estado ahí». Tú no tienes la culpa de tus patrones intergeneracionales. Al contrario: que estés leyendo este libro me dice que estás adoptando el papel de rompeciclos, que quieres ser la persona que declara que ciertos patrones dañinos SE ACABAN contigo. Estás dispuesto a asumir el peso de las generaciones que te preceden y a cambiar la dirección de las generaciones posteriores. Caramba. Estás lejos de ser culpable: eres valiente y audaz, y quieres a tus hijos más que a nada. Romper el ciclo es una batalla épica y tiene mucho mérito emprenderla.

La interpretación más generosa (IMG)

Encontrar la bondad que hay en el interior puede venir a menudo de hacernos una pregunta muy simple: «¿Cuál es la interpretación más generosa (IMG) que puedo hacer de lo que acaba de pasar?». Me lo pregunto a menudo con relación a mis hijos y mis amigos, y estoy tratando de preguntármelo más con relación a mi matrimonio y a mí misma. Cuando pronuncio esas palabras, aunque sea para mis adentros, me doy cuenta de que mi cuerpo se relaja e interactúo con los demás de un modo que hace que me sienta mejor.

Veamos un ejemplo. Estás pensando en salir a comer con tu hijo mayor, solo con él, por su cumpleaños, y decides preparar el terreno con tu hijo pequeño con unos días de antelación. «Quería avisarte de cuáles son los planes para el sábado —le dices—. Papá y yo vamos a ir a comer con Nico por su cumpleaños. La abuela vendrá y se quedará contigo mientras estemos fuera. No será mucho más de una hora». Tu hijo pequeño responde: «¿Papá y tú van a ir a comer con Nico y sin mí? ¡Te odio! ¡Eres la peor madre del mundo!».

¿Qué acaba de pasar? ¿Y cómo respondes? He aquí varias opciones: 1) «¿La peor madre? ¡Acabo de comprarte un juguete! ¡Eres un malagradecido!». 2) «Cuando dices esas cosas, mamá se pone triste». 3) Lo ignoras y te vas. 4) «Vaya, esas son palabras mayores, espera un momento... Noto lo mucho que te alteró. Cuéntame más».

Me gusta la opción 4, porque es la intervención que tiene sentido después de tener en cuenta la interpretación más generosa del comportamiento de mi hijo. La primera opción parte del supuesto de que mi hijo es un consentido y un ingrato. La segunda le enseña a mi hijo que sus emociones son demasiado intensas y alarmantes como para manejarlas, que hacen daño a los demás y amenazan la seguridad del apego con un cuidador. (Hablaremos del apego con más detalle en el capítulo 4, pero la versión rápida sería que centrarse en el impacto de un niño en nosotros pone las bases para la codependencia, no para la regulación o la empatía). En la tercera opción el mensaje que envío es que creo que mi hijo está siendo poco razonable y que sus preocupaciones no son importantes para mí. Pero mi IMG de la respuesta de mi hijo es esta: «Mmm. A mi hijo le gustaría de verdad que lo incluyéramos en esta comida especial. Puedo entenderlo. Está triste. Y celoso. Son emociones muy grandes para un cuerpo tan pequeño y salen de él en tromba, en forma de palabras que hacen daño, pero lo que hay detrás son emociones en carne viva muy dolorosas». La intervención posterior —la declaración empática que parte del hecho de ver a mi hijo como bueno por dentro— reconoce sus palabras como una señal de un dolor abrumador, no como una señal de que es un niño malo.

Optar por la IMG enseña a los padres a prestar atención a lo que está pasando en el interior de su hijo (grandes emociones, grandes preocupaciones, grandes deseos, grandes sensaciones), en lugar de en lo que está pasando en el exterior (grandes palabras o, a veces, grandes acciones). Y cuando ponemos en práctica esta perspectiva, enseñamos a nuestros hijos a hacer lo mismo. Los orientamos a su vivencia interna, de la que forman parte pensamientos, emociones, sensaciones, deseos, recuerdos e imágenes. Las habilidades de autorregulación dependen de la capacidad de reconocer la vivencia interna, así que, al centrarnos en lo que está dentro y no en lo que está fuera, estamos sentando en nuestros hijos las bases de una buena estrategia de confrontación de la adversidad. Optar por la interpretación más generosa del comportamiento de tu hijo no quiere decir que estés «dejándole pasar» nada; quiere decir que estás enmarcando su conducta de un modo que lo ayudará a desarrollar una capacidad de regulación de las emociones que será fundamental para su futuro, al mismo tiempo que preservas el vínculo que los une y su relación de cercanía.

He aquí otra razón por la que me gusta pensar en la IMG: siempre, pero sobre todo cuando están desregulados —cuando sus emociones superan la capacidad que tienen en ese momento de enfrentarse a la adversidad—, los niños miran a sus padres para conocer la respuesta a las siguientes preguntas: «¿Quién soy ahora mismo? ¿Soy un niño malo que hace cosas malas... o soy un niño bueno que está pasando por un mal momento?». Nuestros hijos se forman una imagen de sí mismos a partir de las respuestas de sus padres a esas preguntas. Si queremos que nuestros hijos estén de verdad seguros de sí mismos y se sientan a gusto con lo que son, tenemos que transmitirles que son buenos por dentro, incluso cuando están pasando por un mal momento por fuera.

Muchas veces me recuerdo a mí misma que nuestros hijos responden a la versión de sí mismos que los padres les transmitimos y actúan de acuerdo con ella. Cuando les decimos a nuestros hijos que son egoístas, actúan en su propio interés. Cuando le decimos a nuestro hijo que su hermana tiene mejores modales que él, ¿sabes qué ocurre? Que el mal comportamiento continúa. Pero lo opuesto es también cierto. Cuando les decimos a nuestros hijos «eres un buen niño que está pasando por un mal momento...; estoy aquí, justo aquí, estoy contigo», es más probable que sientan empatía por sus propias dificultades, lo que los ayudará a regularse y a tomar mejores decisiones. Recuerdo que una vez vi que mi hijo mayor se debatía sobre si compartir su merienda con su hermana. Me descubrí queriendo decir: «¡Tu hermana la compartiría contigo! ¡Vamos, ten un gesto bonito!». Pero oí también otra voz que suplicaba: «¡La interpretación más generosa! ¡La interpretación más generosa!». Así que lo que le dije fue: «Sé que eres tan capaz de compartir y de ser generoso como cualquier otra persona de esta familia. Voy a salir de la habitación; tu hermana y tú pueden solucionar esto». Oí que le decía a su hermana que no iba a darle la galleta salada que le pedía, pero que sí podía tomar unos cuantos *pretzels*. ¿Un resultado perfecto? No, pero si busco la perfección me perderé la mejora…, y a mí la mejora me gusta mucho. Mi hijo decidió hacer un pequeño sacrificio. Con eso me basta.

No hay nada más importante que aprender a ver nuestra bondad en nuestros peores momentos, porque desarrolla nuestra capacidad de reflexionar y cambiar. Todas las buenas decisiones empiezan por sentirnos seguros con nosotros mismos y con nuestro entorno, y nada hace que nos sintamos más seguros que ser reconocidos como las buenas personas que en realidad somos. Así que, si solo recuerdas una cosa de este libro, que sea esta: eres bueno por dentro y tu hijo es bueno por dentro. Si vuelves a esta verdad antes de iniciar cualquier intento de cambio, estarás en el buen camino.

CAPÍTULO 2

Dos cosas son ciertas

Nada más entrar en mi consultorio, Sara, una madre de dos niños, expresó sentimientos de frustración, culpabilidad y resentimiento. Tenía dos hijos estupendos y un compañero cariñoso, pero estaba harta de disciplinar a los niños a todas horas y de que el precio fuera no poder pasar momentos divertidos con ellos. «Ojalá pudiera hacer tonterías, pero alguien tiene que encargarse de que se cumplan las normas y de que se hagan las cosas», me dijo. En lo que trabajamos Sara y yo —en lo que trabajo con muchos padres— es en aceptar la idea de que se puede ser dos cosas a la vez: divertida y firme, la madre que hace bromas y el puntal de la familia. Y no solo que puede ser las dos cosas, sino que es probable que se sienta mejor —y que su sistema familiar funcione mejor— si las hace.

De esa idea parten la mayoría de mis consejos de crianza. No tenemos que escoger entre dos realidades aparentemente opuestas. Es posible evitar el castigo y ver una mejora en la conducta, es posible tener unas expectativas muy claras para tus hijos y aun así ser un padre o una madre divertido, es posible establecer y hacer respetar límites y también demostrar amor, es posible cuidar de nosotros mismos y al mismo tiempo de nuestros hijos. Y, del mismo modo, es posible hacer lo que es adecuado para nuestra familia y que a nuestros hijos no les guste; es posible decir que no y que nos preocupe que nuestros hijos se sientan decepcionados.

La idea de multiplicidad —la capacidad de aceptar múltiples realidades a la vez— es fundamental en las relaciones sanas. Cuando hay dos personas en una habitación, hay también dos conjuntos de sentimientos, pensamientos, necesidades y perspectivas. Nuestra capacidad para aferrarnos a múltiples verdades a la vez —la nuestra y la de otra persona— permite que dos personas en una relación sientan que se las ve y se sientan reales, incluso en una situación de conflicto. La multiplicidad es lo que permite que dos personas se lleven bien y se sientan a gusto la una con la otra: las dos saben que sus vivencias se aceptarán como ciertas y se analizarán como importantes, incluso aunque esas experiencias sean diferentes. La formación de vínculos sólidos se basa en la suposición de que nadie tiene la razón absoluta, porque comprender, y no convencer, es lo que hace que las personas se sientan seguras en una relación.

¿Qué quiero decir con comprender y no convencer? Bueno, cuando intentamos comprender, intentamos ver y aprender más sobre la perspectiva, los sentimientos y la vivencia de la otra persona. A efectos prácticos, le decimos a esa persona: «Estoy teniendo una experiencia concreta y tú estás teniendo otra distinta. Quiero saber cómo lo estás viviendo tú». No significa que estés de acuerdo con su forma de ver la situación ni que acates lo que dice (eso implicaría una perspectiva de «solo una cosa es cierta»), que estés «equivocado» o que tu verdad no se sostenga; significa que estás dispuesto a dejar tu propia vivencia a un lado por un momento para conocer la de la otra persona. Cuando nos acercamos a alguien con el propósito de comprenderlo, aceptamos que no hay una única interpretación del conjunto de hechos, sino que hay múltiples vivencias y puntos de vista posibles. La comprensión tiene un objetivo: conectarnos. Y como es a través de nuestra conexión con ellos como nuestros hijos aprenden a regular sus emociones y a sentirse buenos por dentro, la comprensión saldrá a colación más de una vez como un objetivo de la comunicación.

¿Qué es lo opuesto a comprender? En este caso, convencer. Convencer es el intento de probar una realidad singular, de probar que «solo una cosa es cierta». Convencer es un intento de tener la razón y, como consecuencia, de demostrar que la otra persona se equivoca. Se basa en la suposición de que hay un único punto de vista correcto. Cuando intentamos convencer a alguien, lo que le estamos diciendo en realidad es: «Te equivocas. Estás percibiendo mal, recordando mal, sintiendo mal o experimentando mal. Deja que te explique por qué estoy en lo cierto y entonces verás la luz y entrarás en razón». Convencer tiene un solo objetivo: tener razón. Y he aquí la desafortunada consecuencia de tener razón: que la otra persona tiene la sensación de que no la ven ni la escuchan, y en esa situación la mayoría de la gente se enfurece y se vuelve combativa, porque siente que la otra persona no acepta su realidad ni su valía. Sentir que no te ven ni te escuchan hace que conectar con el otro sea imposible.

Comprender («dos cosas son ciertas») y convencer («solo una cosa es cierta») son dos formas diametralmente opuestas de acercarse a los demás, así que un primer paso importante en cualquier interacción es darte cuenta de en cuál de esas dos posiciones estás. Cuando estás en posición de «solo una cosa es cierta», te dedicas a juzgar la experiencia del otro y reaccionas a la defensiva porque te parece que es un ataque a tu propia verdad. Como consecuencia, intentarás demostrar tu propio punto de vista, lo que a su vez pone a la otra persona a la defensiva porque necesita dejar claro que su vivencia de lo ocurrido es real. En la posición de «una sola cosa es cierta», los intercambios aumentan muy rápido de intensidad porque cada persona cree que está debatiendo sobre el contenido de la conversación, cuando en realidad está intentando defender que es una persona real y valiosa, con una vivencia real y veraz. Por el contrario, cuando estamos en posición de «dos cosas son ciertas», mostramos curiosidad por lo que está experimentando el otro y lo vivimos como una oportunidad para conocer a alguien mejor. Nos acercamos a la otra persona con la mente abierta, lo que hace que bajen sus defensas. Ambas partes sienten que las ven y las escuchan, y se abre ante nosotros una oportunidad de profundizar en la relación.

Los estudios que se han hecho sobre las relaciones conyugales, de amistad y de negocios han demostrado, una y otra vez, que todas ellas funcionan mejor desde la comprensión, es decir, si estamos en posición de «dos cosas son ciertas». Por ejemplo, un pilar básico del método Gottman, un tipo de terapia de pareja desarrollado por los psicólogos John y Julie Gottman y que se basa en la investigación científica, es aceptar que dos perspectivas son válidas. En un estudio sobre los dos tipos de escucha, la psicóloga clínica Faye Doell demostró que las personas que escuchan para entender experimentan de manera general una mayor satisfacción en sus relaciones que las que escuchan para responder.[1] Y el neuropsiquiatra Daniel Siegel, coautor de *El cerebro del niño*, se refiere a menudo a la importancia fundamental de «sentirse sentido» en las relaciones. Lo describe como la sensación de que «otra mente acoge a la nuestra», pero en última instancia está hablando de conectar con la vivencia de otra persona.[2] Los estudios han descubierto

---

1. Faye Doell, *Partners' Listening Styles and Relationship Satisfaction: Listening to Understand vs. Listening to Respond*, trabajo de tesis, Universidad de Toronto, 2003.

2. Daniel J. Siegel y Tina Payne Bryson, *El cerebro del niño*, Alba, Barcelona, 2011.

también que los mejores líderes empresariales escuchan y validan a sus empleados más de lo que les hablan. En otras palabras: se familiarizan con las verdades de sus empleados en lugar de intentar convencerlos de que la dirección siempre tiene la razón.[3]

También nos va mejor, como individuos, cuando abordamos nuestro propio monólogo interno desde una perspectiva de «dos cosas son ciertas». La multiplicidad es lo que permite a una persona reconocer que puede querer a sus hijos y desear pasar tiempo a solas; que puede sentirse agradecida por tener un techo sobre su cabeza y envidiar a los que tienen más ayudas para el cuidado de los niños; que puede ser una buena madre y gritarles a sus hijos a veces. Nuestra capacidad de experimentar muchos pensamientos aparentemente opuestos a la vez, de saber que se pueden vivir varias verdades al mismo tiempo, es clave para nuestra salud mental. El psicólogo Philip Bromberg lo expresó muy bien: «La salud es la capacidad de permanecer en los espacios entre realidades sin perder ninguna de ellas; es la capacidad de sentirse un solo yo cuando se es muchos». Cuando mejor nos sentimos es cuando nos percatamos de los múltiples sentimientos, pensamientos, impulsos y sensaciones que hay en nuestro interior sin que ninguno de ellos se «convierta» en nosotros, cuando podemos localizar a nuestro yo en medio de un océano de vivencias («noto que una parte de mí está nerviosa y otra parte de mí está emocionada» o «noto que una parte de mí quiere gritarles a mis hijos y otra sabe que tiene que respirar hondo»). En otras palabras: somos nuestra versión más sana cuando somos capaces de ver que dos (¡o más!) cosas son ciertas.

---

3. J. H. Zenger y J. Folkman, *El líder extraordinario*, Profit, Barcelona, 2008.

Criar a nuestros hijos en posición de «dos cosas son ciertas» puede ayudarnos a ser adultos más firmes. Yo estoy buscando siempre la manera de dar cabida a dos realidades a la vez: puedo ser madre de manera que me haga sentir bien a mí y que haga sentir bien a mis hijos, de forma que implique límites firmes y una relación cálida entre nosotros, y de un modo que les proporcione a mis hijos lo que necesitan hoy y los prepare para ser más resilientes en el futuro. En un nivel más microscópico, «dos cosas son ciertas» parece ser siempre la respuesta a nuestros problemas: puedo decir que basta de pantallas y mi hijo puede estar disgustado por ello; puedo enojarme porque mi otro hijo mintió y sentir curiosidad sobre por qué le dio miedo contármelo; puedo creer que la ansiedad de mi hija es irracional sin dejar de mostrar empatía por lo que necesita. Y quizá lo más importante de todo: puedo gritar y ser una madre cariñosa, puedo meter la pata y solucionarlo, puedo arrepentirme de cosas que dije y hacerlo mejor en otra ocasión.

«Dos cosas son ciertas» puede ayudar a cualquiera a dar sentido a un mundo que a menudo parece contradictorio, pero es especialmente importante para los niños, que necesitan sentir que sus padres reconocen y permiten sus sentimientos, y que esos sentimientos no se infiltran y se apoderan de la toma de decisiones. Y, para la mayoría de nosotros, ese es el objetivo. Como padres, podemos decidir lo que creemos que es mejor y también preocuparnos por los sentimientos de nuestros hijos respecto a esas decisiones. Son cosas totalmente distintas. Trabajar para dar cabida a ambas verdades, trabajar para permitir ambas realidades, es esencial para desarrollar la comprensión y, a su vez, el vínculo con nuestros hijos.

Analicemos esa idea en el contexto de la relación adulta. Has tenido un gran año en el trabajo y te prometieron un aumento de sueldo muy esperado en la evaluación final. Pero, en la reunión, tu jefa te da la siguiente noticia: «Nos redujeron el presupuesto drásticamente y tenemos que despedir a varias personas. Tú conservarás tu trabajo, pero no hay manera de que pueda darte ese aumento este año. ¡Ojalá sea posible el que viene!».

Haz una pausa y examina cómo te sientes. ¿Cuáles son tus sentimientos hacia tu jefa? ¿Decepción? ¿Agradecimiento? ¿Felicidad? ¿Enojo? Es confuso, ¿verdad? Yo lo veo así: dos cosas son ciertas. «Me alegra seguir teniendo mi trabajo y me decepciona no haber recibido el aumento que me prometieron». Separemos lo que le está pasando a tu jefa de lo que te está pasando a ti. Tu jefa tomó ciertas decisiones: puede hacer que conserves tu empleo, pero no puede concederte un aumento este año. Tú tienes determinados sentimientos: decepción, traición, rabia, algo de alivio también. Tu enojo no cambiará la decisión de tu jefa. Al mismo tiempo, la lógica de tu jefa no cambiará tus sentimientos. Ambas cosas tienen sentido. Ambas son ciertas.

No tenemos que escoger una sola verdad. De hecho, en la mayoría de los ámbitos de la vida, tenemos múltiples realidades que no siempre encajan. Se limitan a coexistir, y lo mejor que podemos hacer es reconocerlas todas. Tu gratitud por seguir teniendo tu trabajo no tiene que imponerse a tu decepción por no haber conseguido un aumento de sueldo. Tu rabia por lo ocurrido con tu salario no invalida tu alivio por seguir teniendo un empleo.

Sigamos. Tu jefa nota cierto abatimiento en ti al día siguiente y solo es capaz de pensar en términos de «una sola cosa es cierta». Se acerca y te dice: «No era posible darte ese aumento. ¡Vamos! Da gracias por seguir teniendo un trabajo». ¿Cómo te sienta eso? ¿Qué pasa en tu interior? Quizá notes un repunte de la culpa interna («¿qué me pasa, cómo puedo ser tan egoísta?») o de la culpa externa («¿qué le pasa a mi jefa, cómo puede ser tan egoísta?») o puede que eches chispas o que sientas que no te valora lo suficiente. Si no se les presta atención, esos sentimientos probablemente harán que desarrolles un cierto resentimiento hacia tu trabajo y hacia tu jefa, y a la larga perderás la motivación a la hora de trabajar. ¿Por qué algo que es cierto provoca tanto malestar? ¿Por qué algo que es verdad provoca una reacción en cadena de comportamientos que están lejos de ser los que queremos?

En el fondo, todos deseamos que alguien reconozca lo que vivimos, nuestros sentimientos y nuestras verdades. Cuando sentimos que los demás nos ven, somos capaces de gestionar nuestra decepción y nos sentimos lo bastante seguros y cómodos en nuestro interior como para considerar la perspectiva de otra persona. Si tu jefa hubiera visto tu forma de asimilar la noticia y hubiera dicho «el aumento era imposible..., pero, aun así, entiendo tu decepción; yo estaría igual», el momento hubiera tenido un tono emocional muy distinto. Tu jefa ni siquiera tiene que disculparse por no concederte el aumento; siempre y cuando conciba y reconozca explícitamente ambas verdades —que el aumento no es posible y que tus sentimientos negativos al respecto son legítimos—, puedes pasar página.

«Dos cosas son ciertas» es un principio de crianza primordial porque nos recuerda que tenemos que ver lo que experimentan nuestros hijos, o la persona con la que compartimos la crianza, como real, válido y digno de que se le dé un nombre y de establecer un vínculo. También nos permite ver lo que experimentamos como real, válido y digno de que se le dé un nombre y de establecer un vínculo. Nos recuerda que la lógica no se impone a la emoción: yo puedo tener una razón válida para hacer algo... y la reacción emocional de otra persona también puede ser válida. Ambas cosas son ciertas.

«Dos cosas son ciertas» saldrá a colación en muchas de las situaciones de las que hablaremos: cómo no ceder en los límites que les ponemos a los niños aunque protesten, cómo evitar las luchas de poder, cómo actuar frente al mal comportamiento de tu hijo, cómo recuperar la calma cuando ser padre o madre se te haga cuesta arriba, y mucho más. Voy a dar unos cuantos ejemplos a continuación, pero lo que espero es que empieces a aplicar este concepto también en otros ámbitos de tu vida. De hecho, mi objetivo final es ese. Sí, este es un libro sobre educar a tus hijos, pero en el fondo es un libro sobre relaciones. Los principios que comparto contigo se aplican a tu relación con tus hijos, pero también con tu pareja, tus amigos, tu familia y, quizá lo más importante, contigo. Así que, al leer los ejemplos que aparecen más abajo, haz una pausa y pregúntate: «¿En qué otros ámbitos de mi vida puede ser útil esta idea?». Confía en ti y experimenta, y pon en práctica la idea de «dos cosas son ciertas» cuando sea necesario.

«Dos cosas son ciertas» a la hora de no ceder en los límites, aunque protesten

He aquí un motivo habitual de conflicto: tu hija quiere ver un programa o una película que a ti te parece que no son apropiados para su edad; está muy enojada, insiste en que todas sus amigas la han visto y te dice que eres el peor padre o madre del mundo y que no volverá a hablarte.

Tu decisión: mi hija no puede ver ese programa o película.

Los sentimientos de tu hija: está descontenta, decepcionada, enojada, se siente excluida.

Si solo una de esas cosas puede ser cierta, entonces los sentimientos de tu hija seguramente prevalecerán sobre tu decisión. Y, si además te dices a ti mismo que tu preocupación por los sentimientos de tu hija debe tener consecuencias en tu toma de decisiones, sin duda cambiarás de opinión para demostrarte que eres un progenitor bueno y cariñoso.

Pero ¿y si las dos cosas son ciertas? En ese caso puedes hacer ambas: no ceder en el límite que pusiste respecto a la película o la serie y validar que tu hija se sienta descontenta, decepcionada, enojada y excluida.

Cuando tomas una decisión en la que crees pero que sabes que no le gustará a tu hija, puedes decírselo tal cual a la niña: «Hay dos cosas que son ciertas, cariño. Primero, decidí que no puedes ver esa película. Segundo, a ti eso no te gusta y estás enojada conmigo. Muy enojada. Me doy cuenta. Hasta puedo entenderlo. Tienes derecho a estar enojada». No tienes que escoger entre decisiones firmes y validación cariñosa. No hay que optar entre hacer lo que consideras que es adecuado o reconocer lo que tu hija está viviendo. Las dos cosas pueden ser ciertas.

Y, por supuesto, aquí hay otro ejemplo de que dos cosas pueden ser ciertas: puede que tu enfoque de «dos cosas son ciertas» te haga sentir muy bien —«¡sí!, ¡lo conseguí!, ¡qué bien se me da esto!»— y que tu hija siga enojada por tu decisión. Después de todo, no se trata de palabras mágicas que vayan a resolver el problema de inmediato o a hacer que la situación sea menos tensa, pero sí te ayudarán a reconocer la humanidad de tu hija y a forjar con ella un vínculo que tenga beneficios a largo plazo. Aun así, los buenos hábitos de crianza no siempre tienen como recompensa un buen comportamiento. Y entonces, ¿qué?

Supongamos que pronuncias la frase «tienes derecho a estar enojada» y tu hija grita: «¡Pues estoy enojada! ¡Te odio!». En primer lugar, mantén la calma y valida internamente tu perspectiva («sé que estoy tomando una buena decisión, creo en lo que estoy haciendo»). Reconoce a continuación la perspectiva de tu hija, su verdad: «Uf, sé que lo estás. Sé que estás muy enojada. Lo entiendo». Y mantén el límite impuesto. Siéntete libre de añadir, cuando veas que es oportuno, «hay muchas otras películas que podemos ver, dímelo si quieres escoger una» o «quizá haya otras cosas que podamos hacer hoy que sean divertidas». Pero, recuerda, tú ya hiciste lo necesario para los dos.

«Dos cosas son ciertas» para evitar una lucha de poder

Las luchas de poder casi siempre suponen un fracaso del principio de «dos cosas son ciertas». Son momentos de «yo contra ti», de tú contra tu hijo. Pensemos por ejemplo en una lucha de poder sobre vestirse para salir afuera:

> Padre o madre: «¡Tienes que ponerte la chamarra antes de salir a jugar al patio!».
> Niño: «¡No! ¡No tengo frío y quiero salir así!».

Quizá parezca que los dos están hablando del problema —cuánto abrigarse—, pero en realidad están tratando de sentirse vistos. Tú, como padre o madre, quieres que se reconozca tu preocupación por el bienestar de tu hijo, mientras tu hijo quiere que se le vea como alguien independiente y dueño de su propio cuerpo. Cuando sentimos que no se nos reconoce, no somos capaces de resolver ningún problema. Así que, en ese momento de lucha de poder, tu objetivo principal no debería ser solucionar el problema, debería ser reencontrarte con tu mentalidad de «dos cosas son ciertas», porque, en cuanto nos sentimos realmente vistos en nuestra vivencia y nuestros deseos, podemos bajar la guardia. Después de todo, como humanos, nos importa menos cualquier decisión concreta que sentir que nos ven. Eso es casi siempre lo más importante.

En esta situación, cuando volvemos a la idea de que dos cosas son ciertas, podemos pasar de una mentalidad de «yo contra ti» a una de «tú y yo contra un problema». Ah, eso lo es todo. Ahora estamos en el mismo equipo, contemplando un problema y preguntándonos qué podemos hacer para resolverlo.

Volvamos al ejemplo anterior.

> PADRE O MADRE: «¡Tienes que ponerte la chamarra antes de salir a jugar al patio! ¡Hace mucho frío!».
> HIJO: «¡No tengo frío! ¡Estaré bien, déjame salir!».
> PADRE O MADRE: «Okey, un segundo. Déjame pensar. A ver si entiendo lo que está pasando aquí… A mí me preocupa que pases frío, porque afuera hace bastante viento. Tú me estás diciendo que no crees que vayas a enfriarte tanto y que estás seguro de que estarás bien. ¿Es eso? ¿Lo entendí bien?».
> HIJO: «Sí».

A partir de aquí se abren muchas posibilidades. Hay una apertura en la conversación. Sigamos con dos opciones distintas:

Padre o madre: «Mmm, ¿qué podemos hacer? Seguro que se nos ocurrirá una idea que a los dos nos parezca bien...».
Hijo: «¿Puedo llevarme la chamarra y si tengo frío me la pongo?».
Padre o madre: «Claro. Es una solución estupenda».

Cuando los niños se sienten vistos y ven que sus padres son compañeros de equipo y no adversarios, y cuando se les pide que colaboren en la solución del problema..., ocurren cosas buenas. Ahora supongamos que tú insistes en que tu hijo lleve la chamarra: afuera la temperatura es de 16 grados bajo cero y soplan vientos de 80 kilómetros por hora. No es un tema de control, sino de seguridad.

Padre o madre: «Mmm..., ¿qué podemos hacer? Mi trabajo es mantenerte a salvo y ahora mismo estar a salvo quiere decir llevar una chamarra. Mientras que a ti te gusta tomar tus propias decisiones y no quieres que te diga lo que tienes que hacer».
Hijo: «¡No voy a ponerme la chamarra!».
Padre o madre: «Te entiendo. Dos cosas son ciertas: tienes que ponerte una chamarra si vas a salir fuera... y también tienes derecho a estar enojado conmigo. No tiene que gustarte llevarla».

Aun tomando una decisión unilateral, reconozco lo que está viviendo mi hijo. No intento convencerlo de que solo una cosa es cierta, de que hace mucho frío y lo único que «tiene sentido» es ponerse una chamarra. Llego a la conclusión de que es importante llevar la chamarra, establezco el límite de que hay que llevar la chamarra para salir y luego llamo por su nombre a los sentimientos de mi hijo y le doy permiso para tenerlos. Yo tomé una decisión y mi hijo siente lo que siente. Nadie tiene razón. Dos cosas son ciertas.

«Dos cosas son ciertas» en respuesta a un mal comportamiento de tu hijo

Esta es otra situación de la que escucho hablar a mis lectores y pacientes de forma habitual. Le dices a tu hija que no habrá pantallas antes de la cena/ir a la cama/ir al colegio. «¡Te odio! —grita—. ¡Eres horrible!».

Bien, respira hondo. Entendamos primero lo que está pasando. Si el comportamiento externo de un niño es una ventana a cómo se siente en su interior, entonces las palabras descontroladas de tu hija son una señal de que se siente descontrolada. Recuerda: ella es buena por dentro. El mal comportamiento es una manifestación de los sentimientos desregulados que no podemos manejar. ¿Qué nos ayuda a manejar lo inmanejable? El vínculo.

Toma dos:

HIJA: «¡Te odio! ¡Eres horrible!».

PADRE O MADRE: respira hondo y se dice para sus adentros: «Mi hija está enojada por dentro. Su comportamiento no es una indicación real de lo que siente por mí. Es una buena niña que está pasando por un mal momento». Luego dice en voz alta: «No me gusta ese lenguaje... Debes de estar muy enojada, puede que también por otras cosas, para hablarme así. Necesito un momento para calmar mi cuerpo..., puede que tú también... Hablamos en un rato».

Aquí estás poniéndole nombre al comportamiento que te ha molestado (pero no estás dejando que se imponga como la verdad), al mismo tiempo que reconoces el sentimiento que hay detrás como válido, incluso si se manifiesta de una forma desregulada.

«Dos cosas son ciertas» para lidiar con los malos sentimientos

Puede que «dos cosas son ciertas» sea útil sobre todo cuando nos asalta la sensación de ser «malos padres» y nos atacan el remordimiento, la culpa y la preocupación por estar metiendo la pata con nuestros hijos.

Cuando me invade ese tipo de pensamientos, me recuerdo a mí misma una máxima definitiva del principio de «dos cosas son ciertas»: soy una buena madre que está pasando por un mal momento. Es muy fácil caer en la mentalidad de «solo una cosa es cierta» en estos casos: «Soy una mala madre, estoy metiendo la pata, no puedo con esto, soy lo peor». Ese diálogo interno nos llena de culpa y de vergüenza y, con esa mentalidad, el cambio es imposible. Hablaremos de la vergüenza con más detalle más adelante, pero lo que necesitas saber de momento es que es una emoción empalagosa que nos hace sentir inseguros, así que, cuanto más nos convencemos de que solo una cosa es cierta y es que soy una mala madre o un mal padre, más nos metemos en un agujero, actuamos de maneras que no nos hacen sentir bien y nos convencemos aún más de nuestra poca valía.

¿Cuál es la alternativa? Como siempre, hay que separar los comportamientos (lo que hacemos) de la identidad (lo que somos). Eso no significa que dejes pasar lo que hiciste o que pongas excusas por haberlo hecho. Significa reconocer que eres buena persona y que sabes lo que tienes que hacer para mejorar. Así que apréndete de memoria ese principio y repítetelo: «Dos cosas son ciertas: estoy pasando por un mal momento y soy una buena madre o un buen padre. Soy una buena madre o un buen padre que está pasando por un mal momento».

CAPÍTULO 3

Recuerda cuál es tu trabajo

En cualquier sistema, es fundamental que las funciones y las responsabilidades estén claramente definidas para que todo funcione de la mejor forma posible. Lo contrario también es cierto: los sistemas dejan de funcionar cuando sus integrantes no tienen claras sus responsabilidades o cuando empiezan a interferir en las funciones de los demás. Los sistemas familiares (sí, las unidades familiares también son sistemas) no son distintos, y cada miembro de la familia tiene un trabajo. El trabajo de los padres es crear un entorno seguro a través de los límites, la validación y la empatía. El trabajo de los niños es explorar y aprender a través de la experimentación y de la expresión de sus emociones. Y en materia de trabajo, todos tenemos que quedarnos con el que tenemos asignado. Nuestros hijos no deberían dictar nuestros límites y nosotros no deberíamos dictar sus sentimientos.

En un sistema familiar, algunas funciones están por encima de otras. La seguridad está por encima de la felicidad y de que nuestros hijos estén contentos con nosotros. Nuestro trabajo es, ante todo, mantenerlos a salvo desde el punto de vista físico y psicológico. No hay nada más aterrador para un niño que darse cuenta de que su padre o su madre no están haciendo bien ese trabajo (sobre todo cuando se debe al miedo del padre o la madre a la reacción del hijo). En ese caso, el niño recibe el mensaje subconsciente de que, si él se descontrola, no habrá nadie capaz de intervenir y ayudarlo. Desde luego, tu hijo no te dará las gracias por intervenir y mantenerlo a salvo, pero te aseguro que es lo que quiere que hagas porque es lo que le permite desarrollar las habilidades de regulación emocional que necesita para convertirse en un adulto sano. Así que la próxima vez que apartes a uno de tus hijos de su hermano cuando el juego se vuelva demasiado brusco, cuando le sujetes la muñeca a tu hija para que no pegue, cuando cargues a tu hijo para llevarlo a su habitación y te quedes con él porque está fuera de control y necesite que lo contengas, recuérdate lo siguiente: «Estoy haciendo mi trabajo, que es mantener a mi hijo a salvo. Mi hijo está haciendo su trabajo, que es expresar sus sentimientos. Los dos estamos haciendo lo que tenemos que hacer. Puedo con esto».

Si la seguridad es nuestra meta principal, los límites son el camino que tomamos para llegar hasta allí. Los límites, cuando se ponen con sentido, sirven para proteger y contener. Establecemos límites por amor a nuestros hijos, porque queremos protegerlos mientras sean incapaces de tomar buenas decisiones por sí mismos. No dejamos que nuestros hijos pequeños se alejen demasiado de nosotros en la acera porque sabemos que podrían no ser capaces de resistir la tentación de salir disparados hacia la calzada. No dejamos que vean películas de terror porque sabemos que podrían despertar miedos en ellos que no sabrían manejar. Nuestros hijos necesitan que fijemos límites firmes (¡lo que no significa que den miedo!) porque necesitan saber que podemos mantenerlos a salvo mientras sean incapaces de hacerlo ellos mismos.

¿Por qué son incapaces? Bueno, por decirlo en pocas palabras: la capacidad de los niños de sentir emociones intensas supera su capacidad de regular esas emociones, y la distancia entre la experiencia de esas emociones tan intensas y su regulación se manifiesta en forma de comportamiento no regulado (como pegar, dar patadas o gritar). En su libro *El cerebro del niño*, el neuropsiquiatra Daniel Siegel y la psicoterapeuta Tina Payne Bryson explican por qué los niños se desregulan tan a menudo a través de una analogía, la de la casa de dos plantas. El cerebro de abajo se ocupa de nuestras funciones más básicas, como la respiración, y de nuestros impulsos y emociones. El cerebro de arriba es responsable de los procesos más complejos, como hacer planes, tomar decisiones, tener conciencia de uno mismo y mostrar empatía. Y he aquí lo importante: el cerebro de abajo, responsable de las emociones y las sensaciones intensas, está formado del todo y es funcional en los niños pequeños. Pero el cerebro de arriba está a medio construir hasta bien entrada la veintena. ¡Esa sí que es una obra larga! No es de extrañar que a los niños les cueste planificar, reflexionar sobre sí mismos y mostrar empatía: todo ello forma parte del cerebro de arriba. Por lo tanto, es importante recordar que, desde el punto de vista del desarrollo, es normal que los niños se sientan superados por sus emociones y no sepan regularse ni tomar buenas decisiones. Es agotador y muy incómodo para los padres, sí, pero es normal.

En esta analogía de la casa de dos plantas, los padres son, básicamente, una escalera. Su función principal es empezar a conectar el cerebro de abajo del niño (las emociones intensas) con el cerebro de arriba (la conciencia de uno mismo, la regulación, la planificación, la toma de decisiones). Saber que ese es el trabajo que tenemos entre manos es fundamental para alcanzar ese objetivo. Queremos que nuestros hijos sientan todo el abanico de las emociones y vivan experiencias nuevas, y para ello tenemos que ayudarlos a ser más resilientes adiestrándolos para enfrentarse a lo que sea que les depare la vida. El objetivo no es acallar sus sentimientos o hacer que aprendan a darle la espalda a lo que sienten, sino enseñarles a gestionar sus sentimientos, percepciones, pensamientos e impulsos. Somos el vehículo principal de esa enseñanza, y no a través de los sermones o de la lógica, sino de las vivencias que nuestros hijos tienen con nosotros.

Ayudar a nuestros hijos a regular sus sentimientos es una parte importante —aunque quizá poco reconocida— de nuestro trabajo de mantenerlos a salvo. Piensa en ella como en la contención de los fuegos emocionales que arden en el interior de tu hijo. Si hubiera un incendio en tu casa, tu objetivo principal sería contenerlo. Sí, tienes que aislar mejor la vivienda, pero eso es imposible hasta que el incendio esté controlado y tú vuelvas a sentir que no hay peligro. Cuando los padres no consiguen establecer límites o regular sus propias e intensas emociones, es como si un incendio estuviera ardiendo y hubiéramos abierto todas las puertas, echado más gasolina y extendido el fuego por toda la casa. La contención es lo primero. Los límites son lo primero.

Los padres ponemos límites tanto con las palabras como con el cuerpo. Cuando digo «cuerpo» no estoy sugiriendo que uses la fuerza física para imponerte o para intimidar: hacerle daño a tu hijo o asustarlo no está nunca bien. Nunca, nunca, nunca. Pero la dimensión física a veces es necesaria para mantener a nuestros hijos a salvo. Si le digo a mi hija que no puede pegarle a su hermano, puede que necesite sujetarle la muñeca para evitar que vuelva a hacerlo. Si le digo a mi hijo que tiene que bajarse de la encimera y a él le cuesta escucharme, tendré que cargarlo —sí, aunque esté llorando y gritando— y depositarlo de nuevo en un lugar seguro. Si tengo que abrocharle a mi hija el cinturón de seguridad de su sillita mientras ella grita «¡no, no, no!», el límite estará en que yo abroche el cinturón y quizá la sujete mientras lo hago. ¿Me gusta imponer físicamente esos límites? No, preferiría no hacerlo. Preferiría trabajar en la cuestión fundamental del vínculo y la regulación para que, de entrada, fuera más probable que mis hijos cooperaran (hablaremos de ello, y mucho, más adelante). Pero cuando las cosas no son así, cuando se complican y tenemos un problema de seguridad entre manos, nos vemos en la obligación de hacer nuestro trabajo y mantener a nuestro hijo a salvo.

Que sepamos cuál es nuestro trabajo no significa que siempre sea fácil hacerlo. El otro día, una madre me contó esta historia en el consultorio: «Entré en el cuarto de juegos y vi a Reina y a Kai jugando tranquilamente con sus juguetes: habían montado toda una escena con camiones y bloques y muñequitos. Aquello era demasiado bueno para ser verdad, así que, claro, enseguida empezaron a discutir sobre qué debía ir en cada sitio, y Reina agarró uno de los muñequitos y se lo lanzó a Kai. Y luego le lanzó otro. Yo le dije: "¡Reina, deja de tirar cosas ahora mismo!". Pero no me hizo caso. Agarró otro y luego otro. ¡Se armó un lío!».

No hay nada malo en esta madre. No hay nada malo en Reina (o Kai). ¿Qué está pasando aquí? Que nunca se ha establecido un límite. **Un límite no es lo que le decimos a un niño que no haga; un límite es lo que le decimos que haremos.** Los límites encarnan tu autoridad como padre o madre y no requieren que tu hijo haga nada. En el caso de Reina y Kai, una intervención productiva podría haber sido que su madre se interpusiera entre ellos, apartara los muñequitos para que Reina no pudiera agarrarlos y dijera: «No dejaré que lances los juguetes». O, en el caso de que la madre no quisiera alterar la colocación de los muñequitos cuidadosamente dispuestos en el cuarto de juegos, podría haberse llevado a Reina con ella a otra habitación. Eso son límites. Decir «¡deja de tirar cosas ahora mismo!», por más que sea una reacción natural para la mayoría de los padres, no lo es.

Otros ejemplos de límites:

- Di «no dejaré que le pegues a tu hermano» mientras te sitúas entre tu hija y tu hijo de forma que tu cuerpo impida que pueda haber más golpes.
- Di «no dejaré que corras con las tijeras» mientras sostienes de las caderas a tu hijo para que no pueda hacerlo.
- Di «se acabaron las pantallas, voy a apagar la tele» mientras apagas el televisor y pones el control remoto fuera del alcance de tu hijo.

Y estos son ejemplos de lo que no es poner límites, sino pedirles a nuestros hijos que hagan nuestro trabajo por nosotros. En estos casos, pese a nuestros intentos de detener un comportamiento concreto, lo que conseguimos es que vaya a más. No porque nuestros hijos «no hagan caso», sino porque sus cuerpos notan la falta de contención. La ausencia de un adulto fuerte que los mantenga a salvo es más desregulador para ellos que el problema original.

- «¡Por favor, deja de pegarle a tu hermano!».
- «¡Deja de correr! ¡Dije que dejes de correr! ¡Si sigues corriendo con esas tijeras te vas a quedar sin postre!».
- «¿No dijimos que apagarías la televisión después de este programa? ¿No podemos acabar ya con esto? ¿Por qué lo pones tan difícil?».

En todos estos ejemplos, los padres les están pidiendo a sus hijos que inhiban un impulso o un deseo que esos niños, a decir verdad, no son capaces de inhibir en esa fase de su desarrollo. No podemos decirle a un niño que está pegándole a alguien que deje de pegarle o a uno que corre que deje de correr o a uno que se queja de que quiere ver más la televisión que deje de quejarse. Bueno, podemos hacerlo (¡yo también lo hago!), pero no servirá de nada. ¿Por qué? Porque no podemos controlar a otra persona, solo podemos controlarnos a nosotros mismos. Y cuando le pedimos a un niño que haga nuestro trabajo por nosotros, lo más probable es que se desregule más, porque lo que le estamos diciendo, a efectos prácticos, es: «Veo que estás fuera de control. No sé qué hacer, así que voy a ponerte a ti a cargo de la situación y a pedirte que recuperes el control». Para un niño, eso es aterrador, porque cuando está descontrolado lo que necesita es que un adulto le proporcione un límite seguro, robusto y firme. Y ese límite es una forma de amor, una manera de decirle: «Sé que eres bueno por dentro y que estás pasando por un mal momento en el que estás fuera de control. Yo seré la contención que necesitas, impediré que sigas actuando así y te protegeré de tu propia desregulación».

¿No es eso lo que necesitamos todos cuando estamos fuera de control? ¿Que alguien mantenga la calma, se haga cargo de la situación y nos ayude a sentirnos a salvo de nuevo?

Nuestro trabajo, por supuesto, no consiste solo en proteger la integridad física de nuestros hijos; también somos sus cuidadores emocionales. Aquí es donde entran en juego otras dos importantes tareas: la validación y la empatía.

La validación es el proceso de percibir la vivencia emocional de otra persona como real y verdadera, en lugar de actuar como si quisieras convencer a esa persona de que no está viviendo lo que está viviendo, o de que su vivencia no tiene ninguna lógica. La validación suena así: «Esto hizo que la pasaras mal; eso es real, lo veo». La invalidación, el acto de desacreditar la vivencia o la verdad de otra persona, sonaría así: «¡No hay ningún motivo para estar así, eres muy sensible, vamos!». Ten presente que todos los seres humanos, niños y adultos, padecen la profunda necesidad de sentirse vistos por lo que son y, en un momento dado, **lo que somos está relacionado con lo que sentimos por dentro**. Cuando recibimos la validación de los demás, empezamos a regular nuestra propia vivencia, porque «tomamos prestada» la confirmación de esa otra persona de que aquello es real, mientras que, cuando no recibimos esa validación, nuestra desregulación casi siempre va a más, porque encima nos dijeron que lo que somos por dentro no es real, y hay pocas cosas peores que eso.

La empatía, la segunda parte del trabajo de cuidado emocional de un padre o una madre, hace referencia a nuestra capacidad de entender y de vernos reflejados en los sentimientos de otra persona. Nuestro deseo de hacerlo parte del supuesto de que los sentimientos de la otra persona son, de hecho, válidos, así que la validación es lo primero («mi hijo está teniendo una vivencia emocional real») y la empatía lo segundo («puedo intentar entender los sentimientos de mi hijo y vincularme con ellos, no hacerlos desaparecer»). La empatía nace de la curiosidad y nos permite explorar la vivencia emocional de nuestro hijo desde una posición de aprendizaje, no de crítica. Cuando un niño recibe empatía —de hecho, cuando cualquiera de nosotros la recibe—, siente que tiene a alguien en su equipo, casi como si esa persona estuviera asumiendo parte de su carga emocional; al fin y al cabo, los sentimientos se manifiestan en forma de comportamiento solo cuando son ingobernables por dentro, cuando son demasiado grandes para regularlos y contenerlos. En el momento en que alguien nos responde con empatía («¡uf, qué difícil tuvo que ser eso!»), experimentamos lo que Daniel Siegel describió como «sentirnos sentidos». Nuestro cuerpo también percibe que alguien más está presente en nuestra vivencia emocional y eso la hace más manejable, mejorando, con ello, nuestra capacidad de regular los sentimientos. A medida que un niño fortalece esa capacidad, es menos probable que sus sentimientos se manifiesten en forma de comportamiento: esa es la diferencia entre que tu hijo diga «¡estoy enojado con mi hermana!» (regulación del enojo) y que le pegue a su hermana (desregulación); entre que tu hijo diga «¡quiero correr!» (regulación del impulso) y que agarre unas tijeras y corra por el pasillo (desregulación); entre que tu hijo diga «ojalá pudiera ver otro programa ahora mismo» (regulación de la decepción) y que haga un berrinche (desregulación).

La empatía y la validación sin duda hacen que los niños se sientan buenos por dentro, pero sus funciones van más allá de eso. Uno de los objetivos principales de la infancia es el de desarrollar capacidades de regulación emocional saludables, es decir, formas de tener sentimientos y gestionarlos. Se trata de aprender a encontrarte a ti mismo en medio de tus sentimientos, pensamientos e impulsos, en lugar de dejar que tus sentimientos, pensamientos e impulsos te sobrepasen. La empatía y la validación de los padres son ingredientes fundamentales a la hora de ayudar a los niños a desarrollar capacidades de regulación, que es por lo que debemos pensar en ellas no como cualidades «blandas» o «sentimentaloides», sino como factores que tienen peso e importancia.

Ahora que ya tenemos la imagen completa, volvamos a los ejemplos anteriores sobre los límites para ver cómo podemos incorporar en ellos la validación y la empatía.

- Di «no dejaré que le pegues a tu hermano» mientras te sitúas entre tu hija y tu hijo de forma que tu cuerpo impida que pueda haber más golpes. Y añade: «¡Sé que es frustrante! Tener un hermano que puede gatear y tocar todas tus cosas es muy duro. Pero estoy aquí. Y te ayudaré a pensar en lo que podemos hacer para que no le pase nada a tu estructura de bloques».

- Di «no dejaré que corras con las tijeras» mientras sostienes de las caderas a tu hijo para que no pueda hacerlo. Y añade: «Lo sé, ¡tú quieres correr, correr y correr! Puedes dejar aquí las tijeras y correr o acabar lo que estás haciendo y correr luego. ¿Qué prefieres? Oh..., ¿quieres hacer las dos cosas? Lo sé, cariño. Pero no te dejaré hacer nada peligroso, aunque te enojes conmigo. Te quiero demasiado. Tienes derecho a estar enojado, lo entiendo».
- Di «se acabaron las pantallas, voy a apagar la tele» mientras apagas el televisor y pones el control remoto fuera del alcance de tu hijo. Y añade: «Te gustaría poder ver otro programa. ¡Lo sé! A mí también me cuesta mucho apagar la tele. ¿Quieres decirme el nombre del programa que quieres ver mañana? Lo apuntaré para que no se nos olvide».

¿Por qué los límites, la validación y la empatía ayudan a un niño a desarrollar capacidades de regulación? Los límites les enseñan a nuestros hijos que incluso las emociones más intensas no estarán siempre fuera de control. Un niño necesita detectar el límite impuesto por su padre o su madre —el «no te dejaré» y el impedir que lleve a cabo esa acción peligrosa— para recibir, en lo más profundo de su cuerpo, el siguiente mensaje: «Esto que siento puede que parezca que va a apoderarse del mundo y a destruirlo, puede que parezca excesivo, pero en el límite que imponen mi padre o mi madre veo que hay una forma de contenerlo. Esto que siento me da miedo y me sobrepasa, pero veo que no le da miedo ni le sobrepasa a mi padre o a mi madre». Con el tiempo, un niño absorbe esa contención y puede acceder a ella por su cuenta.

La validación y la empatía, por otro lado, son el modo en que un niño o niña encuentra su bondad pese a las dificultades por las que pueda estar pasando. Como sabemos, tenemos que sentirnos buenos por dentro para poder cambiar. Es habitual pensar: «Tengo que cambiar y, en cuanto lo haga, sentiré que valgo la pena y que merezco que me quieran». Pero funciona justo al revés. Nuestra bondad es lo que nos ancla y nos permite experimentar emociones difíciles sin que se apoderen de nosotros o se conviertan en nuestra identidad. Y cuando los padres se acostumbran a validar la vivencia del niño y a empatizar con ella, lo que le están diciendo es: «Eres real. Mereces que te quieran. Eres bueno».

Ahora ya tienes la descripción de tu trabajo: mantener a tu hijo a salvo, desde el punto de vista emocional y físico, empleando los límites, la validación y la empatía. ¿Y cuál es el trabajo de tu hijo en un sistema familiar? Lo cierto es que, como padres, es más importante que nos centremos en nuestro propio trabajo, porque es lo que podemos controlar. Pero es útil entender los demás roles dentro del sistema: forma parte del principio de «recordar cuál es tu trabajo», al fin y al cabo. El trabajo de un niño en un sistema familiar es explorar y aprender a través de la experimentación y de la expresión de sus emociones y deseos. Los niños necesitan aprender de lo que son capaces, lo que es seguro, cuál es su papel en la familia, cuánta autonomía tienen y lo que ocurre cuando prueban cosas nuevas. Y eso es algo que hacen explorando —probando los límites, experimentando con nuevas capacidades, jugando con otros niños—, pero también desafiando a sus padres, reivindicando lo que quieren y, a veces, portándose mal. Cuando se observa el sistema familiar en su conjunto, se revela esa elegante interacción de tareas: un niño puede expresar emociones y un padre o una madre pueden validarlas y empatizar con ellas. Cuando esas emociones se transforman en una conducta peligrosa, establecemos los límites necesarios, sin dejar de validar y de empatizar.

En cuanto entiendes los diferentes roles de un sistema familiar, es posible replantearte el modo en el que analizas los momentos difíciles de tu hijo. Ver las situaciones en las que se porta mal como una manera de cumplir las funciones que le corresponden te ayudará a recordar que se trata de un niño bueno que hace su trabajo, y no de un niño malo que hace cosas malas. Sé que a mí pensar en trabajos familiares me ayuda a reevaluar los momentos, en mi propio hogar, que se me hacen cuesta arriba. Cuando le digo a mi hijo que tengo que ponerme a trabajar y oigo que me llama a gritos, me digo a mí misma: «A simple vista, los datos parecen indicar que, de momento, todo va mal... Pero, un segundo, ¿hemos hecho todos nuestro trabajo?».

Entonces repaso. Antes de separarnos, le dije: «Cariño, sé que no te gusta nada que mamá tenga que trabajar. Es normal: ¡te encanta estar con mamá! Te quedarás con papá y yo te veré a la hora de la comida. Mamá siempre vuelve». Es decir, establecí los límites que me parecieron adecuados y expresé validación con mis palabras y empatía con mi tono. Mi hijo protestó. Y gritó. Y lloró. Es decir, hizo su trabajo: experimentó y expresó sentimientos. A modo de respuesta, dije: «Sé que cuesta, cielo. Tienes derecho a estar enojado. Te quiero». Luego me fui. Validación, empatía, límites. Él lloró. De nuevo, experimentó y expresó sentimientos.

Así que... buen trabajo, supongo. A ver, para ser claros: para mí no es un momento agradable. No lo celebro exclamando: «¡Ooooh, fue increíble!». Pero revisar nuestras funciones me sirve para mantener la calma e impide que caiga en una espiral de culpa («¿estoy haciendo algo mal?») o que culpe al niño («¿qué le pasa a mi hijo, que sigue llorando cuando me voy?»). Para la mayoría de los padres que conozco, el mero hecho de sobreponerse a esos momentos con un poco más de claridad y de evitar el bucle de «soy una mala madre» o «soy un mal padre» ya es una gran victoria. Desde luego, para mí lo es.

CAPÍTULO 4

Los primeros años importan

¿Por qué nos preocupamos por cómo criamos a nuestros hijos? ¿Por qué hacemos cumplir límites y aguantamos rabietas y hablamos de sentimientos e investigamos lo que hay detrás del mal comportamiento? ¿De verdad importa algo de todo eso? Con los niños muy pequeños sobre todo, ¿es que van a recordar algo de estos años?

Sí. La crianza importa. Y sí, los niños «recordarán» todos estos años, también los años que van del cero al uno, del uno al dos y del dos al tres. No se acordarán, claro, de la manera en que solemos pensar en los recuerdos: no serán capaces de explicar una historia relacionada con algo que vivieron en el pasado. Pero aunque los niños no pueden recordar con palabras, sí pueden recordar —y recuerdan— con algo más importante: el cuerpo. Antes de saber hablar, los niños aprenden, a partir de las interacciones con sus padres, lo que para ellos es aceptable o vergonzoso, razonable o excesivo. Por eso nuestros «recuerdos» de la primera infancia son, de hecho, más trascendentales que los que formamos en los años posteriores; **la forma en que los padres interactúan con sus hijos en sus primeros años de vida es el modelo que esos niños llevarán consigo cuando salgan al mundo**. Los niños digieren la información que recogen a través de esas interacciones y la utilizan para extraer conclusiones sobre la realidad.

Ya hablamos de ello, pero vale la pena repetirlo: nuestras relaciones más tempranas influyen en qué partes de nosotros nos parecen dignas de afecto, en qué partes intentamos reprimir y en qué partes nos avergüenzan. En otras palabras:

lo que viven los niños con sus padres en sus primeros años de vida repercute en lo que piensan sobre sí mismos, en lo que aprenden a esperar de los demás, en lo que les parece seguro y bueno, y en lo que les parece que está mal y es una amenaza. Si, por ejemplo, a una niña pequeña le dicen a todas horas que no sea «tan sensible», aprenderá muy pronto que sus sentimientos son «malos» y mantendrá a los demás a distancia. Si un padre le dice una y otra vez a su hijo que deje de llorar, ese niño asociará la vulnerabilidad con el rechazo, incluso si, más adelante, no es capaz de tener un recuerdo explícito de sus palabras. Además, los primeros años de vida de un niño configuran las bases de su regulación emocional, lo que, como sabemos, es la capacidad de una persona de gestionar sus sentimientos e impulsos y de responder a ellos. Las vivencias de la primera infancia dictan qué sentimientos son manejables y permisibles, frente a los que son «excesivos» o «malos». Si a mí me interesa tanto todo lo relacionado con la crianza infantil no es porque quiera fomentar que haya más momentos de bienestar entre padres e hijos —aunque también—, sino porque esos primeros años sientan las bases de la edad adulta. Sentirse satisfecho con uno mismo, tolerar el fracaso, poner límites firmes, ser capaz de defenderse y de establecer vínculos con los demás..., todas esas dinámicas adultas tan importantes tienen que ver con nuestra primera programación temprana. Los primeros años de vida preparan el camino para los cien siguientes.

Es importante señalar, antes de seguir, que el cerebro humano es extraordinariamente maleable y que puede reprogramarse, desaprender, reaprender y cambiar. Si después de leer estos últimos párrafos sientes que la culpa te invade, si te preocupa haber «metido la pata» o haber «perdido el tren» y que tus hijos hayan dejado atrás esa etapa fundamental..., respira hondo. Dile hola a la culpa y a continuación recuérdate que eres una buena madre o un buen padre que está trabajando para ser mejor y para mejorar sus relaciones, y que eso es, en realidad, lo más que cualquiera de nosotros puede hacer. En el próximo capítulo celebraremos el poder de la reparación, porque es real y es siempre posible (hay una razón por la que ese capítulo se llama «No es demasiado tarde»). En las páginas siguientes explicaré por qué los primeros años son tan importantes, con la idea de que encontremos la motivación para abordar la ardua tarea de la crianza, pero si lo que digo en algún punto hace que sientas vergüenza o culpa, haz una pausa. Tal vez quieras saltar al capítulo 10, «Autocuidado», y poner en práctica algunas de las estrategias que se sugieren antes de volver a esta sección. Luego, mientras lo leas, recuerda que todos lo hacemos lo mejor que sabemos. Si tus hijos no son tan pequeños y los «primeros años» quedan atrás, eso sigue teniendo validez. Ser padre o madre es difícil. Has hecho y sigues haciendo un gran trabajo.

Para entender el impacto que tienen esos primeros años, ayuda tener una comprensión elemental de dos modelos psicológicos que abordan la relación entre padres e hijos: la teoría del apego y los sistemas de la familia interna. Sumadas, proporcionan un marco de trabajo que nos permite comprender la importancia de la primera infancia y por qué, pese a que los niños no recuerden de forma consciente esos años, tienen un impacto crucial.

Teoría del apego

Los bebés nacen con el impulso innato de «apegarse» a sus cuidadores. El psicólogo John Bowlby, que formuló la teoría del apego a principios de los setenta, describió el apego como un sistema de proximidad: los niños que conseguían tener a una figura de apego cerca —en un sentido literal, que estuviera físicamente cerca de ellos— tenían más probabilidad de recibir consuelo y protección, por lo que tenían más probabilidad de sobrevivir, mientras que los niños con una figura de apego más alejada tenían menos probabilidad de recibir apoyo y protección, y, por lo tanto, de sobrevivir. Como explicaba Bowlby, el apego no solo es algo que es «agradable tener», sino un mecanismo evolutivo primario. Al fin y al cabo, el apego es lo que hace que un niño vea cubiertas todas sus necesidades básicas: comida, agua y seguridad emocional. La teoría del apego sugiere que los niños están programados para buscar y apegarse a las personas que les proporcionan la comodidad y la seguridad que necesitan para sobrevivir.

Los niños crean diferentes tipos de apego a partir de sus primeras experiencias con sus cuidadores. El tipo de apego que se forma influye en el modelo operativo interno de ese niño, en los pensamientos, recuerdos, creencias, expectativas, emociones y comportamientos que tienen un impacto en el modo en que ese niño interacciona consigo mismo y con los demás, y en las clases de relaciones que buscará en los años posteriores. Los modelos operativos internos se basan en lo que el niño aprende, a través de las interacciones personales, sobre la receptividad, la disponibilidad, la coherencia, la capacidad de reparación y la reactividad de su cuidador. Los niños filtran nuestras interacciones con ellos a partir de unas pocas preguntas: «¿Merezco que me quieran, soy una buena persona y es deseable tenerme cerca?», «¿me verán y me escucharán?», «¿qué puedo esperar de los demás cuando me enojo?», «¿qué puedo esperar de los demás cuando las circunstancias me superan?», «¿qué puedo esperar de los demás cuando no estemos de acuerdo en algo?».

Con las respuestas a esas preguntas, los niños extraen conclusiones sobre qué se les permite ser y cómo funciona el mundo. Quizá pensemos que les estamos diciendo a nuestros hijos que se acabaron las pantallas por hoy o que no pueden ir a dormir tarde, pero los niños no absorben esos detalles; lo que absorben es si es seguro, en una relación determinada, tener los deseos y sentimientos que conducen a situaciones difíciles.

Recuerda que los niños están aprendiendo cómo funcionan las relaciones al mismo tiempo que se hallan en una con nosotros, sus padres. Dependen de nosotros del todo para sobrevivir y en el fondo lo saben, así que recopilan información sobre el entorno y luego se programan a sí mismos en función de lo que observan para maximizar el apego y que sus padres se queden lo más cerca posible. Lo que quiere decir todo esto es que la forma en que respondemos a las necesidades de nuestros hijos, el abanico de emociones que reconocemos en su interior, la regularidad con la que «estamos disponibles» para lo que necesiten, si reparamos o no la relación con ellos después de un momento difícil, lo centrados o lo reactivos que seamos..., esos comportamientos tienen un efecto dominó que va mucho más allá de la unidad familiar.

Esta es la gran moraleja: los niños se programan a sí mismos para adaptarse a su entorno formándose expectativas sobre el mundo a partir de la información que asimilan; esa programación temprana influye en el modo en que piensan sobre sí mismos y sobre los demás mucho más allá de la infancia. Veamos ahora algunos ejemplos de la manera en que esas interacciones tempranas enseñan «lecciones de apego» más amplias. Desde luego, se trata de generalizaciones basadas no en un momento único, sino en la suposición de que esos momentos representan un patrón consistente de interacciones.

COMPORTAMIENTO: Una niña llora cuando sus padres la dejan en la escuela.

Respuesta de los padres n.º 1: «¡Deja de portarte como un bebé!».
Lección de apego n.º 1: Cuando me siento vulnerable, me ridiculizan y no me ven. Debo excluir la vulnerabilidad de las relaciones cercanas. No es un lugar seguro donde mostrarla.
Respuesta de los padres n.º 2: «Hoy no es fácil decir adiós. Lo entiendo. Hay días así. Sé que en la escuela estás a salvo y los dos sabemos que papá siempre vuelve. Nos vemos a la salida».
Lección de apego n.º 2: Puedo esperar que los demás se tomen mis sentimientos en serio. Cuando me siento vulnerable y triste, me responden con validación y apoyo. Es seguro mostrar vulnerabilidad en las relaciones cercanas.

COMPORTAMIENTO: Un niño tiene una rabieta porque quiere helado para desayunar.

Respuesta de los padres n.º 1: «No voy a hablar contigo mientras estés así. Ve a tu habitación y vuelve cuando seas capaz de ser razonable».
Lección de apego n.º 1: Cuando quiero algo, los demás se apartan de mí, me vuelvo malo y me dejan abandona-

do y solo. Los demás solo me quieren cerca cuando soy dócil y obediente.

Respuesta de los padres n.º 2: «Lo sé, cariño. Te gustaría desayunar helado. Esa no es una opción ahora mismo. Tienes derecho a que eso te moleste».

Lección de apego n.º 2: Tengo derecho a querer cosas para mí. Querer cosas para mí está permitido en las relaciones cercanas.

COMPORTAMIENTO: Una niña se muestra indecisa en una fiesta de cumpleaños y se aferra a su madre.

Respuesta de la madre n.º 1: «Ya conoces a todo el mundo. ¡Vamos! ¡No pasa nada!».

Lección de apego n.º 1: No puedo confiar en mis sentimientos porque son ridículos y exagerados. Las demás personas saben mejor que yo cómo debo sentirme.

Respuesta de la madre n.º 2: «Hay algo en esto que te cuesta. Te creo. Tómate tu tiempo. Cuando estés lista, lo sabrás».

Lección de apego n.º 2: Puedo confiar en mis sentimientos. Se me permite ser prudente. Sé lo que estoy sintiendo y puedo esperar que las demás personas me respeten y me apoyen.

Desde los primeros días de su vida, nuestros hijos aprenden lo que conduce a la cercanía y lo que conduce a la distancia, y luego ajustan su comportamiento en consecuencia con el objetivo de establecer un apego seguro. De cada una de las respuestas n.º 1 de los padres (suponiendo que se trate de pautas generales de interacción), el niño aprende que ciertos sentimientos ponen en peligro el apego. Intentará por lo tanto desactivar esas vivencias, probablemente a través del mecanismo de la vergüenza o de la culpa, puesto que su supervivencia depende de ello. De cada una de las respuestas n.º 2 de los padres (asumiendo de nuevo que se trate de pautas generales de interacción), el niño aprende que sus sentimientos son reales y válidos y pueden tener cabida en las relaciones cercanas. Que quede claro que las respuestas n.º 2 de los padres no llevarán a una resolución instantánea del problema. Las lágrimas o los gritos no se acabarán de repente. Sin embargo, ocurrirán dos cosas: notarás un beneficio a corto plazo, porque tu hijo desarrollará una capacidad de regulación que lo llevará a saber cómo manejar la decepción; y notarás, sin duda, un beneficio más a largo plazo porque estarás ayudando a tu hijo a adquirir más seguridad en sí mismo y a abrirse a otros, en lugar de a avergonzarse, despreciarse y estar a la defensiva.

Avancemos unos años. Han pasado varias décadas y el modelo operativo interno de ese niño y su sistema de apego siguen estando basados en lo que aprendió de las interacciones con sus padres. Solo que ahora está aplicando lo aprendido a otras relaciones cercanas. Puede que piense: «Mi vulnerabilidad no es deseable en las relaciones íntimas; solo puedo confiar en mí». O bien: «No se me permite pedir nada a menos que pueda tener la certeza de que la otra persona me lo dará: eso es lo más importante si quiero sentirme a salvo y a gusto en una relación». Si queremos que nuestros hijos busquen relaciones en las que puedan equilibrar la dependencia y la independencia, en las que puedan sentirse cerca de los demás y al mismo tiempo no «perderse» a sí mismos, en las que puedan verbalizar sus vulnerabilidades y obtener apoyo, entonces tenemos que ponernos manos a la obra ahora, en sus primeros años. Porque cuanto más seguro se sienta un niño o niña con sus padres y más amplio sea el abanico de emociones que pueda sentir dentro de esa relación, más seguras serán sus relaciones adultas.

Ahora bien, ¿cómo creamos apegos seguros con nuestros hijos en la actualidad para fomentar que tengan apegos seguros con otras personas más adelante? En general, las relaciones parentales que incluyen receptividad, calidez, previsibilidad y reparación cuando hay algo que sienta mal preparan a un niño para tener una base segura. Un niño que ve a sus padres como una base segura experimenta una sensación de estar a salvo en el mundo, una sensación de «alguien estará conmigo y me consolará si las cosas van mal». Como consecuencia, se siente capaz de explorar, de probar nuevas cosas, de asumir riesgos, de fracasar y de ser vulnerable. Hay en todo ello una paradoja profunda y fundamental: cuanto más podemos ampararnos en nuestros padres, más curiosos y dispuestos a explorar podemos mostrarnos. Cuanto más confiamos en nuestra relación segura con nuestros padres, más seguros estamos con nosotros mismos. Dicho de otra manera, la dependencia y la independencia no son necesariamente opuestas, sino que una fuerza permite la otra: ¡dos cosas son ciertas! **Cuanto más siente un niño que puede depender de su padre o de su madre, más independiente puede ser**. Saber que alguien lo entenderá, no lo juzgará y lo apoyará y consolará si las cosas salen mal es lo que le permite convertirse en un adulto asertivo, seguro de sí mismo y valiente.

Los sistemas de la familia interna

Los sistemas de la familia interna (SFI) es un modelo terapéutico que tiene en cuenta las diferentes partes que hay dentro de una persona, en lugar de concebir a la persona como un todo singular. Un supuesto básico de la terapia SFI es que la mente está subdividida de forma natural en partes o subpersonalidades. Piensa en tu propio caso. Puede que seas una persona extravertida con quien te conoce bien, pero reservada en entornos que son nuevos para ti. Puede que seas capaz de defenderte cuando es necesario, pero también sepas apartarte a un lado cuando llega el momento de que sea otro quien lleve la voz cantante. Puede que tengas mucha seguridad en el ámbito profesional, pero muestres más reserva en entornos sociales. Está tu yo valiente, tu yo ansioso, tu yo seguro, tu yo deferente. Tienes muchas facetas, no eres una sola cosa. Y ninguna de esas partes es mala o peor o superior a otra: tú eres la suma de todas ellas, y cuanto menos sea un problema que cualquiera de esas partes «haga de las suyas», más a gusto estarás con lo que eres en una amplia variedad de situaciones. Nuestra seguridad, firmeza y sentido del yo dependen de nuestra capacidad de entender eso. Cuando nos sentimos sobrepasados y nos volvemos reactivos, es casi siempre porque una parte de nosotros ha tomado las riendas; perdemos de vista nuestra identidad y en su lugar nos «convertimos» en esos sentimientos.

Hablar de «partes» nos permite articular, interna y externamente, nuestras emociones en conflicto, o al menos coexistentes; no perder la calma cuando experimentamos angustia, seguir centrados cuando vivimos un conflicto y tener pensamientos de rabia sabiendo al mismo tiempo que somos buenas personas. En mi consultorio privado me doy cuenta, una y otra vez, de que hablar de partes a los adultos les da libertad, les permite sentir compasión y alivio, y hace que tengan la capacidad de regular vivencias difíciles. Y como he visto el poder que tiene hablar en esos términos, me encanta hacerlo con niños pequeños e introducirles desde muy temprano la idea de que las sensaciones, los sentimientos y los pensamientos son partes en las que podemos vernos reflejados, y no vivencias que se apoderan de nosotros y nos consumen.

Al poner la terapia SFI y a la teoría del apego en paralelo, empezamos a adquirir una comprensión más sofisticada del desarrollo temprano de nuestros hijos. La teoría del apego dice que los niños tienen que aprender a apegarse a sus padres para sobrevivir y ver satisfechas sus necesidades. Como resultado, los niños asimilan su entorno a través del cristal de «¿qué maximizará mi supervivencia?». Cuando combinamos ese entendimiento con las enseñanzas de la terapia SFI, ese cristal adquiere más matices: «¿Qué partes de mí atraen el vínculo, la atención, la comprensión y la aceptación? ¡Debería potenciarlas, porque maximizan el apego y por lo tanto la supervivencia! Esas partes de mí son buenas, manejables y me llevan a estar más cerca de los demás; en ellas el vínculo es fuerte. ¿Y qué partes de mí traen consigo, en cambio, una pérdida del vínculo y un aumento de la distancia? Debería alejarlas de mí, porque ponen en peligro el apego y por lo tanto la supervivencia. Esas partes de mí son malas y me superan y nadie puede amarlas; en ellas no hay vínculo».

Los niños aprenden esas «lecciones» a partir de las interacciones con los padres. No con palabras, claro, sino a través de lo que experimentan. Ven lo que hace que sus padres les sonrían, les pregunten, los abracen y estén con ellos (es decir, «tienes derecho a sentirte así; cuéntame más, estoy aquí, te escucho») y lo que hace que sus padres los castiguen, los rechacen, los critiquen y se distancien de ellos (es decir, «¡vete a tu habitación ahora mismo!, ¡no quiero tenerte cerca cuando estás así!»). En palabras del psicólogo Richard Schwartz, el creador de la terapia SFI: «Los niños tienen una tendencia evolutiva a traducir la vivencia en identidad: "no me quieren" se convierte en "no merezco que me quieran" y "me pasó algo malo" se convierte en "soy malo"». En otras palabras, de lo que viven con sus cuidadores los niños infieren mensajes más amplios sobre quiénes son. Las emociones con las que los padres conectan —es decir, aquellas en las que estamos interesados y para las que estaremos presentes— les hacen saber a los niños que las partes de ellos que sienten esas cosas son manejables, merecedoras de amor y valiosas; en cambio, las emociones que los padres apartamos, castigamos, rechazamos o intentamos convertir en algo «más agradable» hacen que los niños aprendan que las partes de ellos que las sienten son destructivas, malas, no merecen amor o son «demasiado».

Por eso es tan importante distinguir la conducta de los sentimientos y vivencias subyacentes. Aunque es importante contener a un niño que está fuera de control y muestra un «mal comportamiento», también es crucial reconocer que debajo de ese comportamiento hay un niño (o en lenguaje SFI, una parte de él) que está sufriendo, que no ha visto satisfecha una necesidad y necesita con desesperación el vínculo. Los niños interpretan nuestras interacciones con ellos no como una reacción a aquel momento concreto, sino como un mensaje sobre lo que deberían ser. Así que cuando tu hijo dice «¡odio al bebé, llévatelo de vuelta al hospital!» y tú contestas a gritos «¡no digas eso sobre tu hermano, con lo que lo quieres!», la lección que aprende no es que sus palabras son inapropiadas; la lección que aprende es que los celos y la ira son emociones peligrosas que no debería sentir en absoluto. Por eso es tan importante separar lo que un niño hace (que puede ser «malo») de lo que un niño es (bueno por dentro). Claro que no queremos que nuestros hijos peguen (comportamiento), pero sí queremos que tengan derecho a sentirse enojados (sentimiento). Claro que no queremos que nuestros hijos hagan un berrinche en una tienda (comportamiento), pero sí queremos que sientan que pueden tener deseos y el derecho de hablar por sí mismos (sentimientos). Claro que no queremos que nuestros hijos cenen solo cereales (comportamiento), pero sí queremos que nuestros hijos sepan que su cuerpo les pertenece y que tienen la capacidad de reconocer lo que les sienta bien (sentimientos). Si no reconocemos de forma explícita los sentimientos que hay detrás de los comportamientos de nuestros hijos y les mostramos que los queremos incluso cuando se portan mal, convertirán comportamientos y sentimientos en una sola cosa. Aprenderán que la seguridad del apego depende de que renieguen de los sentimientos que subyacen a los comportamientos, lo que llevará a patrones de relación problemáticos a largo plazo.

Así que sí, los primeros años son importantes. Preparan a nuestros hijos para ser adultos seguros y conscientes de sí mismos, independientes y con relaciones interpersonales sanas… o no. Por supuesto, nada es tan simple y hay oportunidades para cultivar esas cualidades en todas las etapas de la vida. Aun así, en esos momentos agotadores con tu hijo de un año en los que te preguntas si todo ese trabajo vale la pena (¡porque criar a un niño pequeño es mucho trabajo!), consuélate sabiendo que lo es. El trabajo que le dedicas siempre vale la pena, siempre.

CAPÍTULO 5

No es demasiado tarde

Hay una pregunta que los padres me hacen más que ninguna otra: «¿Es demasiado tarde?». Mi respuesta es siempre que no. Porque siempre es cierto.

Los padres suelen insistir: «Pero mi hija tiene ya tres años y he oído que los tres primeros años son los más importantes» o «pero mi hijo tiene ocho años y tengo la sensación de que ya es muy mayor» o «mi hija tiene dieciséis años; creo que perdí mi oportunidad». A veces escucho incluso: «Ahora soy abuela y desearía haber hecho las cosas de otro modo con mis propios hijos... Supongo que es demasiado tarde, ¿eh?». Deja que lo repita: NO. No es demasiado tarde para reparar una relación, reconectar con tus hijos y cambiar la trayectoria de su desarrollo. Y tampoco es demasiado tarde para ti. No es demasiado tarde para que consideres qué partes de ti necesitan reparaciones y reconexiones; también de adultos podemos trabajar para reprogramarnos y cambiar la trayectoria de nuestro propio desarrollo. No es demasiado tarde. Nunca, nunca, nunca es demasiado tarde.

La cuestión de cómo valoramos las nuevas ideas, qué pensamos sobre cambiarnos a nosotros mismos y nuestro comportamiento, y hasta qué punto nos aferramos a las buenas sensaciones sobre nosotros mismos están en el centro de mi enfoque sobre la crianza. ¿Cómo podemos aprender, reparar y cambiar nuestras estrategias de ahora en adelante, primero con nosotros mismos y luego con nuestros hijos? ¿Y cómo podemos gestionar la culpa y los remordimientos que surgen cuando reflexionamos sobre cómo hemos manejado nuestros sentimientos y comportamiento en el pasado? Gestionar esa culpa es, en muchos sentidos, el problema principal que nos encontramos a la hora de cambiar cualquier aspecto de nuestra vida, pero lo mucho que queremos a nuestros hijos y lo comprometidos que estamos a ser buenos padres hacen que los sentimientos que surgen en torno a la forma en que los criamos resulten especialmente intensos.

Tener hijos es de valientes. Es enormemente exigente, pero también —y quizá es lo más importante— requiere de una enorme autorreflexión, aprendizaje y evolución. A menudo pienso que criar a un niño es en realidad un ejercicio en torno a nuestro propio desarrollo y crecimiento, porque, cuando tenemos hijos, nos vemos frente a un buen número de verdades sobre nosotros mismos, nuestra infancia y nuestra relación con la familia de origen. Y aunque podemos utilizar esa información para aprender y desaprender, romper ciclos y curarnos, ese trabajo tenemos que hacerlo mientras, además, cuidamos de nuestros hijos, gestionamos rabietas, dormimos poco y estamos exhaustos. Es mucho. Quizá debamos detenernos, ahora mismo, a reconocer lo increíble del desafío al que nos enfrentamos. Pon una mano en el corazón y di lo siguiente: «Estoy trabajando en mí y estoy cuidando de mi familia. Estoy intentando cambiar los patrones que no me benefician y programar a mis hijos desde el principio, para que sean resilientes y se sientan a gusto consigo mismos. Guau. Es mucho lo que estoy haciendo».

Este es un capítulo que espero que leas una y otra vez, especialmente cuando te sientas culpable («es todo culpa mía»), suba el volumen de tus pensamientos apocalípticos («metí la pata hasta el fondo con mi hijo») y sientas que perdiste la esperanza («nuestra familia no cambiará nunca»). Es una referencia que puedes revisitar cada vez que necesites recuperar la calma y un recordatorio de que el cambio y la reparación son posibles.

La capacidad del cerebro de reprogramarse

Dos cosas son ciertas: el cerebro se programa muy pronto y tiene una notable capacidad de reprogramación. La neuroplasticidad se refiere a la capacidad de este órgano de reaprender y transformarse cuando reconoce la necesidad de adaptarse. El cerebro puede seguir desarrollándose a lo largo de la vida; nuestro cuerpo está pensado para protegernos, así que, si nuestro cerebro cree que la forma en la que hemos estado actuando ya no nos es útil, incorporará nuevos patrones, nuevas creencias, nuevos sistemas para procesar y responder ante el mundo. Es verdad que se hace más difícil a medida que envejecemos —cuanto mayores somos, más consistentes y entregados tenemos que ser para experimentar cambios—, pero en última instancia un loro viejo sí puede aprender a hablar.

El cerebro en desarrollo de un niño se programa en el contexto de la relación con sus padres. La relación de apego con un cuidador influye en el desarrollo de la corteza prefrontal ventromedial, la parte del cerebro relacionada con la regulación de las emociones, la flexibilidad cognitiva, la empatía y la conectividad. En otras palabras: las primeras vivencias del niño tienen un enorme impacto en el desarrollo de su cerebro. Aun así, los estudios demuestran que el apego no tiene por qué decidirlo todo: una persona con un apego inseguro puede reprogramarse para un apego seguro. El psicólogo Louis Cozolino demostró el papel de la terapia en el proceso de neuroplasticidad: un apego seguro con tu terapeuta, descubrió, puede conducir a una reprogramación del cerebro que desemboque en una mejor regulación de las emociones y una mayor capacidad para gestionar el estrés. Podemos aplicar ese principio a la unidad familiar, porque sabemos que los padres pueden trabajar para desarrollar apegos más seguros con sus hijos. Cuando los padres están dispuestos a cambiar, cuando están dispuestos a reflexionar, sin ponerse a la defensiva, sobre momentos del pasado que no les gustaron a sus hijos y a repararlos juntos..., el cerebro del niño puede reprogramarse.

Nuestro cerebro también tiene una notable capacidad de aprendizaje. Décadas de investigaciones han demostrado que el cerebro cambia en respuesta al entorno. La neurocientífica Marian Diamond fue la primera que descubrió, a principios de los setenta, que un entorno negligente hace que el cerebro se encoja, mientras que un entorno enriquecido lo hace crecer. Si el entorno cambia, el cerebro cambia. Un estudio reciente confirmó ese efecto en el contexto de la crianza de los hijos: analizó el impacto de unos programas de apoyo dirigidos a menores de dos a once años y descubrió que, siempre que las intervenciones se adaptaran a la edad del niño en cuestión, la efectividad de los programas era equiparable. Tenían el mismo impacto a la hora de desarrollar nuevas capacidades tanto en niños muy pequeños como en los que no lo son tanto. Es una conclusión muy esperanzadora y que vale la pena recordar cuando nos preocupamos por el «daño» que hemos causado. Por lo que se refiere al momento concreto en el que es preferible introducir los cambios e intervenir, los autores del estudio lo dejaron claro: «Es importante que nuestros hallazgos no se utilicen nunca como una razón para postergar las intervenciones, ya que eso solo prolongaría el sufrimiento de los menores y las familias. Por lo que se refiere a las intervenciones más habituales para reducir los problemas de comportamiento en la infancia, más que creer que "cuanto antes mejor", debemos concluir que "nunca es demasiado pronto ni demasiado tarde"».

Dado que los padres son el elemento más importante del entorno de un niño, quizá no debería sorprender a nadie que cuando un padre o una madre cambian, también lo hace el modo en que está programado el niño. Los estudios han demostrado que, muchas veces, cuando los niños pasan por un mal momento, no es la terapia dirigida al propio niño, sino el asesoramiento o la terapia dirigidos al padre o la madre lo que conduce a los cambios más notables en el menor. Es una conclusión muy significativa, puesto que sugiere que el comportamiento de un niño —que es una expresión de sus patrones de regulación emocional— se desarrolla en relación con la madurez emocional del adulto. Hay dos formas de interpretar ese dato. La primera es: «Oh, no, mi hijo está mal porque yo estoy mal. ¡Soy lo peor!». Pero hay otra interpretación, más optimista y esperanzadora: «Vaya, es increíble. Si trabajo en mis propias capacidades de regulación emocional, ¡cosa que, además, me irá bien!, mi hijo también cambiará. ¡Tengo ese poder!».

A los padres siempre les digo que no es culpa suya que su hijo esté pasando por un mal momento. Pero sí que tienen la responsabilidad, puesto que son los adultos del sistema familiar, de cambiar el entorno para que su hijo pueda aprender, crecer y prosperar. El cerebro de nuestros hijos se programa en función de nuestras interacciones con ellos. Eso es algo que ahora sabemos. Si seguimos haciendo lo mismo una y otra vez, reforzaremos, entonces sí, los patrones que ya se hayan desarrollado. Si, por el contrario, reflexionamos y probamos cosas nuevas, si crecemos también nosotros y cambiamos el enfoque con el que tratamos a nuestros hijos, entonces estaremos ayudándolos a desarrollar nuevos circuitos, al mismo tiempo que nos estaremos ayudando a nosotros mismos. Por eso estás aquí. Eres alguien que tiene el valor de reflexionar, crecer y probar cosas nuevas. Por eso estoy también yo aquí. No lo sé todo. Tengo un buen número de ansiedades y de puntos de reactividad, y me considero un miembro de esta comunidad increíble de rompeciclos y de eternos aprendices.

El poder de la reparación

No existen el padre o la madre perfectos. Todos los padres tienen momentos de falta de sintonía con sus hijos; momentos en los que pierden la calma, en los que dicen cosas a gritos que desearían no haber dicho y en los que lanzan «miradas asesinas» y reprobadoras a su bienintencionada descendencia. Respira hondo. Yo he pasado por eso, tus amigos han pasado por eso..., todos hemos pasado por eso. ¡Y no pasa nada! Lo importante es lo que ocurre a continuación. Nuestros malos momentos no tienen por qué definir nuestro papel como padres. Ese papel debería definirlo el hecho de que tratemos de recuperar o no el vínculo con nuestros hijos tras lo ocurrido, o si hemos analizado cómo fueron esos momentos para ellos y estamos trabajando para reparar el daño en la relación.

Cuando nosotros, como padres, nos preguntamos «¿es demasiado tarde?», estamos suponiendo que la historia de la relación con nuestro hijo ya tiene un final. Y, al hacerlo, dejamos de lado algo fundamental: que siempre podemos añadir una nueva vivencia y que esa nueva vivencia cambiará el final de ese capítulo. Imaginemos que tuviste un día difícil, que tu hijo está protestando porque le dijiste que ahora no puede picar algo y que acabas diciéndole a gritos: «¡Es que lo complicas todo! ¡Eres un malcriado y un desagradecido, y no sé qué hacer contigo!». A modo de respuesta, tu hijo corre a su habitación gritando: «¡Te odio, te odio, te odio!». Bien, lo primero es lo primero: respira hondo. Si estás pensando «sí, yo dije cosas así» o «vaya, ¿estabas ayer en mi casa?» o «menudo ejemplo, yo cuando pierdo los nervios digo cosas mucho peores» o «mi forma de perder la calma es completamente distinta» o cualquier otra cosa, deja que te diga algo: sigo pensando que eres un buen padre o una buena madre por dentro. Sé que estás aquí para conseguir hacerlo aún mejor. Así que, por favor, quédate para lo que viene a continuación, porque es importante.

Ahora tu hijo está solo en su habitación. ¿Qué le pasa por la cabeza? Sobre todo, una intensa angustia. Está desregulado, lo que significa que se siente superado por las sensaciones de su cuerpo y está en un estado de amenaza fisiológica («lo que siento es excesivo, no me siento seguro»). Su cuerpo tiene que averiguar cómo volver a sentirse protegido…, pero está solo, sin un adulto de confianza que lo ayude. Los niños que sienten una angustia intensa y están solos recurren a menudo a dos mecanismos: dudar de sí mismos y culpabilizarse. Con la duda, los niños invalidan lo que han vivido en un intento de sentirse de nuevo a salvo en su entorno. Puede que se digan a sí mismos: «A ver…, mi madre no dijo en realidad todo eso tan horrible, no puede haber pasado, es imposible… No, debo de estar recordándolo mal. Después de todo, mi madre no se ha disculpado todavía ni me dijo nada sobre lo ocurrido. Seguro que habría venido a decirme que lo siente si hubiera dicho algo de todo eso». Los niños utilizan la duda para protegerse de los sentimientos abrumadores que experimentarían si aceptaran la realidad de lo que acaba de suceder. Lo hacen porque estar solos con sus sentimientos los supera y dudar de uno mismo es una forma de huir y protegerse. Aun así, el niño está programándose para creer algo como: «No percibo las cosas con precisión. Exagero. No puedo confiar en cómo siento las cosas. Los demás saben más sobre mi realidad que yo». Es una programación mental que es mejor no desarrollar porque desemboca en adolescentes y adultos que no confían en sí mismos y no saben dónde tienen la intuición, y que, en su lugar, utilizan el modo en que los tratan los demás para definir quiénes son y lo que merecen.

La culpabilización es otro mecanismo habitual entre los niños cuyos padres no intentan recuperar el vínculo tras los momentos difíciles. La culpa permite al niño sentir que controla la situación porque, mientras se convenza a sí mismo de que es un niño malo que hace cosas malas y de que si fuera mejor se sentiría más seguro, tendrá, por así decirlo, una forma viable de cambiar las cosas. El psiquiatra Ronald Fairbairn puede que lo expresara mejor cuando dijo, en relación con los niños y el desarrollo infantil: «Es mejor ser un pecador en un mundo gobernado por Dios que vivir en un mundo gobernado por el diablo».[1] Si un niño no pudiera confiar en que un adulto fuera a ayudarlo a reparar su relación y a recuperar el vínculo en los momentos difíciles..., bueno, en ese caso el mundo le parecería un lugar muy poco seguro. Es más reconfortante interiorizar la maldad («soy malo por dentro»), porque al menos entonces puede aferrarse a la idea de que el mundo que lo rodea es seguro y bueno.

Y, sin embargo..., así es como llegamos al punto en el que nos preguntamos si es demasiado tarde, ¿verdad? Nos culpamos («soy un mal padre» o «soy una mala madre») en

1. W. R. Fairbairn, *Psychoanalytic Studies of the Personality*, Routledge & Kegan Paul, Londres, 1952.

los momentos difíciles y, como nos consume nuestra «bondad insuficiente», nos sentimos incapaces de llevar a cabo un cambio productivo. Programemos a nuestros hijos de otro modo y reprogramémonos nosotros al mismo tiempo.

Por todo esto es por lo que «reparación» es una de mis palabras favoritas cuando hablamos de crianza. Claro que podemos tratar de solucionar nuestros propios problemas, intentar mejorar nuestra regulación y aprender trucos, frases y estrategias…, pero, aun así, el objetivo no es nunca hacerlo bien siempre. Eso es imposible. Suelo decirles a los padres que lo mejor que podría pasar es que acabara dándoseles muy bien la reparación. Con ello, reconozco la realidad de que seguirán actuando de maneras que no siempre serán las mejores y que continuará habiendo momentos difíciles y de falta de sintonía. Pero si desarrollamos la capacidad de volver a lo ocurrido y, sin estar a la defensiva, demostrarles a nuestros hijos que nos preocupamos por el malestar que han experimentado en esos «momentos de ruptura», entonces estamos abordando la más importante de nuestras obligaciones como padres.

¿Cómo se repara?

No hay una única forma correcta de reparar. El elemento clave es la reconexión tras una desconexión: que los padres estén presentes de una forma tranquila y compasiva tras un momento marcado por una reactividad desregulada. Cuando volvemos a un mal momento y le añadimos el vínculo y la seguridad emocional, cambiamos, en realidad, el recuerdo de ese mal momento en el cuerpo. Ya no queda clasificado en una categoría que nos sobrepasa, del tipo «estoy solo y me siento mal». Está más matizado, porque a la crítica le superponemos una capa de apoyo, a los gritos una de suavidad, al malentendido una de entendimiento. La capacidad que tiene el cuerpo de transformar el recuerdo es sorprendente y es lo que siempre me motiva a la hora de reparar con mis propios hijos.

En la siguiente parte de este libro volveré a hablar sobre la reparación e incluiré ejemplos más extensos sobre cómo manejar esas situaciones difíciles. Pero lo principal es lo siguiente: pide perdón, comparte lo que hayas pensado con tu hijo —reiterando tu recuerdo de lo ocurrido, para que sepa que no estaba todo en su imaginación— y luego deja claro lo que habrías querido haber hecho de otro modo y lo que tienes intención de hacer de forma diferente de ahora en adelante. Es importante que asumas la responsabilidad que te corresponde en lo ocurrido («mamá estaba teniendo emociones muy intensas que salieron en forma de gritos. Eran emociones mías y es cosa mía trabajar para saber manejarlas mejor. No es nunca culpa tuya que yo te grite, y no te corresponde averiguar qué hacer para que yo esté más tranquila. Te quiero»), en lugar de insinuar que tu hijo te hizo reaccionar de una manera u otra. Y, recuerda: como padre o madre, eres el ejemplo para tu hijo. Cuando te ve como alguien que todavía está trabajando por mejorar, aprende que él también puede aprender de sus malos momentos y asumir la responsabilidad cuando actúa de un modo del que no se siente orgulloso.

El acto de reparar puede tener lugar diez minutos después de un arrebato, diez días o diez años. No dudes jamás del poder de la reparación: cada vez que revisas lo ocurrido con tu hijo, le permites reprogramarse y reescribir el final de la historia para que acabe en conexión y entendimiento, y no en soledad y miedo. Con ello evitas que tu hijo tienda a culpabilizarse y lo preparas para que tenga una relación más sólida contigo y también relaciones adultas más sanas. Porque, como sabemos todos, las relaciones sólidas no lo son por la ausencia de conflicto; lo son porque las personas que forman parte de ellas tienen la capacidad de reconectar tras los desacuerdos y de sentirse comprendidas de nuevo tras un malentendido. Antes de pasar al siguiente capítulo valora la posibilidad de reparar, ahora mismo, algo que haya ocurrido con tu hijo. O plantéate hacerlo cuando lo veas por la mañana o al volver de la escuela. Y hazlo. Recuérdate en este instante: «Los buenos padres no lo hacen bien siempre. Los buenos padres reparan».

Me encantan las historias de reparación que me llegan de los padres que forman parte de mi comunidad en las redes sociales. Son historias que abarcan todas las edades, desde recién nacidos a hijos adultos. Una madre me envió hace poco un mensaje privado: «Ahora reparo hasta con mi bebé de nueve meses... Puede que no entienda todo lo que le digo, pero tú me has enseñado que notará mis intenciones y el restablecimiento del vínculo. Hace poco le dije: "Estabas llorando y no sabíamos por qué. Siento haber gritado. Sé que te dio miedo. Estoy aquí y te quiero"». Y esto de otra madre: «Me siento culpable por todos esos años en los que castigué a mi hija y le impuse tiempos de descanso. Pensaba: "Es demasiado tarde, la fastidié con mis hijos para siempre". Pero hoy le dije a mi hija de ocho años que he aprendido más sobre lo que necesita un niño y que me gustaría no haberle impuesto tantos tiempos de descanso en los momentos en los que más me necesitaba y noté que su cuerpo se relajaba; de verdad que lo noté. Nos abrazamos. Sentí que era un momento importante». Y este otro que no olvidaré nunca de una abuela: «Hace unos meses mi hija me pidió que te siguiera en redes para que entendiera cómo está educando a sus hijos. Y, vaya, fue una experiencia que me ha abierto los ojos. Le llamé a mi hija esta mañana y le dije que ojalá pudiera volver atrás y educarla a ella de ese modo y que ahora veo que para ella debió ser horrible que le gritara o que viera lo peor en ella, no lo mejor. Lloró. Supongo que necesitaba oírlo. Hablamos de ello un rato. Ha sido uno de los momentos más importantes de nuestra relación».

Tanto si estás reparando algo grande o pequeño, tu hijo notará esa reparación en su cuerpo, y ese momento de vínculo y de explicación suavizará el recuerdo inicial de soledad y confusión. Todas las reparaciones son importantes, las grandes y las pequeñas. Cada detalle cuenta.

CAPÍTULO 6

Resiliencia > Felicidad

«Mis hijos deberían ser más felices de lo que son —me dice una madre—. Tienen todo lo que podrían necesitar y aun así hay un montón de pequeñas cosas que les molestan».

«Mi hija vive preocupada por cuestiones como las personas sin hogar, la muerte, la desigualdad que la rodea… ¡y solo tiene siete años! —me dice un padre en el consultorio—. Yo siempre le digo: "¡Deja de preocuparte! ¡Pensemos en todas las cosas buenas que hay en tu vida!". Pero, aun así, se despierta por las noches, incapaz de dormir».

«Yo fui una niña bastante triste y solitaria —reconoce una madre ante mí—. Quiero ser una madre distinta para mis hijos de lo que mis padres fueron para mí. Mi pareja se enoja conmigo porque dice que siempre estoy rescatando a los niños y facilitándoles demasiado la vida. ¿Es eso tan malo? ¿Tú no quieres que tus hijos sean felices, doctora Becky?».

¿Quiero yo que mis hijos sean felices? ¡Claro! ¡Por supuesto! Sin embargo, no creo que de lo que están hablando estos padres sea de felicidad. Me parece que hay algo más profundo en todo ello. Si lo piensas, ¿qué es lo que hace que seamos felices? ¿Erradicar todas las preocupaciones y soledades de nuestros hijos y asegurarnos de que están bien en todo momento no hará más difícil que persigan la felicidad por su cuenta? ¿Qué queremos decir en realidad cuando decimos «solo quiero que mis hijos sean felices»? ¿Qué estamos diciendo cuando exclamamos «¡anímate!» o «¡tienes muchos motivos para ser feliz!» o «no entiendo por qué no puedes ser feliz»? A mí me parece que más que de alcanzar la felicidad de lo que estamos hablando es de evitar el miedo y la angustia. Porque, cuando nos centramos en la felicidad, ignoramos todas las demás emociones que de forma inevitable estarán presentes en la vida de nuestros hijos, lo que significa que no les estamos enseñando a lidiar con esas emociones. Y, una vez más, la manera en la que les enseñemos —a través de nuestras interacciones con ellos— a relacionarse con el dolor o con las dificultades influirá en la manera en que se relacionen consigo mismos y con sus problemas en el futuro.

No conozco a ningún padre ni a ninguna madre que no quiera lo mejor para sus hijos. Yo la primera: ¡quiero lo mejor para mis hijos! Y, sin embargo, no estoy segura de que «lo mejor» para ellos sea «que sean felices». A mí me parece que la felicidad es mucho menos interesante que la resiliencia. Al fin y al cabo, **la felicidad depende de que sepamos regular la angustia**. Necesitamos sentirnos seguros para ser felices. ¿Por qué tenemos que aprender a regular primero las emociones difíciles? ¿La felicidad no podría «ganar», sin más, y «derrotar» al resto de las emociones? ¡Todo sería más fácil! Por desgracia, en la crianza, igual que en la vida, las cosas que más importan requieren de mucho trabajo y tiempo; ayudar a tu hijo a tener más resiliencia no es fácil, pero te prometo que vale la pena.

Imagina que tu cuerpo es una vasija dentro de la cual flotan las diferentes emociones que es posible sentir. Por hacerlo fácil, digamos que hay dos grandes categorías de emociones: las que te perturban y las que percibes como «más felices». En nuestra vasija de las emociones están todos los sentimientos que existen bajo el sol. El tamaño de cada emoción —y, por lo tanto, el espacio que ocupa en la vasija en cada momento— fluctúa sin parar. Ahora, recuerda: nuestro cuerpo tiene un sistema de alarma innato y está constantemente rastreando el peligro antes que cualquier otra cosa. Cuando no somos capaces de lidiar con emociones como la decepción, la frustración, la envidia y la tristeza —cuando ocupan todo el espacio en la vasija de las emociones—, nuestro cuerpo pone en marcha una respuesta de estrés.

Y no son solo los sentimientos difíciles los que hacen que nuestro cuerpo no se sienta seguro. También sentimos angustia por tener angustia y tenemos miedo del miedo. En otras palabras, suponiendo que no haya una amenaza física real, sino solo la «amenaza» de las sensaciones incómodas que nos superan, en cuanto empezamos a pensar «¡oh, tengo que conseguir que este sentimiento desaparezca ahora mismo!», lo que ocurre es que la angustia crece y crece, no como una reacción a la experiencia original, sino porque creemos que esas emociones negativas son malas, erróneas, dan miedo o resultan excesivas. En última instancia, así es como la ansiedad se apodera de una persona. La ansiedad es la intolerancia al malestar. Es la sensación de no querer estar en tu cuerpo, la idea de que deberías estar sintiéndote de otra manera en ese momento concreto. Y no tiene nada que ver con «ser una persona negativa» o «ver el vaso medio vacío»: es un producto de la evolución. Nuestro cuerpo no nos permitirá relajarnos si creemos que las emociones que tenemos dentro son abrumadoras y alarmantes. ¿Dónde está ahí la felicidad? Está todo el espacio ocupado. No puede salir a la superficie.

No tiene por qué ser así, claro. Cuanto más amplio sea el abanico de sentimientos que sepamos regular —si podemos gestionar la frustración, la decepción, la envidia y la tristeza—, más espacio tendremos para cultivar la felicidad. La regulación de nuestras emociones amortigua, de hecho, esos sentimientos, los suaviza y evita que ocupen toda la vasija. **La regulación primero, la felicidad después**. Y eso se traduce en nuestra forma de ser padres: cuanto más amplia sea la gama de sentimientos que podamos nombrar y tolerar en nuestros hijos (y, de nuevo, no estamos hablando de conductas), más amplia será la gama de sentimientos que ellos serán capaces de gestionar con seguridad, lo que les concederá una mayor capacidad de sentirse a gusto consigo mismos.

¿Quiero que mis hijos sean felices? Sí, sin ninguna duda. Quiero que sean felices de niños y de adultos; de ahí mi insistencia en desarrollar la resiliencia, que es, en muchos sentidos, nuestra capacidad de experimentar un amplio abanico de emociones y seguir sintiéndonos nosotros mismos. La resiliencia nos ayuda a recuperarnos del estrés, el fracaso, los errores y la adversidad en nuestra vida. La resiliencia permite que la felicidad salga a la superficie.

El poder de la resiliencia

Tener resiliencia no significa que nos volvamos inmunes al estrés o a las dificultades —que son, por supuesto, hechos inevitables de la vida—, sino que determina el modo en que nos relacionamos con esos momentos difíciles y cómo los vivimos. A las personas resilientes se les da mejor enfrentarse a las situaciones de estrés. He aquí una ecuación útil (aunque ligeramente simplificada): estrés + forma de afrontarlo = experiencia interna. ¿La buena noticia? La resiliencia no es un rasgo estático de la personalidad que se tiene o no se tiene; es una capacidad que puede cultivarse y que, con suerte, los padres pueden inculcar a sus hijos desde una edad muy temprana. Porque no siempre podemos cambiar los factores de estrés que nos rodean, pero siempre podemos trabajar en nuestra capacidad de resiliencia.

Puede que te sorprenda saber con qué frecuencia la necesidad de resiliencia aparece en la infancia. Volver a levantar una torre de bloques después de que se caiga, no rendirse ante un rompecabezas difícil, aprender a leer, gestionar la exclusión social…, todo ello requiere resiliencia. En esas situaciones, los niños resilientes son capaces de respirar hondo, decirse algo positivo y seguir con lo que tienen entre manos, aunque sea difícil y no siempre vaya a acabar bien. Los adultos suelen ver la resiliencia como la capacidad de superar con éxito un desafío: acabar la torre de bloques, completar el rompecabezas difícil, leer el capítulo que se te resiste o decir «no pasa nada» cuando te dejan de lado. Pero, en realidad, la resiliencia no tiene nada que ver con conseguir buenos resultados. Si supiéramos que todo iba a salir bien, no habría ninguna necesidad de entrenar el músculo de «¡vamos, puedo aguantar un poco más!». Ser más resiliente tiene que ver con desarrollar la capacidad de tolerar la angustia, de estar presente en los momentos difíciles, de encontrar nuestro equilibrio y nuestra bondad incluso cuando no sabemos si conseguiremos el éxito o aquello que deseábamos. La resiliencia se construye en el espacio previo a la llegada de una «victoria», que es por lo que puede parecer tan difícil acceder a ella. Pero también por eso vale tanto la pena. Cuanto más tiempo aprendamos a tolerar los retos que nos plantea el aprendizaje, más posibilidades tendremos de alcanzar nuestra meta.

Dicho esto, ¿qué podemos hacer para que nuestros hijos sean más resilientes? Los psicólogos Robert Brooks y Sam Goldstein, autores de *The Handbook of Resilience in Children* [Manual de resiliencia en los niños], descubrieron que las cualidades que los niños más necesitan de sus padres para desarrollar la resiliencia son la empatía, la escucha, que los acepten por lo que son, que les proporcionen una presencia segura y constante, que identifiquen sus puntos fuertes, que les permitan cometer errores, que los ayuden a ser más responsables y que les permitan desarrollar la capacidad de resolver problemas. Este libro te proporcionará, espero, las herramientas necesarias para llevar a cabo ese importante trabajo. Las ideas e intervenciones que aparecen en estas páginas están diseñadas para programar a los niños para la resiliencia a lo largo de su vida e incluyen estrategias y ejemplos pensados para ayudarlos a estar presentes en los momentos difíciles, descubrir su capacidad de enfrentarse a los problemas y verse a sí mismos superar los malos momentos en lugar de evitarlos. Pero, para mí, más importante aún que saber exactamente lo que decirles a mis hijos en los momentos difíciles es volver a un objetivo o principio general. Si nuestro objetivo general es apoyar y no resolver, o tolerar y no rehuir, entonces, para fomentar la resiliencia en nuestros hijos, tenemos que guiarnos por una pregunta: ¿estoy ayudando a mi hijo a tolerar la angustia y a no dejar que le impida seguir adelante o lo estoy animando a evitarla y a pasar de largo? Queremos lo primero, no lo segundo.

En el centro de cualquier estrategia práctica que propongo está el deseo de ayudar a los niños a desarrollar su resiliencia. Como madre, me esfuerzo por acompañar a mi hijo en su sensación de angustia para que sepa que no está solo, en lugar de sacar al niño del momento, lo que lo dejará solo la próxima vez que se encuentre en una situación así. Por ejemplo, cuando mi hijo dice «la torre de bloques se me cae todo el tiempo, ¡ayúdame!», en lugar de decirle «a ver, voy a hacerte una base firme» para sacarlo de ese momento difícil, podría decir «ja, es un fastidio que se caiga».

Luego podría respirar hondo un par de veces, de forma audible, y decir «mmm... ¿qué podríamos hacer para que fuera más firme?», y dirigirle una mirada de curiosidad. La idea es establecer un vínculo con mi hijo dentro de su angustia. Cuando mi hija dice «a todos los de mi clase se les ha caído ya algún diente, ¡soy la única a la que no!», no digo «cariño, a ti también se te caerán pronto, ¡y eres una de las pocas que lee libros enteros!» para distraerla de su decepción. En lugar de eso, digo algo como «todos los demás perdieron ya algún diente, ¿eh? A ti también te gustaría, claro. Recuerdo sentir algo parecido en la guardería...». El objetivo aquí es ayudar a que se sienta menos sola en su angustia. Recordarnos a nosotros mismos que lo primero es conectar con el niño nos anima a estar, en primer lugar, presentes en la vivencia de nuestro hijo, en lugar de tratar de sacarlo de su propia experiencia.

Felicidad frente a resiliencia

Volvamos al principio de este capítulo, a esa madre que me preguntó: «¿Tú no quieres que tus hijos sean felices, doctora Becky?». He aquí mi respuesta: la felicidad no es mi objetivo final con relación a mis hijos. La infelicidad tampoco, claro, pero aquí hay una profunda ironía del proceso de criar a un niño: **cuanto más énfasis hacemos en la felicidad de nuestros hijos y en que se «sientan bien», más los preparamos para una vida adulta llena de ansiedad**. Poner la felicidad como objetivo nos impulsa a resolver los problemas de nuestros hijos en lugar de a equiparlos para que los resuelvan ellos. Vivimos en una sociedad orientada al logro de objetivos, así que para que nuestros hijos sean felices y fomentar su «éxito» solemos minimizar o eliminar sus decepciones y proporcionarles a cambio victorias inmediatas. Los sacamos de la situación difícil y los colocamos en la rampa de salida del triunfo, lejos de la emoción incómoda y a pocos pasos de otra más agradable.

Es un impulso comprensible, pero cortoplacista. Como hemos visto en el capítulo 4, el modo en que interactuamos con nuestros hijos en el presente no solo influye en ese momento, sino también en las décadas posteriores, porque estamos programándolos para procesar sus emociones, gestionar sus sentimientos y aprender cómo hablarse a sí mismos en circunstancias difíciles. Cuando nos decimos a nosotros mismos que solo queremos que nuestros hijos sean felices, nos erigimos en la policía de la felicidad y nos desvivimos por ayudarlos a evitar la incomodidad en lugar de enseñarles a enfrentarse a ella. Eso hace que el niño se programe para pensar: «La incomodidad es mala, un error y una señal de que necesito un alivio inmediato. Necesito buscar una emoción "mejor" porque nunca he aprendido a tolerar la angustia». Es muy distinto del circuito que se pone en marcha con el cultivo de la resiliencia: «El malestar existe y es en el malestar donde aprendo. No me da miedo la incomodidad porque aprendí a tolerarla en mi infancia, porque mi padre o mi madre la toleraron en mí».

Cuando les decimos a nuestros hijos «solo quiero que seas feliz», les estamos transmitiendo que tienen que dejar la angustia de lado y volver a sentirse bien. Cuando nuestra hija nos dice «los demás corren más rápido que yo», le recordamos que las matemáticas se le dan de miedo; cuando vemos a nuestro hijo triste y nos dice «no me invitaron a la fiesta de cumpleaños de Anuj», lo convencemos de que era una fiesta pequeña, pero que en realidad seguro que Anuj le tiene mucho aprecio. Creemos que estamos ayudando, pero lo que nuestro hijo oye es: «No debería estar triste. Cuando me siento mal, mi trabajo es volver a sentirme bien lo antes posible».

Esas mismas ideas son válidas para los grandes factores de estrés con los que nos encontramos en la vida: la muerte de un familiar, el divorcio, un traslado, la pandemia... Cuando les decimos a los niños «vas a estar bien» o « eres pequeño, no tienes por qué preocuparte por nada de esto», nuestros hijos aprenden que no deberían sentirse como se sienten. Muchos padres me dicen que al hacerlo buscan «proteger» a sus hijos de las emociones difíciles, pero esa intervención bienintencionada suele resultar contraproducente porque la mayoría de los esfuerzos de «protección» en realidad dejan al niño solo con los sentimientos que ya está teniendo, y esa soledad da más miedo que los propios sentimientos. Más que proteger a los niños de las emociones difíciles, lo que los padres tenemos que hacer es prepararlos para tenerlos. Y la mejor manera de hacerlo es a través de la honestidad y de nuestra presencia. Eso quiere decir que en lugar de decirle a tu hijo «la abuela acaba de irse; ahora está en un lugar mejor», puedes decirle: «Quiero contarte algo sobre lo que puede que tengas sentimientos muy intensos. La abuela murió ayer. Eso significa que su cuerpo ha dejado de funcionar». Luego haz una pausa sin moverte de su lado y espera a ver qué pasa a continuación. Quizá quieras añadir más tarde «no pasa nada por estar triste» o «qué buena pregunta la que acabas de hacer; me alegro mucho de que estemos hablando de esto». La gran lección que les enseñamos a nuestros hijos es que la angustia forma parte de la vida y que cuando pasan cosas desagradables podemos hablar de ellas y superarlas con la ayuda de las personas que queremos.

Esta lección no es solo importante en la infancia. Los adultos, por supuesto, no se libran de la angustia. No conozco a nadie que haya dicho nunca: «¡Ah, mis padres consiguieron extirparme todos esos sentimientos tan desagradables! La decepción, la frustración, la envidia... ¡Me convencieron para que las hiciera desaparecer! Lograron distraerme tan bien de todas esas emociones que ahora, de adulto, ¡ya no las siento nunca! ¡Soy siempre feliz!». Aunque sí conozco a adultos —a muchos— cuyas alarmas internas se disparan en cuanto experimentan una decepción, una frustración o unos celos que no pueden «hacer desaparecer» con relativa rapidez. Quienes tuvieron una infancia centrada sobre todo en la felicidad no solo están mal preparados para los malos momentos, sino que la pasan peor cuando llegan, porque creen, en el fondo, que están haciendo algo mal si no consiguen «acceder a la felicidad» y estar «de mejor ánimo». En materia de resiliencia, lo que importa es que, de adultos, sepamos gestionar la angustia gracias a que alguien en nuestra infancia la validó y permitió que la experimentáramos. Si aprendimos que solo podíamos estar a gusto con nosotros mismos cuando todo es adverso y somos «felices», nos espera un despertar muy brusco.

Imagina lo maravilloso que sería que los padres de hoy se convirtieran en la generación que reformula lo que sueña para sus hijos y que pusiera el foco en su desarrollo emocional saludable, por encima de todo lo demás. Sería todo un logro que la educación de nuestros hijos se viera impulsada por el siguiente objetivo: «Quiero que mi hijo sea capaz de enfrentarse a lo que sea que le depare el mundo. Quiero que, de pequeño, se sienta apoyado en los momentos de angustia para que, de mayor, pueda apoyarse a sí mismo».

Eres el artífice de la resiliencia de tu hijo y ese es el mejor regalo que puedes darle. Después de todo, gestionar con éxito los múltiples desafíos que plantea la vida es el camino más seguro de una persona hacia la felicidad.

CAPÍTULO 7

El comportamiento es una ventana

Imagina lo siguiente: son las siete de la tarde, esa hora temible en la que nada parece ir nunca bien en casa. Estás en la cocina, a punto de preparar la cena, cuando oyes a tus hijos pelearse por ver a quién le toca jugar con su juguete favorito. Llega un email a tu celular: es de tu jefa, que te dice que no está contenta con tu último proyecto. Luego, cuando estás a punto de ponerte a cocinar, te das cuenta de que el pollo que pensabas que estaba en el refrigerador ya no está, así que sacas una caja de Cheerios de la despensa y decides que hoy será una de esas noches en las que se cenan cereales. Acto seguido tu pareja entra y dice: «No hay papel higiénico, ¿por qué no has comprado en el súper?».

Tiras la caja de cereales al suelo, los Cheerios se desparraman por todas partes y gritas: «¿Podrías hacer una cosa, una sola cosa, por esta familia? ¡Yo no puedo más!». Te das la vuelta y sales echando humo.

Analicemos lo ocurrido. ¿Qué está pasando aquí, en realidad? ¿Por qué reaccionaste de forma tan desagradable, gritaste y tiraste la caja de cereales? A simple vista, te comportaste de forma descontrolada y desregulada. Pero, bajo la superficie, creo que todos podemos ver a una persona que sufre un dolor emocional, que siente que no es lo bastante buena, que no se siente vista ni apoyada, y que está frustrada.

¿No es interesante? A primera vista vemos una conducta y debajo vemos a una persona. Tirar la caja de cereales no es lo más importante que está pasando aquí, pero sí es una ventana a lo fundamental. El comportamiento, en todas sus facetas, es una ventana a sus sentimientos, pensamientos, impulsos, sensaciones, percepciones y necesidades no satisfechas. El comportamiento no es nunca «la historia», sino una pista sobre cuál es la historia principal que pide ser abordada.

Ahora vuelve a esa cocina. ¿Qué es lo que tú, la persona que tiró la caja de cereales, necesitarías de tu pareja en ese momento? Si fuera yo, está claro que ya sabría que no está bien tirar cajas de cereales; verme gritar y lanzar cosas sería una señal de que siento emociones que me superan, no una señal de que no sé diferenciar lo que está bien de lo que está mal. No me haría falta que mi pareja me lo señalara, me echara un sermón, me castigara o me avergonzara de modo alguno. Lo que necesitaría sería volver a sentirme segura y buena por dentro de nuevo. Luego, cuando me hubiera calmado un poco, me iría bien reflexionar sobre las circunstancias que me han llevado a ese momento. ¿Qué hizo que mis sentimientos de angustia se intensificaran hasta el punto de manifestarse en forma de estallido? ¿Y cómo podría mejorar mi capacidad para hacer frente a la frustración y a la sensación de no ser lo suficientemente buena para poder regular esas emociones tan difíciles la próxima vez que surjan?

Lo único que me permitiría cambiar y tener una conducta más equilibrada y menos reactiva en el futuro sería abordar con curiosidad lo que me estaba pasando, más allá de mi comportamiento. Quizá suene contradictorio, pero cuando nos centramos demasiado en juzgar y en cambiar un comportamiento concreto, en realidad hacemos que sea más difícil cambiarlo, porque estamos dejando de lado el problema de base que lo motivó.

A ver qué te parecen estas dos reacciones de tu pareja:

Reacción de tu pareja n.º 1: Becky no está siendo razonable. ¿Cómo pudo hacer algo así? ¿Es que no me respeta? ¡Esto no está bien! ¡Cuánto dramatismo! ¡Qué reacción tan intensa! No puedo dejar que Becky piense que ese comportamiento es apropiado. Voy a decirle: «¡Becky, no está bien tirar una caja de cereales! ¡Lo sabes muy bien! ¡Es de muy mala educación! Te quedas tres noches sin ver la tele».
Sentimientos de tu pareja: enojo, distanciamiento, indignación, crítica.

Reacción de tu pareja n.º 2: Vaya, menudo arranque tuvo Becky. No me gustó. ¿Qué le pasaría en ese momento? No está bien tirar una caja de cereales —ella probablemente lo sabe—, así que debe de haberle ocurrido algo importante. Es una buena persona, así que tiene que estar pasando un momento difícil. Yo también he pasado por momentos así y no es cuando mejor me comporto. Me acercaré y le diré: «¿Qué fue eso? Debe de estar pasándote algo importante, porque sé que no te gusta reaccionar así. Cuéntamelo todo. Me importa más lo que te esté pasando que la reacción concreta que tuviste. Estoy aquí. Intentemos resolverlo juntos».
Sentimientos de tu pareja: curiosidad, empatía, cierta indecisión, vínculo.

Creo que todos preferiríamos que se nos concediera la generosidad de la segunda reacción —que adopta el enfoque de que el comportamiento es una ventana— en lugar de la primera, que parte de lo que yo llamo una actitud de «lo primero es la conducta».

Pasemos de nosotros a nuestros hijos. Durante años, a la mayoría de los padres se les ha transmitido un modelo educativo en el que el comportamiento era sin duda lo principal. Tablas de comportamiento, premios, halagos, tiempos de descanso, ignorar a tu hijo... Métodos, todos ellos, de modificación del comportamiento que se centran en cómo cambiar la conducta. Y, a ver, soy una persona pragmática, sé que a veces queremos cambiar el comportamiento. ¡Me pasa también con mis propios hijos! Pero el enfoque lo es todo. Cuando nos centremos en lo que hay bajo la superficie, cuando les demos a los niños lo que necesitan para no incendiarse por dentro, su comportamiento parecerá menos explosivo por fuera. Como entenderemos lo que motiva el comportamiento, podremos ayudarlos a desarrollar la resiliencia y a regular sus emociones, lo que llevará de forma inevitable a que haya cambios de conducta. Habrá cierto desfase entre una cosa y otra, claro, pero cuando el cambio se afiance, lo hará de un modo duradero y significativo, y se extenderá a un amplio abanico de situaciones.

Imagínate que tu hijo no para de quitarle los juguetes a su hermanita. Si nos centramos solo en el comportamiento, veremos a un niño que es egoísta y que no sabe compartir. Pero, si observamos su comportamiento como una ventana a sus sentimientos con relación a tener una nueva hermana, veremos enseguida que se siente inseguro en su mundo y que tiene miedo a que le arrebaten de repente las cosas importantes de la vida. Intervenimos de un modo distinto cuando eso ocurre. Puede que no dejemos de quitarle el juguete al niño y de devolvérselo al bebé, pero luego trataremos de establecer un vínculo con él, diciendo algo como «¡ay, no es nada fácil tener a un nuevo miembro en la familia!». Y ahora que entendemos lo que está pasando bajo la superficie, podemos concederle a nuestro hijo más tiempo a solas con él o explorar esos temas a través del juego simbólico. («¡El camión de volteo quiere agarrarle ese juguete a su nueva hermana, la excavadora! Mmm…, me pregunto qué podemos hacer ahora… Ayudemos al camión de volteo a tomar una decisión mejor»). Al fin y al cabo, nada de esto tiene que ver con el juguete, sino con el giro radical que dio el mundo de tu hijo y con la necesidad que siente de que sus padres confirmen que puede seguir sintiéndose seguro. Y en cuanto sienta que vuelve a tener el control, acabará cambiando su comportamiento por sí mismo. Porque el comportamiento es solo un síntoma: una vez se aborda el problema de fondo, el síntoma, a la larga, desaparece.

También me siento con la obligación de señalar que, en mi familia, cuando mi hijo mayor le agarraba un juguete a uno de sus hermanos pequeños, al bebé no solía importarle. Y como me interesaba menos el comportamiento que lo que el comportamiento estaba diciéndome, yo optaba a menudo por no intervenir. Me quedaba quieta y esperaba. No obligaba a mi hijo a devolver el juguete. Y pasaba algo sorprendente: veía que mi hijo era bueno por dentro, no temía que el comportamiento fuera a continuar para siempre y decidía no reaccionar. Sabía que el problema subyacente no tenía nada que ver con el juguete y todo que ver con sus sentimientos y, lo juro, la mayoría de las veces mi hijo devolvía el juguete por sí mismo.

La relación, lo primero

Cuando optamos por métodos de modificación de la conducta, podemos —temporalmente— cambiar el comportamiento. No lo negaré. No negaré tampoco que puede llevar su tiempo hacer el trabajo de fondo y que ese es un privilegio que no siempre tenemos. Hay situaciones en las que necesitamos corregir el comportamiento de un niño y hacerlo rápido, y otras en las que simplemente no podemos dedicar nuestros limitados recursos a hacer ese trabajo adicional porque ya vamos hasta arriba entre el trabajo, la familia y las muchas obligaciones de ser un padre o una madre y una persona que vive en este mundo. Pero, si no prestamos atención a lo que ocurre bajo la superficie, no podremos cambiar la dinámica que ha motivado el comportamiento del niño. Es como poner cinta adhesiva en una gotera en el techo en lugar de preguntarnos por el origen de la filtración. Cuando lo primero que abordamos es el comportamiento, dejamos escapar la oportunidad de ayudar a nuestros hijos a desarrollar sus capacidades y, más allá de eso, también la oportunidad de verlos como personas, en lugar de como una serie de comportamientos.

Si considero que agarrar los juguetes no es más que un comportamiento indeseable, me obsesionaré con cambiarlo. Puede que le dé a mi hijo una tabla de comportamiento con una estrella dorada para cada día que no agarre ningún juguete. Quizá le diga: «¡Si sigues haciendo eso, te quedarás sin tiempo de pantallas!». O, cuando agarre un juguete, puede que le diga: «¡Tiempo de descanso!» y lo envíe a su habitación. Esos enfoques fallan en muchos sentidos: dejan a tu hijo solo en lugar de vincularlo contigo, le transmiten que es un niño «malo» al que hay que controlar para que se porte bien (recuerda que nuestros hijos están siempre absorbiendo las versiones de sí mismos que nosotros les transmitimos) y, lo más importante, no tienen en cuenta lo que está pasando en realidad en el interior de tu hijo, sea cual sea la angustia o la emoción insuperable que haya hecho que se comporte así.

Si tu hijo tiene tendencia a complacer a los demás, los métodos de modificación del comportamiento pueden parecer especialmente efectivos, porque ese tipo de niños son propensos a convertirse en las versiones de sí mismos que sus padres desean. Pero, aunque reforzar la tendencia a la complacencia de nuestro hijo quizá sea «conveniente» en la infancia, puede conducir a problemas serios: no saber decir que no, ser incapaz de reivindicar e incluso de identificar las propias necesidades, poner el bienestar de los demás por encima del propio, etc. Y, en el caso de los niños que no tienen tendencia a complacer a los demás, esos métodos suelen reforzar el comportamiento desafiante, no combatirlo. Porque, cuando no se nos escucha ni se nos ve por dentro, subimos el volumen de nuestras expresiones por fuera con la esperanza de que nos tomen en serio y se satisfagan nuestras necesidades. En pocas palabras: cuando vemos el comportamiento como «lo principal» en lugar de verlo como una ventana a una necesidad insatisfecha, quizá «tengamos éxito» a la hora de acabar con el comportamiento, pero la necesidad subyacente persiste y saldrá a la luz de nuevo por donde menos te lo esperas. Si no nos ocupamos del origen de la gotera, el flujo de agua seguirá siendo el mismo.

El otro problema de los métodos de control del comportamiento se ve en su mismo nombre: el control. Decidir que el control es más importante que la relación es peligroso. Si todo lo que quieres es cambiar el comportamiento de tu hijo, entonces, adelante, las tablas de comportamiento y los tiempos de descanso pueden «funcionar» cuando los niños son pequeños. Pero a medida que se hacen mayores y las estrellas doradas pierden su poder, el resultado puede dar verdadero miedo. Una vez me reuní con una madre y un padre que venían a hablar de su hijo de dieciséis años. Estaba, dijeron, descontrolado: trataba mal a sus hermanos, salía de noche y volvía cuando ya había pasado su hora, y se negaba de repente a ir al colegio. Fue esto último

—que se ausentara del colegio— lo que llevó a esos padres a mi consultorio.

Aquella era una familia en la que la primera infancia estaba definida por los enfoques de modificación del comportamiento: castigos, premios, tablas de comportamiento, tiempos de descanso y otras formas de control. Los padres me contaron que su hijo siempre había sido «un niño difícil» y que habían consultado con muchos profesionales que los habían animado a aplicar diversos programas de premios, castigos y consecuencias. Esos métodos parecían funcionar, dijeron, hasta que surgía un nuevo comportamiento problemático. Volvían a confiar en uno de esos métodos, el problema parecía desaparecer… y poco después otro venía a ocupar su lugar. Ese ciclo llevaba repitiéndose más de una década, dijeron.

Al escuchar su historia, me di cuenta de algo: esos padres habían desaprovechado la oportunidad de formar una relación con su hijo durante dieciséis años. Cuando vinieron por primera vez a mi consultorio, no quedaba nada entre ellos. Al lidiar con nuestros hijos a través de tablas, refuerzo, calcomanías y tiempos de descanso, lo que les estamos diciendo es que portarse bien es lo más importante. Estamos demostrando que su angustia y su personalidad no nos interesan (un interés que es clave a la hora de formar relaciones humanas), y nuestros hijos lo notan. Dieciséis años después, el hijo de aquella pareja lo que les estaba diciendo a sus padres era: «Me dan igual sus tablas de comportamiento y sus castigos. Soy mayor, y no pueden imponerme tiempos de descanso. Ya no no les tengo miedo, y no tienen ninguna influencia sobre mí porque no hay nada que nos una». Cuando nuestros hijos se hacen mayores, los métodos de control del comportamiento dejan de funcionar. Ya no los motivan nuestros premios y son físicamente demasiado corpulentos como para que podamos imponerles castigos y consecuencias. Cuando sacrificamos la relación a cambio de las tácticas de control, nuestros hijos puede que crezcan, pero, en muchos sentidos, seguirán siendo niños pequeños, porque no habrán desarrollado lo suficiente la regulación de las emociones, la capacidad de sobrellevar adversidades, la motivación intrínseca y la inhibición de los deseos que son necesarios para el éxito en la vida. Cuando nos preocupamos por ejercer un control extrínseco sobre el comportamiento externo de nuestros hijos, sacrificamos enseñar esas capacidades internas fundamentales.

Y hay otro motivo por el que debemos centrarnos en el vínculo, más que en la modificación del comportamiento: si no ponemos unos cimientos sólidos con nuestros hijos —unos basados en la confianza, la comprensión y la curiosidad—, entonces no habrá nada que los una a nosotros. Pienso a menudo en el término «capital de vínculo». Se refiere a la reserva de sentimientos positivos que, si todo va bien, compartimos con nuestros hijos y a la que podemos recurrir en los malos momentos o cuando la relación se tensa. Si no la hacemos realidad en sus primeros años de vida, no tendremos nada a lo que echar mano cuando nuestros hijos sean adolescentes y adultos jóvenes, unos años en los que los métodos de modificación del comportamiento en los que quizá en algún momento confiábamos ya no estarán a nuestra disposición porque nuestros hijos serán físicamente más grandes y más independientes, y se rebelarán contra nuestras tablas de comportamiento, recompensas y castigos.

¿Es demasiado tarde para esta familia? ¿Es demasiado tarde para tu familia? No, claro que no. Nunca es demasiado tarde. Eso lo sabemos. Pero es un trabajo duro. El cambio es posible y es arduo. Trabajé, junto con otros profesionales, con esa familia durante mucho tiempo y vimos cambios importantes. Fue una labor intensa y no faltaron altibajos, y cuando dejamos de trabajar juntos se habían conseguido grandes progresos, pero también quedaba mucho por hacer. Sigo en contacto con esos padres, que han tenido una actitud muy abierta y reflexiva sobre el trabajo continuado que están haciendo para reparar la relación con su hijo, ahora de veintidós años, y también sobre cómo están educando de un modo distinto a sus hijos pequeños. «Ojalá hubiéramos pensado antes en todo esto —me dijo el padre cuando llevábamos un año trabajando juntos—. Hubo muchos profesionales que nos aconsejaron que utilizáramos el sistema de tiempos de descanso, castigos y recompensas, y todo parecía muy lógico. Y los datos que citaban eran impresionantes, algo así como un noventa y nueve por ciento de reducción del comportamiento problemático. ¿Quién no querría algo así? Pero yo no estaba viéndolo con perspectiva. No queremos que el comportamiento de nuestro hijo se ajuste a un patrón..., queremos que se convierta en una buena persona. Queremos entenderlo, ayudarlo con las cosas que lo hacen sentir mal. No pensé nunca que nuestro enfoque anterior estuviera empeorando el problema. Es muy importante que los padres lo sepan».

Estoy de acuerdo. Por eso estamos aquí.

Enfoques de crianza de base empírica

Me encanta la ciencia. Me encantan los datos. Y hay un montón de literatura científica ahí fuera —estudios reales en revistas de mucha credibilidad— que aportan pruebas a favor de los métodos de modificación del comportamiento. Los padres suelen preguntarme: «¿Cómo puedes estar en contra de un enfoque de crianza sobre el que hay estudios que demuestran que cambia el comportamiento de los niños? No puede ser tan malo». Bueno, no necesariamente es malo. El problema que le veo es que los datos que hablan de los cambios en el comportamiento pueden hacernos perder de vista lo que importa a favor de lo que es inmediatamente observable. Y hay algo un poco absurdo en todo ello, además. Uno de mis tutores preferidos me dijo una vez: «¡Si quisiera, podría dirigir un estudio que mostrara un cien por ciento de reducción del comportamiento problemático! Si cada vez que un niño hiciera algo "no deseable" su padre y su madre le pegaran o lo hicieran dormir en la calle esa noche, estoy bastante seguro de que mi estudio demostraría que el niño parecería más obediente al cabo de pocas semanas». Mi tutor en absoluto estaba a favor del abuso infantil; lo que quería decir es que los estudios hay que consumirlos con precaución y que el cambio de comportamiento a través del miedo y la coerción no es algo sobre lo que se pueda presumir. El asesoramiento para padres de base empírica a menudo mide su éxito en función de si un comportamiento ha cambiado o no: se mueve en un marco en el que la conducta es lo primero. Pero, en mi opinión, solo con eso no basta para considerar que algo ha funcionado. Si tu hijo ha dejado de agarrarle los juguetes a su nueva hermana pero sigue preocupado por si el bebé va a poner de cabeza su existencia, entonces no lo has ayudado a él, solo te has ayudado a ti, y solo temporalmente, hasta que los sentimientos que causaron esa conducta, ahora aún más hondos porque nadie los ha visto ni lo ha ayudado a superarlos, salgan por otro lado. Centrarse demasiado en el cambio de comportamiento puede hacernos perder el contacto con nuestra humanidad; acabamos mirándonos a nosotros mismos y a nuestros hijos solo por lo que mostramos en la superficie, sin tener en cuenta los elementos que nos completan: nuestros sentimientos, nuestros miedos, nuestras necesidades y nuestra compasión. Supongo que lo que quiero decir con todo esto es que dos cosas son ciertas: estoy a favor de los datos empíricos y creo que es importante reconsiderar cuáles nos interesan. Los estudios que muestran un cambio de comportamiento a través del control, la coerción y el miedo al abandono hay que digerirlos con escepticismo, y a mí no me resultan especialmente convincentes.

Otra razón por la que los métodos en los que la conducta es lo primero pueden resultar atractivos es que son tangibles y claros. A decir verdad, es fácil entender cómo premiar un buen comportamiento con una calcomanía, mientras que no es tan fácil averiguar cómo llegar a la raíz de por qué tu hijo está evitando ese buen comportamiento. Las indicaciones para decir «¡tiempo de descanso!» quizá parezcan más fáciles que hacer preguntas difíciles, pero cuando escogemos la opción «más difícil» estamos dando un paso importante. En su libro de referencia sobre educación *Beyond Discipline: From Compliance to Community* [Más allá de la disciplina: De la obediencia a la comunidad], Alfie Kohn señala que, siempre que los padres o los profesionales «abordan el problema a partir de la necesidad de cambiar el comportamiento del niño, están, sin quererlo, comprando una teoría más amplia que excluye lo que muchos de nosotros consideraríamos las cosas que de verdad importan: los pensamientos, sentimientos, necesidades, perspectivas, motivos y valores del niño. Las mismas cosas, en resumen, que conducen a ciertos comportamientos. El comportamiento no es más que lo que se ve en la superficie; lo que importa es la persona que lo lleva a cabo... y por qué lo hace». La disciplina tradicional, explica, puede cambiar temporalmente el comportamiento, «pero no puede ayudar a las personas a crecer». En lugar de recurrir a ella, Kohn insta a los adultos a desarrollar «la capacidad de mirar "a través" de una acción concreta para poder entender los motivos que la provocaron, además de averiguar cómo influir de algún modo en esos motivos».

¿Y cómo lo hacemos? ¿Cómo miramos a través de la acción para ver el comportamiento más profundo? Parece una buena idea, pero no es tan fácil de ejecutar cuando nuestro hijo nos contesta, nuestra hija tira la comida o los dos saltan sobre los muebles. Se empieza, como he mencionado antes, mostrando curiosidad. He aquí varias preguntas que pueden ayudarte a dar el primer paso y que puedes hacerte después de un momento difícil cualquiera:

- ¿Cuál es mi interpretación más generosa (IMG) del comportamiento de mi hijo?
- ¿Qué le pasaba a mi hijo en ese momento?
- ¿Qué sentía mi hijo justo antes de que ese comportamiento se produjera?
- ¿Qué impulso sentía mi hijo que le estaba costando regular?
- ¿Con qué situación de mi vida podría haber paralelismos? Y, si yo hiciera algo parecido, ¿con qué podría estar teniendo dificultades en ese momento?
- ¿Qué es lo que mi hijo cree que no entiendo de él?
- Si recuerdo que mi hijo es un buen niño que está pasando un mal momento…, ¿con qué está pasando un mal momento ahora mismo?
- ¿Qué cuestiones más profundas se ponen de manifiesto tras esa conducta?

Una vez nos hayamos hecho esas preguntas —y suponiendo que hayamos sido sinceros con las respuestas— el siguiente paso es ocuparnos de lo que hayamos descubierto y prestarle atención (el tipo de atención que forja vínculos) al niño que acaba de comportarse de un modo indeseable. Veámoslo con un ejemplo que lo ilustre. Acabas de decirle a tu hijo de cuatro años que necesitas que esté callado mientras acabas con una llamada de trabajo. Pero en lugar de hacer lo que le pediste, el niño se pone a lanzar objetos de tu escritorio y a gritar. Cuando acaba la llamada de trabajo, optas por no regañarlo y te recuerdas que su comportamiento es una ventana. Piensas en tu IMG: tu hijo quería que le prestaras atención, sentía que no estaba siendo visto y su joven cuerpo no era capaz de gestionar esos sentimientos. Te acuerdas de una ocasión en la que querías que tu pareja te prestara atención, pero no dejaba de mirar su celular, y en lo mucho que te enojaste; de hecho, acabaste gritándole... ¡No hay tanta diferencia con lo que acaba de pasar entre tu hijo y tú! Tras llegar a esa conclusión, le dices al niño: «Era muy difícil estar callado mientras yo hacía mi llamada. Sé que la pasas mal cuando estamos jugando y de repente yo tengo que hablar por teléfono. Lo entiendo. En un rato, practicaremos este momento otra vez y quizá podamos inventarnos un saludo secreto para cuando yo tenga que contestar una llamada; así sabrás que sigo prestándote atención».

A muchos padres, un enfoque de ese tipo, en el que no hay castigo, les resulta preocupante o al menos contraintuitivo. Temen que prestarle «atención positiva» a un niño que se «porta mal» no haga más que animarlo a seguir con el comportamiento problemático. Como me dijo hace poco una madre: «Ya no castigo a mi hija, pero ahora estamos en una fase en la que ella hace algo malo y el resultado es que pasamos más tiempo juntas. ¡No quiero que aprenda que es así como consigue que le preste atención, pero ahora mismo es como la está consiguiendo! ¡Ayuda!».

Entiendo ambas preocupaciones. Pero más que responder reduciendo el vínculo tras esos comportamientos, lo que yo haría sería incrementarlo en el resto de los momentos. Los problemas de conducta son a menudo una forma de reclamar más atención o un vínculo mayor: si esas necesidades se satisfacen, ese grito de ayuda deja de ser necesario. Por eso un mal comportamiento raras veces se «arregla» inmediatamente después de que se produzca. Hace falta un vínculo constante para que haya un cambio significativo, y los niños que están en una etapa de conducta difícil necesitan más atención proactiva, más tiempo dedicado solo a ellos, sentir que alguien los ve y los valora, y que tienen una identidad más allá de su mal comportamiento. Reforzar el vínculo podría implicar programar diez minutos de tiempo sin distracciones cada día (yo lo llamo «rato sin celular» o RSC, lo explico más detenidamente más adelante) o preguntar: «Oye, ¿quieres que vayamos a comprar un helado? No nos caería mal un capricho». Cuando le dedicas tiempo a tu hijo, sobre todo si tiene un historial de mal comportamiento, lo que le estás diciendo es que lo ves como algo más que un mal niño. Y en los momentos en los que su comportamiento sea problemático, respira hondo, recuerda que el progreso no es lineal y ten presente que prestar atención a tus hijos después de que se hayan portado mal no significa organizarles una fiesta. Puedes decir algo como: «Cariño, sé que lo estás pasando mal, y trabajaremos en maneras de decirle a tu hermano que estás enojado sin ponerte físicamente en riesgo. Ahora tengo que acabar de doblar la ropa. Puedes quedarte conmigo si quieres. Luego pasaremos un rato los dos juntos, ¿de acuerdo? Solos tú y yo. Te quiero».

Adoptar el enfoque de que el comportamiento es una ventana y aprender a mirar a través de esa ventana para ver lo que hay al otro lado no es fácil. Si te cuesta hacerlo, ¡no te preocupes! No hay nada malo en ti. De hecho, es probable que nadie viera tampoco tus comportamientos de niño como parte de una situación más amplia. Ver la conducta como una pista requiere práctica, y te animo a que pruebes a concederte el mismo margen que te darías si quisieras unos bíceps más musculosos, porque hace falta mucho trabajo, repeticiones y ser capaz de tolerar los momentos en los que no te resulta agradable o natural lo que estás haciendo. Pero, en cuanto empiezas a notar el cambio…, en fin, no hay mayor orgullo que el de ver que todos tus esfuerzos, que ya te están haciendo sentir bien, han dado resultado.

CAPÍTULO 8

Reduce la vergüenza, aumenta el vínculo

Aunque los padres que acuden a mi consultorio vienen con una gran variedad de preocupaciones y traen un amplio abanico de ejemplos para ilustrar el «mal» comportamiento de sus hijos, suele haber algo en común en la raíz de todas las historias. Pongamos estos tres ejemplos:

> «Mi hija no pide perdón. Ayer escondió la cobijita preferida de su hermana, que no paraba de llorar. Cuando se negó a reconocer lo que había hecho y a pedir disculpas, perdí el control. Se portó tan mal. ¿Dónde está su empatía?».

> «Mi hijo es muy terco. Le cuestan las matemáticas y yo estoy haciéndome tiempo para ayudarlo, pero cuando le enseño cosas me ignora y luego... explota. Me saca de quicio. ¡No entiendo por qué no deja que le ayude!».

> «Mi hija miente a todas horas. Suele ser sobre cosas poco importantes, como comerse una golosina que le prohibí, pero hace poco mintió sobre algo más importante: no me dijo que la habían echado del equipo de futbol. Yo le recuerdo que tiene que decirme la verdad y que mentir está mal, pero no sirve de nada».

¿Qué está pasando aquí? ¿Hay un problema común a todos estos niños? Puede no parecer obvio de inmediato, pero en todas esas situaciones —la negativa a disculparse, la terquedad, las mentiras— veo a un niño que está siendo obstinado. A los tres les cuesta asimilar la realidad dolorosa que viven: la de haber robado la cobijita de su hermana, la de que le cuesten las matemáticas, la de querer algo y no conseguirlo. En todos los casos, los padres describen a un niño que se siente culpable, humillado o mal por algo, y que reacciona de un modo desregulado en un intento de evitar lidiar con la culpa o con los malos sentimientos. Esa es la esencia de la vergüenza; la vivencia de «no puedo ser yo ahora mismo, no puedo estar sintiéndome así».

El peligro de la vergüenza

Cada uno vive la vergüenza de un modo distinto, así que, para empezar, pongámonos de acuerdo en una definición básica. Yo defino la vergüenza como la sensación de que hay una parte de mí incapaz de establecer un vínculo con nadie, que nadie quiere conocer ni con la que quiere estar. Es un sentimiento intenso que nos dice que no debemos ser vistos como somos en ese momento. La vergüenza hace que evitemos el contacto con los demás, que nos escondamos, que nos distanciemos, que nos alejemos en lugar de acercarnos. Y la vergüenza activa el miedo definitivo para un niño: la idea de que es malo por dentro, de que no es válido, de que no merece que lo quieran, de que no es posible que nadie sienta apego por él..., de que se quedará solo. Dado que la supervivencia de cualquier niño depende del apego, su cuerpo vive la vergüenza como un grito de «¡alerta roja!, ¡alerta roja!». No hay nada tan desregulador para un niño como una serie de emociones, sensaciones o acciones que conducen al miedo al abandono; es de verdad un peligro existencial a la supervivencia.

Pero he aquí lo que es crucial que entendamos de la vergüenza: es un sentimiento evolutivamente adaptativo. Estar solo, de pequeño, es sinónimo de estar en peligro, así que la vergüenza funciona, dentro del sistema del apego, como una señal para el niño de que esconda la parte de él que no le proporciona el apego necesario. La vergüenza es algo que se vive tan mal porque hace que nuestro cuerpo sea consciente de un dato doloroso pero importante: el de que no conseguirás satisfacer tus necesidades si sigues siendo quien eres ahora. De hecho, te enfrentarás al rechazo —a menudo en forma de juicio, invalidación, falta de atención, castigo, reprimenda o tiempos de descanso—, que vives como si fuera un abandono. La vergüenza te dice que debes cambiar de rumbo si quieres sentirte seguro y protegido.

Entendido en ese contexto, es fácil ver por qué la vergüenza es en realidad una emoción útil dentro del sistema de detección de amenazas de un niño (o de un adulto). La vergüenza «congela» a un niño a modo de mecanismo de protección y esa parálisis puede parecer incapacidad para disculparse, reticencia a aceptar ayuda o poca disposición a decir la verdad. El problema, sin embargo, es que un niño paralizado y con la mirada vidriosa tiende a enfurecer a sus padres, que creen que el niño los está ignorando o interpretan que se está comportando de forma desagradable o apática. Como resultado, en lugar de reconocer o abordar la vergüenza, gritamos, nos envolvemos en una lucha de poder con nuestro hijo o lo mandamos a su habitación; enfoques todos ellos que intensifican la vergüenza y perpetúan la situación. Pero una vez vemos la vergüenza y la reconocemos por lo que es, tenemos la capacidad de intervenir de un modo distinto.

Detección y reducción de la vergüenza

Detectar la vergüenza es algo que todos los padres deberían saber hacer. Ser capaz de identificarla en todas sus formas es una especie de superpoder parental, porque, en cuanto sabemos verla, podemos modificar nuestro comportamiento en consecuencia; no para ser permisivos, sino para ser efectivos. Muchos de los momentos más difíciles de nuestros hijos tienen la vergüenza como elemento común, y **es un sentimiento que complica cualquier situación**. La próxima vez que te veas en una lucha de poder con tu hijo o que pienses «sé que educar es difícil, pero ¿tiene que serlo tanto?», presta atención: la vergüenza suele ser lo que añade leña al fuego.

Nuestra meta como padres debería ser darnos cuenta de cuándo aparece la vergüenza en nuestro hijo o hija, entender qué situaciones la hacen surgir y ver de qué modo se manifiesta en su comportamiento. Después, vale la pena desarrollar la capacidad de reducir la vergüenza, que es algo que nos permitirá ayudarlos a sentirse seguros y protegidos de nuevo. Lo primero, detectar; lo segundo, reducir.

¿Y cómo lo hacemos? Volvamos al caso de la niña que escondió la cobijita y se negó a reconocerlo o a disculparse pese al desconsuelo evidente de su hermana. La negativa a pedir perdón es un ejemplo clásico de vergüenza: puede parecer una reacción fría y de falta de empatía cuando, en realidad, en esos momentos, la niña se siente sobrepasada por la «maldad» y se paraliza. No puede disculparse porque para hacerlo tendría que «verse» a sí misma como a alguien que acaba de hacer algo horrible y debería enfrentarse al sentimiento no deseado de que no merece que los demás la quieran. («Nadie querría querer o cuidar de una niña tan mala»). No puede lidiar con el miedo al abandono que surgiría inevitablemente si pidiera perdón, así que en lugar de hacerlo se paraliza y evita una angustia mayor. Sí, todo eso pasa en una simple negativa a decir «lo siento». La vergüenza puede aparecer también en forma de indiferencia, insensibilidad o desinterés. Si tu hijo parece haberse quedado «encallado», ten en cuenta que podría estar pasando por un momento de vergüenza y, en cuanto la veas aparecer, en cuanto la detectes, lo importante es detenerse y pensar. Cuando un niño está sobrepasado por la vergüenza, tenemos que estar dispuestos a dejar a un lado nuestra meta original —conseguir una disculpa, inhalar gratitud, obtener una respuesta sincera— y centrarnos en cambio en reducir la vergüenza.

He aquí una intervención que no ayuda a reducir la vergüenza: «Irha, tienes que pedir perdón. ¡Es solo una palabra! ¡Estás empeorando la situación! ¿Cómo puedes preocuparte tan poco por tu hermana? ¡VENGA!». Aquí a Irha se le asigna el papel de «niña mala» y se hunde cada vez más en su maldad y en su estado de vergüenza paralizante.

He aquí una intervención pensada para detectar y reducir la vergüenza: «Mmm..., es difícil encontrar la voz de pedir perdón. A mí también me pasa a veces. La usaré por ti mientras no la encuentres». Luego te diriges a tu otra hija y le dices: «Siento haber agarrado tu cobijita. Sé que no te gustó. ¿Hay algo que pueda hacer para que te sientas mejor?». Y entonces —y esto es importante—, nada de miradas asesinas, de sermones o de «¿viste qué fácil?». Solo confía —sí, CONFÍA— en que lo que has hecho cale y pasa a otra cosa. Más tarde, ese mismo día, cuando veas que ya no hay vergüenza (lo notarás en que tu hija vuelve a estar como siempre), quizá puedas decirle algo como: «Pedir perdón no es fácil. ¡Me cuesta a mí también y soy mayor!». O puedes utilizar animales de peluche para representar una escena en la que uno de ellos no esté contento con algo que haya ocurrido, y en la que hagas una demostración de lo difícil que es disculparse. Haz una pausa a continuación para ver si tu hija tiene algo que decir. Pero ten en cuenta que esa reflexión, ese aprendizaje o ese crecimiento no son posibles si la vergüenza está presente. Cuando un niño está sobrepasado por la vergüenza, tenemos que estar dispuestos a dejar de lado lo que queríamos que pasara, lo que parece «justo», olvidarnos de corregir el comportamiento y hacer que nuestro objetivo sea, en cambio, ayudarlo a sentirse bueno por dentro, mostrarle su valía y que merece que lo quieran y reafirmar nuestro vínculo. Eso es lo que ayudará a que se «desencalle». No podemos saltarnos ese paso; nuestro cuerpo no lo permitirá.

¿Te parece que este ejemplo de disculpa es demasiado «blando» para ti? ¿Demasiado sensiblero o que deja que tu hijo se salga demasiado con la suya? Yo también me he sentido así. Pensaba que, al no obligar a mi hijo a decir «lo siento» y decirlo yo en su lugar, estaba aprobando que no se disculpara. Y, cuando la preocupación hace acto de presencia, muchos padres acaban pensando: «¡No puedo dejar que una adolescente de quince años crea que su madre va a hacerle una demostración de lo que es una disculpa, es ridículo! ¡Tiene que sobreponerse y aprender a hacerlo por su cuenta!». Pero los niños sienten vergüenza a cualquier edad, tengan cinco años o quince. Así que echa un vistazo a lo que tienes ante ti: si tu hija adolescente está mintiendo sobre el equipo de futbol, ella también podría estar «encallada», aunque en este caso en una mentira, más que en una negativa a disculparse. Así que, aunque puede que en su caso usara palabras distintas —tal vez «entiendo que es difícil hablar de cosas que nos gustaría que no fueran verdad» en lugar de «es difícil encontrar la voz de pedir perdón»—, yo intervendría basándome en los mismos principios.

Hagamos ahora una pausa, respiremos hondo y volvamos a la bondad inherente de nuestros hijos (y a la nuestra): ellos son buenos por dentro, recuérdalo. No tenemos que adiestrarlos para que lo sean; solo tenemos que ayudarlos a gestionar algunas de las barreras a la bondad que pueden parecer, desde fuera, un comportamiento áspero, pero que, en realidad, afloran para protegerlos. Trabajar para reducir la vergüenza y, en este caso concreto, demostrar cómo se piden disculpas (y no obligar a la niña a ofrecerlas) no es una intervención que recomiende porque vaya a hacer que tu hija se «sienta mejor»; es una intervención que recomiendo porque le proporciona a la niña una mayor probabilidad de reflexionar en algún momento sobre lo que hizo mal y acabar pidiendo perdón por iniciativa propia.

Desde luego, parte de la vergüenza que nuestros hijos experimentan puede ser provocada por factores externos. No porque ellos hayan hecho nada «malo», sino porque, por desgracia, vivimos en un mundo en el que a los niños se les juzga a partir de atributos o circunstancias que están fuera de su control. El aspecto físico, por ejemplo, o las diferencias económicas con sus compañeros de clase. Puede ser difícil ser niño hoy en día. Pero la buena noticia es que cuanto más trabajes para reducir la vergüenza e incrementar el vínculo en lo que puedas, más preparado estará tu hijo para gestionar esos momentos de vergüenza que están fuera de tu esfera de influencia. Porque más allá del origen de la vergüenza del niño, la mejor manera de aliviarla es siempre la misma: que sepa que es bueno por dentro, que tiene valor como persona y que merece que lo quieran.

Cuando la vergüenza no se detecta

Cuando no somos capaces de detectar y reducir la vergüenza, cuando dejamos que se encone en nuestros hijos, es probable que los efectos se noten a largo plazo. Muchos padres modernos conocen esos efectos de primera mano, porque la generación de nuestros padres estaba —hablo en general— menos enfocada de lo que lo estamos nosotros en los sentimientos que hay detrás del comportamiento. Muchos de nosotros tenemos la vergüenza incrustada en el cuerpo. Se adhirió a las partes de nosotros que nuestros padres no aceptaban. Más adelante, cuando de repente era más seguro (¡e incluso deseable!) que nos comportáramos de maneras de las que nos habían disuadido cuando éramos más jóvenes —que expresáramos una opinión controvertida, que dijéramos que NO con firmeza o que compartiéramos nuestras emociones para que otras personas pudieran establecer un vínculo con nosotros—, el sentimiento de vergüenza seguía acompañándonos, haciéndonos sentir como si siguiéramos encallados en los tres años, los ocho o la edad que fuera en la que desarrollamos esos comportamientos por primera vez. Y ahora, en lugar de modificar esos comportamientos de una forma madura, los evitamos o nos generan ansiedad.

Imaginemos que creciste en un hogar en el que se le daba mucho valor a ser «fuerte», lo que ya sabes que en realidad quiere decir suprimir tus emociones. Puede que recuerdes a tus padres diciéndote cosas como «deja de lloriquear», «qué aguafiestas» o «nadie quiere estar cerca de ti cuando estás de tan mal humor». El lema de la familia era: «Resuelve tus problemas y sonríe». En esas circunstancias, ¿qué pasó con esa parte de ti que a veces se siente vulnerable… o triste… o preocupada? Esa parte, al final, aprendió que no debía salir al exterior. A esa parte le dijeron: «¡Eres mala! ¡Eres peligrosa!

¡Necesito el vínculo con los demás para estar a salvo y tú amenazas esa proximidad! ¡Mantente lejos, por mi bien!». Eso es vergüenza, con todas las letras. Desde luego, la idea de que esa parte de ti pone en peligro el apego y lleva a la soledad no es cierta en el mundo en general —puedes sentir emociones y aun así establecer vínculos fuertes—, pero sí era cierta en tu familia en el momento en el que estabas programando tu cuerpo para la supervivencia. Y no es fácil dejar de lado las viejas costumbres.

Avanza rápido un par de décadas. Te casaste y tienes un trabajo estresante; tu jefe te regaña a todas horas, te preocupa que te despidan y estás siempre al borde de un ataque de nervios. Hay una parte de ti que…, en fin, que querría llorar, hablarlo con tu pareja, compartir la situación terrible que estás viviendo para recibir su apoyo. Pero la lección aprendida en la infancia acecha bajo la superficie, dictando de forma subconsciente todo lo que haces: «¿Apoyo? ¿Crees que recibirás apoyo si te muestras vulnerable, si reconoces que tienes ansiedad? ¡Esas son las cosas que ponen en peligro las relaciones, no que las fortalecen! ¡Aparta esos sentimientos, por tu propio bien!». Así que no acudes a tu pareja. No se lo dices a nadie. Entretanto, los sentimientos crecen y acaban emergiendo en forma de una mayor reactividad, frustración e ira. O puede que te lleven a replegarte y obstinarte. Tal vez recurras al alcohol para desactivarlos y apartarlos. Quizá tu pareja te diga: «Está claro que algo no va bien… ¡Cuéntamelo, compártelo conmigo!». Pero tu cuerpo sigue enviando el mismo mensaje: «¡Ja! ¡No me lo trago! Ya sé cómo va esto. ¿"Compártelo"? ¡Solo hará que me rechace!».

Igual que ocurre con nuestros hijos, la vergüenza en los adultos es un obstáculo para el cambio positivo y el crecimiento. Nuestra vergüenza influye en el modo en que establecemos y mantenemos relaciones íntimas, en cómo ejercemos de padres y en cómo reaccionamos ante las situaciones difíciles con nuestros hijos. Así que, mientras trabajas en desarrollar tu habilidad para detectar y reducir la vergüenza en tus hijos, reserva un momento para reflexionar también sobre ti. ¿Qué partes tuviste que aprender a «dejar de lado»? ¿Cómo te afecta eso ahora? ¿De qué forma tu hijo pone en marcha ese bloqueo en ti? ¿Qué partes de ti necesitan, aún hoy, reconocimiento, compasión y permiso para existir?

Lo primero es el vínculo

Tras muchos meses acudiendo a mi consultorio, una clienta me dijo que había ideado un mantra: «Lo primero es el vínculo». Me contó que se lo repite al principio de cada día y que incluso lo tiene escrito en un papel en el refrigerador. Me lo explicó así: «Me parece que todo lo que dices tiene algo en común: el vínculo. El vínculo es lo primero, todo lo demás viene después. Si mi hijo dice "¡te odio", yo sigo siendo capaz de establecer un vínculo con lo que le está pasando por dentro. Si mi hija no me escucha, yo puedo entender que le cueste hacerlo en lugar de intentar obligarla a que lo haga, lo que además, por supuesto, nunca funciona. Lo hago incluso con mi marido: si se enoja conmigo por algo, puedo vincularme con lo que está diciendo antes de defenderme. ¡Y hasta conmigo misma! No importa lo que sienta o piense: nunca se convierte en algo malo o que me supera si puedo añadirle mi propio vínculo o el vínculo de otros a ello. "Lo primero es el vínculo" me ha ayudado en todos los ámbitos de mi vida familiar».

Aquello se me quedó grabado: lo primero es el vínculo. El vínculo es lo contrario de la vergüenza; es su antídoto. La vergüenza señala que hay soledad, peligro y maldad; el vínculo indica presencia, seguridad y bondad. Para ser claros: el vínculo no significa aprobación. La aprobación se refiere por lo general a un comportamiento específico; el vínculo tiene que ver con nuestra relación con la persona más allá del comportamiento. Y esa es otra razón por la que la conexión con nuestros hijos en sus momentos difíciles no «refuerza» el mal comportamiento: la vergüenza no fue nunca el motor del cambio positivo, en ningún momento, en ningún lugar y para ningún tipo de persona. La vergüenza es pegajosa; nos atrapa. El vínculo es apertura; permite el movimiento. Crear vínculo es decirles a nuestros hijos: «Está bien ser tú ahora mismo. Incluso cuando la estás pasando mal, está bien ser tú. Estoy aquí contigo, tal como eres».

CAPÍTULO 9

Di la verdad

Este puede parecer un principio un poco tonto u obvio —puede que sea la idea más directa de este libro—, pero lo cierto es que resulta sorprendentemente difícil. Hablarles con sinceridad a tus hijos, sin andarte por las ramas ni evitar temas espinosos, requiere entrar en contacto con muchos de tus propios sentimientos, también con los desagradables, en beneficio de tus hijos. Y eso es algo que a la mayoría de nosotros nos cuesta.

Si estás leyendo este libro, la sinceridad es algo que probablemente apruebes. Te consideras una persona que no dice mentiras y es probable que les enseñes a hacer lo mismo a tus hijos. Pero cuando llega el momento de abordar asuntos complicados y llenos de matices, decir la verdad suele ser incómodo. Tranquilizar a tu hija después de que haya oído una pelea entre tú y tu cónyuge pone sobre la mesa dudas, tristezas o frustraciones sobre su relación de pareja y tu reactividad. Admitir que te decepciona que a tu hijo no lo hayan aceptado en el equipo de futbol —y reconocer el hecho de que la tristeza a veces se queda durante un tiempo con nosotros— nos recuerda lo difícil que es aceptar nuestros propios sentimientos de rechazo. Afrontar el racismo y explicarlo puede ponernos en contacto con la rabia, el miedo o la culpabilidad, o alguna combinación de esos y otros sentimientos. Explicar cómo se hacen los bebés —es decir, explicar de verdad los detalles fisiológicos que los niños quieren entender— conduce a todo tipo de sentimientos complicados en torno a cómo se abordaron el sexo y la sexualidad en nuestra propia infancia.

Nuestra capacidad para hablar con nuestros hijos de las verdades importantes, vulnerables y difíciles dependerá de la capacidad que tengamos para tolerar las emociones que nos asalten en esos momentos. Lo que se suma a las razones por las que trabajar en nosotros mismos es más importante que cualquiera de las intervenciones que podamos realizar como padres; cuanto más sepamos sobre el modo en que estamos programados, aprendamos a tolerar y a explorar nuestra propia angustia y desarrollemos mecanismos para afrontar el resentimiento, más presentes podremos estar para nuestros hijos. El modo en que los educamos tiene una relación directa con nuestra voluntad de enfrentarnos a nuestras propias verdades; es a partir de ahí que podremos generar un vínculo mejor con nuestros hijos.

Los padres temen a menudo que decirles la verdad a sus hijos los asustará o será demasiado para ellos, pero tendemos a equivocarnos sobre lo que les asusta a los niños: no es la información, sino el sentirse confusos y solos ante la ausencia de información lo que los aterroriza. Los niños están programados para notar los cambios en su entorno («¿por qué hablan todos de repente de un "terremoto"?», «¿por qué parecen preocupados mis padres?», «¿qué querrá decir esa conversación que he oído sobre la abuela?») y tienen miedo cuando no entienden esos cambios. Perciben una amenaza hasta que un adulto los ayuda a neutralizarla y determina que están a salvo. Es culpa de la evolución: para que nuestra especie sobreviva, un niño tiene que dar por sentado que un estruendo en el bosque es un oso hasta que un adulto le confirma que en realidad es una ardilla. O que, de hecho, sí es un oso. En los dos casos, el niño tiene miedo hasta que un adulto aparece. Luego, incluso si el padre o la madre confirma «lo peor», el niño se sentirá más seguro sabiendo que un adulto lo protege. Nuestra presencia comprensiva, sincera y cariñosa es lo que hace que nuestros hijos se sientan seguros; cuando eso lo tienen, incluso la verdad más difícil es manejable.

¿Y si no hay un adulto presente? ¿Qué pasa si un niño está solo, nota que algo ha cambiado y siente miedo, pero no recibe una explicación de lo que está pasando? Bueno, hay una forma elegante de llamar a esa situación: «experiencia no formulada».[1] Es básicamente la sensación de que algo no va bien que no va acompañada de una explicación clara de lo que está pasando. La experiencia no formulada es terrorífica para un niño, porque esa sensación de que «algo no va bien» circula por su cuerpo sin ningún anclaje seguro. Además, cuando el niño no tiene más remedio que darle sentido a algo que da miedo, suele confiar en los métodos que le dan el control: la culpabilización («debo de haber hecho algo para que esto pase; soy malo, no me porto bien») y la duda («debo de haber entendido mal toda esta tensión a mi alrededor; no se me da bien sentir cosas; si hubiera habido algún cambio, mis padres me lo habrían dicho»).

¿Cuál es la alternativa a dejar a un niño solo con sus sentimientos? La información clara, directa y honesta compartida en un momento de vinculación contigo, el adulto cariñoso y de confianza de tu hijo. Eso es lo que ayuda al niño a sentirse seguro y a desarrollar la resiliencia. Quiero que sepas que no soy partidaria de asustar sin necesidad a los niños. Al contrario. Soy partidaria de empoderarlos, y el empoderamiento a menudo nace de aprender a lidiar con el estrés. Para ello hace falta que sus padres estén dispuestos a

1. D. B. Stern, «Unformulated Experience: From Familiar Chaos to Creative Disorder», *Contemporary Psychoanalysis* 19(1), 1983, 71-99.

abordar la verdad, en lugar de evitarla. El camino a la regulación empieza con la comprensión. En otras palabras: ver a un padre o a una madre afrontar verdades difíciles ayudará a un niño a aprender a regular sus sentimientos.

Decir la verdad será algo distinto según la situación. No siempre significa darle a tu hijo la información completa y sin filtros que te está pidiendo; a veces ni siquiera tú tienes esa información. Repasemos cuatro formas distintas de decir la verdad: confirmando la percepción de tu hijo, respondiendo sus preguntas, admitiendo que hay cosas que no sabes y centrándote en el cómo en lugar de en el qué.

Confirma sus percepciones

Cuando me veo en una situación de «decir la verdad» con mis propios hijos, suelo empezar así: «Ha pasado ______. Hiciste bien en darte cuenta». Eso es fundamental. Nuestros hijos son sensores muy afinados y perciben lo que ocurre en su entorno, pero aún no han amasado suficiente experiencia vital como para diferenciar lo que es peligroso de lo que solo es una molestia o de lo que es seguro. De hecho, hay estudios que demuestran que los niños perciben más detalles de su entorno que los adultos. Solemos decirnos cosas como «mi hija es muy pequeña para haberse dado cuenta de eso» o «imposible que lo haya descubierto», pero no, no es verdad. Si tú has notado algo en tu entorno, tu hijo también. Los niños están, por lo general, indefensos; son buenos observadores porque notar los cambios (es decir, los potenciales peligros) es lo que les permite buscar protección.

Imaginemos que tu hija de tres años y tú están jugando con unos bloques y que tu pareja empieza a pasar la aspiradora en el pasillo. A la mayoría de los adultos, la aspiradora no les da miedo; nuestra experiencia vital hace que el ruido de la aspiradora venga acompañado de una explicación que instintivamente nos damos a nosotros mismos: ese sonido es el de un electrodoméstico de limpieza, y estamos a salvo. Un niño pequeño, en cambio, recibe ese sonido como un cambio imprevisto; tu hija podría llorar, aferrarse a ti o alejarse del ruido. Para confirmar la percepción de tu hija, podrías decirle algo como «estábamos jugando con los bloques y entonces papá encendió la aspiradora. Hizo mucho ruido... y no te lo esperabas... Los ruidos que no esperamos pueden dar miedo, lo sé. Eso era una aspiradora, ¡y las aspiradoras, hacen mucho ruido! Estoy aquí contigo. No va a pasarte nada».

Tu hija no está poniéndote las cosas difíciles ni «haciendo una montaña de un grano de arena». Recuerda que no es la aspiradora en sí lo que la asusta, sino el sonido fuerte y repentino que no entiende. El objetivo, en esta situación, no es que tu hija no perciba el sonido: es que desarrolle una explicación sobre él. En cuanto los niños aprenden a asociar el sonido de la aspiradora con una narrativa y notan la presencia solícita de un adulto, el ruido empieza a no dar tanto miedo.

Ese enfoque es igualmente importante en situaciones en las que un niño quizá no reaccione de forma visible. Imagina que tu pareja y tú se pelean en la cocina mientras su hijo está comiendo. La situación va a más, hasta el punto de que empiezan a gritarse y a decirse palabras muy feas y sus expresiones faciales son de enojo. Decir la verdad podría ser algo como «papá y yo estábamos hablando muy alto. Hiciste muy bien en darte cuenta». ¿Diría algo así incluso si mi hijo siguiera comiendo y actuando como si no necesitara una explicación? Ya lo creo. Sé muy bien que los niños están programados para notar y percibir, así que asumiría que, aunque mi hijo pareciera estar tranquilo, habría miedo viviendo dentro de su cuerpo y no querría dejarlo con él a solas. Observa que el principio de mi explicación sobre estar «hablando muy alto» es muy simple: menciono lo ocurrido y valido la percepción de mi hijo. Eso es muy importante. Decir la verdad a menudo implica dar la versión más sencilla y directa de lo sucedido. Suelo tener que recordármelo a mí misma: «Di solo lo que pasó. Pon en palabras lo ocurrido, sin más». Eso me permite darle a mi hijo lo que necesita en ese momento: mi presencia y una historia que pueda entender. A partir de ahí, según la situación, quizá haga algo más. Tal vez le asegure a mi hijo que no es culpa suya (necesario sobre todo cuando los niños notan que tus emociones son muy intensas o cuando hay una discusión entre adultos) o piense un mantra que apele a la preocupación de mi hijo (lo que podría ser útil en el ejemplo de la aspiradora: «Hace mucho ruido, no me va a pasar nada; hace mucho ruido, no me va a pasar nada»). Pero todo eso viene después de confirmar que lo que ha percibido el niño es correcto.

Una de las razones por la que es tan necesario confirmar las percepciones de nuestros hijos es que, cuando no ponemos en palabras lo que es cierto, cuando asumimos cosas como «no fue para tanto» o «es muy pequeño, seguro que ni se dio cuenta», estos aprenden a dudar de lo que perciben. Puede que piensen: «Vaya, supongo que no ha habido nada que cambiara en mi entorno, me habré equivocado». Con el tiempo, ese mensaje cala. Es como si estuviéramos entrenándolos para no prestar atención a lo que pasa a su alrededor, y ese entrenamiento los acompañará durante la adolescencia y la edad adulta. ¿Quieres que tu hijo sea capaz de enfrentar a sus amigos y se resista a la presión de grupo? Para saber decir «eh, chicos, yo esto no lo veo, no voy a hacerlo», un niño necesita creer en sus percepciones del entorno y en sus propios sentimientos. ¿Quieres que tu hija sepa defenderse cuando se sienta incómoda en una cita o manteniendo relaciones sexuales? Si, de niña, sus padres validaron sus percepciones y la programaron para confiar en sí misma, se sentirá más inclinada a decir «no, no estoy cómoda con eso» o «para, eso no me gusta».

Confirmar las percepciones de nuestros hijos los prepara para que más adelante sean capaces de identificar las situaciones con las que no están a gusto y los empodera para que confíen en sí mismos lo suficiente como para expresarlo. Esa capacidad no se desarrolla por sí sola en la adolescencia o la edad adulta, sino que se graba en nuestro cuerpo en nuestros primeros años. Y para los que piensen «¡oh, no, mi hijo es adolescente y no he hecho nada de eso!, ¡perdí mi oportunidad!», volvamos al principio fundamental de «nunca es demasiado tarde». Estamos siempre a tiempo de reprogramar. Habla con tu adolescente sobre tus decisiones como padre o madre, dile de qué te has dado cuenta, explícale lo que quieres hacer de otro modo. Prueba a decir frases como «tienes derecho a sentirte así» y «eres la única persona que está en tu cuerpo, así que eres la única persona que sabe cómo te sientes y lo que quieres». Puedes hacerlo.

Responde a sus preguntas

Ahora pensemos en las preguntas: ¿qué debemos hacer cuando nuestro hijo nos hace una pregunta que nos incomoda, que parece demasiado «madura» para su edad? Hablo de cosas como «¿vas a morirte algún día?» y «okey, pero ¿cómo llega el bebé a la panza?, ¿cómo llega de verdad?».

Si eres como la mayoría de los padres, es posible que sientas el impulso de responder con evasivas o de pensar que tu hijo no está preparado para tener esa información. Pero yo lo veo así: cuando un niño o una niña hace una pregunta es que está preparado para la respuesta. O al menos para empezar a oír la respuesta, una en la que emplees palabras reales y verdades reales, tras la que puedes hacer una pausa y averiguar si hacen falta más explicaciones. Pese a lo que pueda parecer, hacer una pregunta no indica del todo ignorancia: indica también ser consciente de que ese asunto existe y estar preparado para aprender. Para hacer una pregunta, necesitamos tener un conocimiento de base y curiosidad. Supongamos que tengo una amiga que es física y que me dice: «Becky, estoy haciendo un estudio sobre fotodisociación molecular. ¡Estoy entusiasmada! ¡Pregúntame lo que quieras!». Yo estaría bastante perdida, lo confieso. No sé nada de fotodisociación molecular y no podría preguntar nada más allá de «¿qué es la fotodisociación molecular?». Si fuera capaz de hacer una pregunta más compleja, estaría revelando un conocimiento ya considerable sobre la materia. Los niños que preguntan por la muerte ya están pensando en la muerte. Los niños que preguntan por los detalles anatómicos de la concepción ya han pensado en cómo podría producirse. Los niños que hacen preguntas necesitan respuestas para no quedarse solos con los sentimientos, pensamientos e imágenes que ya viven dentro de ellos. Así que intenta evitar el reflejo de «¡mi hijo no está preparado para esto!» y recuérdate: «Esté preparado o no, la base ya está ahí».

Admite que hay cosas que no sabes

A veces, los padres no pueden responder a las preguntas de sus hijos con sinceridad; no porque no quieran, sino porque no tienen las respuestas. Hablar con franqueza con nuestros hijos de lo que no sabemos es una iteración importante del principio de «di la verdad». En los primeros días de la pandemia del coronavirus, por ejemplo, los padres me decían: «No sé lo que va a pasar, ¡así que no puedo asegurarle a mi hijo que todo esto acabará pronto!». Utilizaban la falta de información como excusa para no hablar con sus hijos sobre el virus y lo que estaba cambiando en sus vidas. Pero los niños no necesitan que se les tranquilice sobre el futuro; necesitan sentirse apoyados en el momento presente. No necesitan respuestas; necesitan sentir que no están solos con sus sentimientos. Es también lo que necesitan los adultos y lo que queremos que quede grabado en el cuerpo de nuestros hijos lo antes posible: que no siempre tendrán respuestas, pero sí pueden trabajar siempre en sentirse a salvo y capaces en el momento presente.

Cuando no tengo respuestas claras, suelo utilizar una fórmula del tipo «esto es lo que no sé y esto es lo que sé». «Lo que sé», en estos casos, básicamente se limita a confirmar que yo estoy aquí y estaré aquí para mi hijo. Eso es todo lo que sabemos a ciencia cierta, en realidad. Podría expresarse de la siguiente manera: «Estás nervioso porque hoy te sacarán sangre. No sé exactamente cuánto tiempo va a durar ni lo que dolerá, pero lo que sí sé es que te dolerá y que luego llegará un momento en que dejará de dolerte. Yo estaré contigo todo el tiempo y pasaremos por esto juntos».

Veamos algo más importante. Puede que le hayas dicho a tu hija que su abuela tiene cáncer. Ella pregunta: «Pero ¿se compondrá? ¿Va a curarse?». Decir la verdad sobre lo que no sabes podría sonar así: «Es una buena pregunta. Espero que se cure, cariño. La verdad es que... no lo sabemos. No sabemos si sanará. Lo que sé es que te diré la verdad, aunque no sea agradable, y que estoy aquí para ti, con todo lo que puedas sentir sobre esto».

Céntrate en el cómo

Los padres suelen encallarse en el qué de la comunicación sincera: «¿Qué palabras utilizo para darle a mi hijo la noticia de que su abuelo murió?», «¿qué puedo decirle sobre la situación de las personas sin hogar?», «¿cuál es la mejor manera de explicarle a mi hijo que la razón por la que dejamos de ver a mi hermano es que es una persona tóxica que no va a cambiar?». Detente un momento. No hay palabras perfectas para explicar situaciones imperfectas. De hecho, el cómo de la conversación —el ritmo, el tono, las pausas, el ir preguntándole si lo está entendiendo, la caricia en la espalda, el «qué buena pregunta» o el «me alegro de que estemos hablando de esto»—, todos esos factores tienen un impacto mayor que cualquier palabra concreta. Incluso aunque hubiera una «frase perfecta», las palabras que se pronuncian de un modo frío o distante, o que no indagan en la experiencia de tu hijo, harán que se sienta confuso, solo y sobrepasado. Es tu presencia cariñosa y tu atención a la vivencia de tu hijo lo que más recordará su cuerpo.

Cuando llegue el momento de hablar de algo difícil, empieza preparando a tu hijo para lo que está por venir. Yo suelo decir algo como «quiero hablar de algo sobre lo que todos tenemos emociones muy intensas». Dilo despacio y sin perder el contacto visual. Después, respira hondo; eso asentará tu cuerpo y a él le dará la oportunidad de «aprender» a usar ese sistema de regulación en los momentos difíciles. Usa a continuación palabras reales, no eufemismos, para describir lo que está pasando. Eso supone decir «el abuelo murió hoy; morirse significa que el cuerpo deja de funcionar», y no «el abuelo ya no está aquí» o «el abuelo va a estar dormido mucho tiempo». Después de decir una verdad difícil, haz una pausa. Antes de seguir hablando, comprueba cómo está tu hijo. Puedes preguntarle «¿qué sientes al hablar de esto?» o decir «no pasa nada por estar triste; yo también estoy triste». Quizá te limites a dirigirle una mirada de aliento mientras le pones una mano en la espalda.

Si tu hijo comparte contigo un sentimiento —con palabras («estoy triste») o con una expresión (lágrimas o una mirada de rabia)—, responde con reconocimiento, validación y permiso para sentir lo que siente. Y si tu hijo hace una pregunta que sabes que tiene una respuesta difícil, quizá puedas empezar diciendo algo como «es una pregunta importante y voy a darte una respuesta. Puede que no sea fácil oírla, pero yo estoy aquí contigo». También es posible que quieras serenarte un poco antes de responder: «Es una buena pregunta y quiero darte una buena respuesta. Necesito que me des un poco de tiempo, pero vendré a dártela, porque responder a tus preguntas es muy importante». La clave aquí es volver cuando estés preparado y darle a tu hijo la respuesta, aunque él no vuelva a sacar nunca el tema. Si no lo haces, tu hijo se quedará con más miedos, porque estará solo con los sentimientos y el conocimiento que le impulsaron a hacer la pregunta. Por último, recuerda: no pasa nada por llorar. Reconoce tus sentimientos como propios y recuérdale a tu hijo que sigues siendo una madre fuerte o un padre fuerte que está aquí para lo que necesite, aunque tus emociones sean intensas. Porque nadie es inmune a la emoción. Enseñarles a nuestros hijos que las situaciones difíciles nos afectan, que no son fáciles para nosotros, pero que pese a ello seguimos adelante es en realidad la mejor lección que podemos darles.

CAPÍTULO 10

Autocuidado

He aquí algunas de las cosas que no quiero que mis hijos digan de mí cuando sean mayores: «Mi madre lo hizo todo por mí» o «para mi madre siempre fui lo primero» o «mi madre nunca se preocupó por sí misma, estaba demasiado ocupada cuidándonos». Espero que no digan nunca ninguna versión de la frase «mi madre se mató a trabajar para nosotros cuando éramos pequeños».

¿Qué me gustaría que dijeran en lugar de eso? Pues por ejemplo: «Mi madre sabía cuándo necesitaba tiempo para ella y lo compaginaba con mis necesidades» o «mi madre fue un gran ejemplo de autocuidado; me enseñó la importancia de cuidarme a mí misma y cómo hacerlo sin dejar de establecer vínculos con otras personas». O incluso: «Mi madre me enseñó que la maternidad no quiere decir perderse a una misma. La maternidad quiere decir ayudar a tu hijo a desarrollarse y a crecer mientras tú también te desarrollas y creces».

En el mundo actual de la paternidad y la maternidad intensiva existe la idea equivocada de que tener hijos significa sacrificar tu propia identidad, de que cuando asumes la responsabilidad de cuidar de tus hijos pequeños ya no tienes derecho a cuidar de ti. En realidad, sin embargo, ese tipo de crianza abnegada no es buena para nadie: no lo es para los padres, que acaban agotados y resentidos porque dan tanto de sí mismos que se olvidan de sus propias necesidades, ni para los niños, que sin duda alguna notan el agotamiento y el resentimiento de los padres y pueden llegar a sentirse culpables, ansiosos o inseguros como consecuencia.

Hay muchas razones por las que a los padres les cuesta el autocuidado. Les preocupa ser «egoístas», sienten la presión de dedicar cada momento libre a «mejorar» a sus hijos o a prepararlos para el «éxito» o simplemente no tienen el tiempo y la energía para hacer algo por ellos mismos al final del día. A los que tienen varios trabajos, horarios imposibles o no pueden confiar a nadie el cuidado de sus hijos, el concepto de autocuidado les puede parecer inalcanzable.

Cuando los padres son capaces de priorizarse a sí mismos, a menudo se sienten culpables, una culpabilidad que va a más si sus hijos protestan. Por ejemplo, si decides que hoy no puede traer a un amigo a jugar (¡un pequeño acto de autocuidado!), tu hijo puede que se muestre incrédulo: «¿Que no puedo invitar a nadie a venir porque no quieres a gente en casa?». O, si decides salir a dar una vuelta para despejarte, puede que escuches: «¿Te vas a pasear sola? ¿No quieres estar conmigo?». Y, si una noche decides salir con tus propios amigos, puede que tengas que enfrentarte a un pequeño chantajista emocional: «¿Vas a salir a cenar esta noche en lugar de acostarme?».

Pero, pese a todos los indicios en contra, a los niños en realidad les gusta que sus padres establezcan límites claros en torno al autocuidado. Los padres, al fin y al cabo, son los líderes de la familia, y los niños quieren recibir un mensaje de solidez y de seguridad de sus líderes. La crianza abnegada es la propia de un líder que no tiene identidad propia y esa idea es aterradora para un niño. Los niños no quieren sentir que su líder es alguien a quien no se puede identificar, al que los demás arrollan con facilidad, que está… perdido.

Nadie está programado por naturaleza para suprimir sus propias necesidades a cambio de satisfacer las de los demás.

Si tiendes a sacrificarte al servicio de tu sistema familiar, es probable que esos valores se te transmitieran a una edad temprana, cuando tu cuerpo estaba programándose. De modo que, si tienes problemas a la hora de priorizar el autocuidado, empieza por la autocompasión. Recuérdate esta verdad: «En mis primeros años, debió de ser un buen recurso adaptativo el estar pendiente de las necesidades de los demás, y eso hizo que dejara de sintonizar con mis propias necesidades». Debemos respetar y validar nuestros patrones antes de aceptar el difícil reto de cambiar o de intentar algo nuevo. Tenemos que entender por qué las cosas nos cuestan para ser capaces de acceder a nuestra bondad interior, que es un ingrediente necesario para el cambio. Tras ese momento de gracia, podemos darle un giro a nuestro diálogo interior y empezar a decirnos: «Estoy trabajando en un nuevo patrón. Estoy intentando identificar mis propios deseos y necesidades y recordándoles que son válidos. Siempre que pruebo algo nuevo, mi cuerpo lo vive con incomodidad; es una señal de que estoy programándome de otro modo, de un modo distinto al de mis primeros años. Mi incomodidad es la prueba de que está produciéndose un cambio..., no de que estoy haciendo algo mal».

El autocuidado también puede abrumarnos si lo planteamos como algo más que añadir a nuestra lista de tareas pendientes. «¿Cómo? ¿Tengo que cambiar todo eso en mí para poder cambiar las cosas con mis hijos?». Pero un simple replanteamiento puede transformar el autocuidado en algo estimulante y esperanzador: «Tengo una oportunidad. Puedo curarme a mí al mismo tiempo que los educo a ellos de un modo que me haga sentir bien. Puedo hacer las dos cosas a la vez».

Podría escribir un libro entero sobre autocuidado para padres. De hecho, me gustaría hacerlo en algún momento, en cuanto me ponga con el autocuidado que necesitaré tras acabar este libro y que consistirá probablemente en un poco de descanso y de tiempo lejos de la escritura para alimentar y honrar la necesidad de calma y de recuperación de mi cuerpo. Mientras tanto, compartiré contigo algunas de mis estrategias de autocuidado preferidas y que puedes poner en práctica ahora mismo, incluso aunque tengas muy pocos recursos que dedicarles. Recuerda: no podemos volcar energía a nuestros hijos si no tenemos energía para dar, no podemos rezumar paciencia si no la tenemos con nosotros mismos y no podemos cambiar por fuera hasta que no nos hayamos reprogramado por dentro. La calidad de nuestra relación con los demás será igual que la calidad de la relación que tengamos con nosotros mismos.

Estrategias de autocuidado

1. Respirar

Lo sé, lo sé. Todo el mundo habla de la respiración profunda y de lo importante que es...: bla, bla, bla. Lo entiendo. Y, aun así, no puedo pasar por alto esta cuestión y te pido que tú tampoco lo hagas. He aquí el porqué: todas las estrategias de autocuidado que te mostraré dependen de nuestra capacidad de recuperar la calma de forma temporal para que podamos acceder a las partes de nuestro cerebro que albergan esas estrategias. Y no hay nada que nos haga recobrar más la calma que una respiración profunda. Así que piensa en ello como en la llave que abre la puerta de la habitación en la que viven todas las estrategias para sobrellevar las adversidades.

La respiración profunda es efectiva porque regula un número importante de procesos corporales, entre los que se incluyen los que tienen que ver con la disminución de los niveles de estrés y reducción de la presión arterial. La respiración diafragmática, también llamada «respiración abdominal», estimula el nervio vago, que es el nervio craneal más largo y complejo del cuerpo. El nervio vago es un componente fundamental del sistema nervioso parasimpático o sistema de «descanso y recuperación» (lo opuesto al sistema simpático, el de la respuesta de «lucha o huida») y ayuda a tu cuerpo a acceder a las sensaciones de seguridad y regulación. Todo esto no es más que una manera elegante de decir que la respiración abdominal profunda activa los circuitos de nuestro cuerpo que inician el proceso de relajación. Ante sensaciones como la ira, el enojo, la frustración, la ansiedad o el descontrol, el simple acto de practicar la respiración abdominal profunda pone en marcha la parte del cerebro que envía el mensaje de «estás a salvo..., todo saldrá bien..., capearás esta tormenta». Una vez que nuestro cuerpo empiece a regularse, podremos tomar buenas decisiones e interactuar con nosotros mismos y con los demás de maneras que nos hagan sentir bien.

Cómo hacerlo

Yo uso algo llamado «respiración de chocolate caliente». Es algo que también les enseño a mis hijos, así que adelante si quieres practicarla con los tuyos.

- Siéntate cómodamente en una silla sin cruzar las piernas, con los pies en el suelo y la espalda recta.
- Cierra los ojos o deja que tu mirada se pierda en un punto del suelo.
- Pon una mano en el abdomen y la otra en el pecho.
- Imagina que tienes una taza de chocolate caliente frente a ti. Inhala despacio para olerla. Exhala despacio para que los bombones que hay encima no salgan

volando. Puedes imaginar que sostienes un popote entre el labio superior y el inferior; eso nos ayuda a ralentizar la exhalación. **Las exhalaciones largas son determinantes para la relajación.** Repítelo de cinco a diez veces.

- Es normal que tus pensamientos te distraigan. Etiqueta los pensamientos a medida que vayan surgiendo. Diles «hola, pensamiento» u «hola, preocupación» u «hola, planificación», y luego continúa con tu siguiente exhalación.

2. Reconocer, validar, permitir (RVP)

Evitar tus sentimientos nunca acaba de la manera que esperas. De hecho, cuanto más evitas la angustia o más deseas que desaparezca, más se intensifica. Nuestro cuerpo interpreta la evitación como una confirmación del peligro y pone en marcha su sistema de alerta interno. Cuanta más energía dedicamos a rechazar emociones como la ansiedad, la rabia o la tristeza, más vuelven a aparecer, y con más fuerza. En lugar de evitar las emociones a las que preferiríamos no enfrentarnos, tenemos que cambiar las cosas. Tenemos que decirnos: «La (ansiedad/rabia/tristeza) no es mi enemiga. Mi (ansiedad/rabia/tristeza) tiene derecho a estar aquí. Puedo tolerar este malestar». Es una estrategia útil para abordar cualquier sentimiento incómodo. La próxima vez que te veas ahogándote en una emoción que preferirías evitar, recuerda que debes reconocer, validar y permitir. Si hay una receta secreta para la autorregulación es esa.

Cómo hacerlo

- **Reconocer**: Ponles un nombre a tus sentimientos. Por ejemplo: «¡Es un momento difícil!» u «¡hoy fue duro!» o «noto ansiedad ahora mismo» o «me aprieta el pecho y el corazón me va a toda velocidad».

- **Validar**: Ten el respeto suficiente por tus sentimientos como para asumir que no te están mintiendo. Y luego explícate por qué tienen sentido. Podría ser algo como: «Estoy agotada. Ocuparme de dos niños y hacer la cena mientras se pelean entre ellos... Por fuerza tiene que resultarme duro». O bien: «Mi jefe me gritó y luego mi amiga canceló los planes que teníamos para cenar; normal que esté siendo un día duro». O bien: «Están pasando muchas cosas, tengo mucho que hacer y mi cerebro está sobrecargado de tareas. Tiene sentido que me sienta ansiosa y tensa». Recordarnos que nuestras sensaciones y vivencias «tienen sentido» nos ayuda a sentirnos más a gusto en nuestro propio cuerpo, así que intenta utilizar esa idea en tu diálogo interno.
- **Permitir**: Date permiso para sentir lo que sientes, sea cual sea la manera en que se manifieste. Sé que parece una tontería, pero es muy importante. Repítete, en voz alta o por dentro: «Tengo permiso para sentir que la vida es dura» o «tengo derecho a sentirme exactamente como me siento» o «no pasa nada por tener la sensación de que criar a mis hijos no es algo de lo que esté disfrutando ahora mismo». Ahora, recuerda: podemos permitir la rabia y aun así acordarnos de utilizar una voz pausada; podemos permitir la frustración y aun así acordarnos de mirar con amor a nuestros hijos.

3. Satisfacer tus necesidades y tolerar la angustia

¡Es hora de hacer un experimento! Quiero que digas la frase siguiente en voz alta, preferiblemente delante de un espejo, y que observes cómo reacciona tu cuerpo: «Tengo derecho a tener cosas que sean mías, aunque incomoden a los demás». Ahora haz una pausa. ¿Acepta o rechaza tu cuerpo lo que acabas de decir? ¿Cuál es tu reacción natural ante esa afirmación? ¿Te vienen a la mente recuerdos o imágenes? El único objetivo aquí es aprender más sobre ti. No hay una reacción mejor que otra; todos los datos son válidos.

¿Qué has notado? ¿Incomodidad? ¿Has sentido la necesidad inmediata de corregirte? ¿Has sido capaz de decirlo con convicción? ¿O te ha costado creerte las palabras que salían de tu boca? A muchos nos cuesta reivindicarnos y tolerar que a otras personas les moleste que lo hagamos, ya estemos pidiendo ayuda, dedicándonos un poco de tiempo o incluso delegando el cuidado de los niños a nuestra pareja. Nos resulta tan difícil que a menudo acabamos echándonos atrás en nuestra petición: «No te preocupes, lo haré yo» o «supongo que puedo salir a pasear con mi amiga en otro momento» o «okey, está bien, ya me levantaré yo por la mañana con los niños». Esos comentarios suelen aparecer al final de un patrón. Primero, quieres algo para ti. Luego, lo sugieres o lo pides. A continuación, notas que le molesta a tu pareja o a tu amigo. Finalmente, retiras tu petición y tu necesidad queda insatisfecha.

Ha llegado el momento de cambiar ese patrón, pero no podremos hacerlo hasta que aceptemos que no será posible evitar la incomodidad o la angustia de los demás; no es nuestro trabajo asegurarnos de que todo el mundo sea feliz y no es el trabajo de nadie lanzar vítores cuando nos hacemos valer. Necesitamos la cooperación de los demás, pero no su aprobación.

Yo me recuerdo a mí misma con regularidad que, para conseguir lo que necesito, puede que alguien tenga que sufrir una incomodidad o una molestia, y que no pasa nada. El malestar de otra persona no debería impedir que yo satisfaga mis propias necesidades. Entenderlo y aceptarlo es lo que me permite, por ejemplo, salir a dar una vuelta sola sin sentirme culpable. Si mi pareja parece que no está conforme, puedo intentar reconocer ese sentimiento con un «uf, lo sé, es duro quedarse solo con los niños, te entiendo» y aun así salir por la puerta. También me permite recordar que puedo decidir yo de dónde pedimos la cena esta noche, aunque uno de mis hijos se queje. Si de verdad quiero sushi y no pizza, tengo que estar dispuesta a tolerar la resistencia activa de mi hijo. A muchos nos educaron para creer que el malestar de los demás es responsabilidad nuestra, así que, cuando nos hacemos valer o decimos que no y vemos enojados a nuestras parejas, amigos o hijos, nos echamos atrás. Respirar a fondo y recordar que **a menudo la única forma de satisfacer nuestras necesidades consiste en tolerar simultáneamente el malestar de los demás** nos ayuda a no perdernos a nosotros mismos.

Cómo hacerlo

- Repítete: «Los demás tienen derecho a que no les guste que yo me reivindique; eso no los convierte en malas personas ni me impide a mí mantener mi decisión».
- Visualízate en uno de los lados de una pista de tenis y a la otra persona en el otro. Recuérdate lo siguiente: «Estoy aquí... Lo que necesito y lo que he decidido están a este lado. Esa otra persona está ALLÍ, en su propio lado. Lo que siente sobre mis decisiones..., eso está en SU lado de la pista, no en el mío. Puedo ver sus sensaciones, puedo incluso empatizar con ellas..., pero no las he provocado y no tengo que hacerlas desaparecer».

4. Algo para mí

Si el autocuidado se te resiste especialmente, empieza por algo que puedas hacer por tu cuenta. Lo importante aquí es evitar ser demasiado ambicioso al principio: no intentes que lo primero sea un entrenamiento de treinta minutos o ir a la cama a las nueve sin falta. Comienza por una actividad que te haga pensar: «Casi seguro que puedo hacer eso». El autocuidado supone hacernos promesas y mantenerlas, incluso aunque nuestra vida sea una sucesión de actos de cuidado hacia los demás. Si es algo que no has hecho demasiado, necesitarás práctica para desarrollar la autoprioridad y la autoestima.

He aquí una lista de pequeñas actividades de autocuidado con las que puedes empezar:

- Bebe un vaso de agua por la mañana.
- Medita durante dos minutos.
- Bébete el café mientras está caliente.
- Prepárate un desayuno de verdad.
- Escucha música relajante.
- Lee unas cuantas páginas de un libro.
- Llora a gusto un rato.
- Haz cuatro respiraciones de chocolate caliente.
- Descansa en la postura del niño.
- Colorea.
- Habla con un amigo.
- Cepíllate el pelo.
- Escribe un diario.

Hacer algo por ti a menudo depende de tu capacidad de decirle que no a quienes, en ese preciso momento, te están pidiendo que los ayudes. A continuación te muestro varias formas de decir que no que te ayudarán a encontrar tiempo para ti.

- «Ah... No, eso no es para mí».
- «No, no puedo».
- «Te agradezco que me lo pidas. No, no me va bien».
- «Justo ahora estoy haciendo algo para mí, así que tendrás que esperar unos minutos».
- «No, no puedo ir ahora mismo. Sé que esperar es duro y sé que sabrás encontrar algo que hacer mientras tanto».

5. Repara... contigo

Hay algo que sé de ti si estás leyendo este libro: eres alguien que quiere estar ahí para sus hijos, que quiere educarlos de un modo razonable y apropiado, y que quiere que sus hijos se sientan bien consigo mismos y extiendan la bondad por el mundo. Estás leyendo este libro, lo que muestra tu disposición a dedicar el bien más preciado de todos —tu atención— a reflexionar, aprender, crecer y experimentar.

Sé también que eres un rompeciclos. Eres el punto de inflexión de tu familia, eres la persona que dice: «Los patrones de relación tóxicos se acaban conmigo. Voy a transmitir algo diferente, algo mejor, a mis hijos». Asumir el papel de rompeciclos es una tarea épica. Lo que haces es increíble.

Y hay otra cosa que sé: vas a meter la pata en algún momento. Vas a gritar. Vas a decir algo y a pensar luego: «Uf, ¿por qué dije eso? ¡No quería decir eso!». Pero no pasa nada. Tu reactividad, tus momentos de agotamiento o tu último comportamiento no te definen. Eres un padre o una madre que es bueno por dentro y estás trabajando en ti al mismo tiempo que les estás dando mucho a tus hijos.

El autocuidado implica llegar a tener mucha mano con la reparación. Tenemos que ser muy generosos con nosotros mismos cuando cometemos errores o nos comportamos de maneras que no nos hacen sentir bien. Este libro habla mucho de la reparación con nuestros hijos, pero para reparar bien con los demás tenemos que empezar haciéndolo con nosotros mismos.

Cómo hacerlo

- Pon una mano en el corazón y repítete: «No pasa nada por tener un mal momento. No pasa nada por cometer errores. No pasa nada por no saber. No pasa nada por no tenerlo todo bajo control. Incluso cuando la estoy pasando mal por fuera…, sigo siendo una buena persona por dentro. Soy una buena persona por dentro».
- Cuando criar a tus hijos haga que te enojes contigo o te sientas decepcionado por alguna de tus reacciones, repítete: «No soy lo último que he hecho. No soy lo último que he hecho».

Segunda parte

DESARROLLAR EL VÍNCULO Y ABORDAR EL COMPORTAMIENTO

CAPÍTULO 11

Acumular capital de vínculo

Durante una sesión reciente, los padres de dos niños pequeños iniciaron la conversación con una súplica:

—Doctora Becky, no sabemos por dónde empezar —dijeron—. Nuestra casa es un desastre. Hay muchos gritos y siempre estamos lanzando amenazas porque no sabemos qué más hacer. Nuestros hijos no nos escuchan y tenemos la sensación de estar en un ciclo interminable de rabietas con la de cuatro años y de malos modos con el de siete. El mayor, Heston, dice de repente que es tonto y que no tiene amigos, y, cuando intentamos hablar con él del tema, dice que no lo entendemos y cierra la puerta de su habitación de un portazo. Izzy, la de cuatro, se pone histérica cada mañana cuando la dejamos en la escuela. Es agotador, y una manera horrible de empezar el día. ¡AYUDA, POR FAVOR!

Respiré hondo.

—En primer lugar, me alegro mucho de que estén aquí —les respondí—. En segundo lugar, voy a solucionarlo todo. Todas y cada una de esas cosas.

Se rieron. Yo sonreí. Empecé de nuevo:

—Okey, es mentira. No vamos a solucionarlo todo, al menos hoy. La cuestión es que no podemos cambiar el comportamiento hasta que no establezcamos un vínculo, así que nuestras primeras intervenciones van a centrarse en eso. El verdadero problema aquí no es ninguna de las cuestiones específicas que han mencionado: ni las rabietas, ni las contestaciones, ni los portazos, ni los llantos en la escuela. El verdadero problema, por lo que parece, es que su sistema familiar está desequilibrado. Nadie se siente seguro o protegido.

Llegados a ese punto, me pareció que aquellos padres respiraban un poco más tranquilos. El mero hecho de oír a alguien identificar un problema —uno en el que veían reflejada su experiencia— y plantear con seguridad el camino que seguir era un alivio. Así que, en lugar de hablar de gritos o amenazas vacías, empezamos nuestra conversación hablando del vínculo. Les expuse a aquellos padres una serie de lo que yo llamo «desarrolladores del vínculo con un buen retorno», las estrategias de eficacia probada a las que vuelvo una y otra vez —en mi propio hogar y con mis pacientes— cuando las familias necesitan reconectar y recuperar el equilibrio. Algunas de esas herramientas y sus aplicaciones más prácticas pueden parecer estrategias propias de un «mundo ideal», pero creo que en ellas hay algo para todo el mundo. No importa si el desequilibrio en tu familia se pone de manifiesto en forma de malos modos, mentiras, rivalidad entre hermanos, rabietas o cualquier otro de los problemas de comportamiento que abordaré en los capítulos siguientes: estas estrategias desencadenan un cambio positivo independientemente de cuál sea el problema superficial porque ayudan a los padres a reorientar sus esfuerzos hacia el desarrollo del vínculo y de la cercanía con sus hijos, en lugar de hacia la supresión de una conducta. Porque, como sabemos a estas alturas, el comportamiento no es el problema, solo el síntoma. Las estrategias con buen retorno van a la raíz de lo que está ocurriendo y, como consecuencia, desembocan en hogares más tranquilos.

Como les expliqué a mis pacientes, cuando los padres tienen dificultades con sus hijos, los problemas casi siempre se reducen a dos: o los niños no se sienten tan vinculados con ellos como querrían o tienen alguna dificultad o necesidad no satisfecha ante la que se sienten solos. Imagina que tu hijo tiene una cuenta bancaria emocional. La moneda en esa cuenta bancaria es el vínculo: el comportamiento del niño en cada momento refleja el estado de su cuenta y lo llena o lo vacía que está. Ya he mencionado la idea de ese «capital de vínculo», el que se acumula cuando de verdad conectamos con un niño, vemos su vivencia, permitimos sus sentimientos y hacemos un esfuerzo para entender lo que le está pasando. Tener una cantidad sustanciosa de capital de vínculo lleva a que los niños se sientan seguros, capaces, protegidos y valiosos. Y esos sentimientos positivos en su interior conducen a un «buen» comportamiento en el exterior, a conductas de cooperación, flexibilidad y regulación. Así que, para crear un cambio positivo, primero tenemos que desarrollar el vínculo, que es lo que hará que los niños se sientan mejor y lo que a su vez los llevará a comportarse mejor. Pero ten en cuenta que el comportamiento es lo último. No podemos empezar por ahí. Tenemos que empezar con el vínculo.

También es importante recordar que ese capital de vínculo circula en dos direcciones. Como ocurre con cualquier cuenta bancaria, hacemos reintegros de nuestro capital de vínculo de forma habitual. Los padres gastamos capital de vínculo cuando les pedimos a los niños que recojan su habitación, cuando les decimos que necesitamos unos minutos para una llamada de trabajo inesperada o cuando anunciamos «hora de irse, cariño» o «se acabó el tiempo de pantallas». Los padres gastamos mucho capital de vínculo porque les tenemos que pedir a menudo a nuestros hijos que hagan cosas que no quieren hacer y que respeten nuestras normas cuando preferirían no hacerlo. **Eso quiere decir que los padres tienen que ser grandes acumuladores de capital de vínculo, más que sus hijos.** Necesitamos una buena reserva de la que sacar para no quedarnos sin fondos.

He aquí lo más importante en relación con el desarrollo del vínculo: conseguimos el mejor retorno de nuestra inversión en los momentos de calma. Intentar establecer un vínculo en el calor del momento no es especialmente eficaz porque nuestro cuerpo no asimila bien las cosas cuando está en modo de lucha o huida. En los momentos tranquilos es cuando podemos relajarnos, desarrollar el vínculo con nuestros hijos, ver su bondad y desarrollar relaciones más fuertes. Las intervenciones que detallo a continuación están pensadas para llevarse a cabo en los momentos de calma, que son los ideales para mejorar tu relación con tus hijos, desarrollar nuevas capacidades y abrir nuevos senderos para el cambio. Cuando algo va mal en mi propia familia, empiezo con estas estrategias, que básicamente producen depósitos de capital de vínculo.

El rato sin celular (RSC)

El rato sin celular (RSC) es la estrategia de crianza que más a menudo recomiendo. En cuanto a retorno de tu inversión, no hay nada que se le pueda comparar.

El RSC es justo lo que su nombre indica: tiempo de juego sin teléfonos cerca. El RSC se me ocurrió cuando me di cuenta de lo mucho que me distrae tener cerca el celular cuando estoy intentando dedicarle tiempo a uno de mis hijos. Si el teléfono está en la habitación, tiendo constantemente a mirarlo: a responder a un mensaje, a hacer un pedido en Amazon o a hacer cualquier otra cosa de las muchas que hay que hacer durante el día. Por más que me prometa que no me acercaré al celular y que me concentraré en el tres en raya o en hacer una construcción con bloques…, la tentación es demasiado fuerte.

Nuestros hijos quieren toda nuestra atención más que ninguna otra cosa. Nuestra presencia les hace saber que están a salvo, que son importantes, valiosos y queridos. Pero nuestros dispositivos son un imán muy poderoso para nuestra atención, y nuestros hijos notan cuando estamos distraídos. Quiero dejar claro que no estoy en contra de la tecnología ni del uso de los dispositivos electrónicos. Lo que sugiero es que establezcamos límites en torno a los dispositivos; no solo por nuestros hijos, sino por nosotros mismos. Necesitamos límites sobre el tiempo de uso de nuestros dispositivos que nos ayuden a darles a nuestros hijos toda nuestra atención. No a todas horas. Pero, sin duda alguna, sí a veces.

Dedicarle tiempo a tu hijo cuando estás del todo presente es la mejor forma de construir capital de vínculo. ¿Tienes un hijo al que le cuesta escuchar? RSC al rescate. ¿Tu hija está enojada y contesta? El RSC te ayudará. ¿Tus dos hijos se pelean a todas horas? Pon en marcha una rutina de RSC para cada uno. Podría seguir, pero creo que ya ves por dónde voy.

El RSC no hace falta que dure más de diez o quince minutos. El objetivo es entrar en el mundo de tu hijo, a diferencia de lo que haces durante el resto de su día, que es pedirle, una y otra vez, que entre en tu mundo. Durante el RSC, permite que tu hijo dirija el juego y actúa como testigo y observador, sin tratar de llevar la situación a tu terreno. Tu presencia en su mundo es lo más importante aquí.

Y he aquí una de las mejores partes del RSC: hace que el juego sea más disfrutable para los padres. Sin un celular en la habitación, nos es más fácil concentrarnos en jugar. Durante el RSC, me digo a mí misma: «Becky, no hay nada más importante que hacer exactamente lo que estás haciendo ahora» o «no necesito estar haciendo nada más; jugar con mi hijo es suficiente; yo soy suficiente». Y sin mi celular en la estancia pidiéndome «hacer más», puedo concentrarme en el juego.

Ahora vayamos a lo práctico y hablemos de cómo aplicar el RSC en tu hogar:

1. Ponle un nombre que indique que es un rato especial. Yo uso el término RSC porque me encantan unas buenas siglas y también porque a mis hijos les gusta cómo suena. Pero puedes llamarlo de cualquier otra manera, como el rato de papá y Marco, el rato de mamá y su niña, etcétera.
2. Limítalo a entre diez y quince minutos.
3. Nada de teléfonos, pantallas, hermanos o distracciones.
4. Deja que tu hijo elija el juego. Esto es fundamental.
5. Deja que sea él el protagonista; tu trabajo es solo observar, imitar, hacer lo que él hace y describir lo que él está haciendo.

Es importante decir en voz alta que estás dejando tu teléfono a un lado. Eso le demuestra a tu hijo que eres consciente de la distracción que puede suponer el celular y garantiza que se sienta visto y especial.

He aquí lo que puedes decir para introducir el RSC:

- **Para niños pequeños:** «¡Tengamos un poco de RSC! Voy a dejar mi teléfono en otra habitación para poder concentrarme en estar contigo. ¡Seremos solo nosotros dos y tú eliges lo que hacemos!».
- **Para niños no tan pequeños:** «Hola, cariño. ¿Sabes qué? Necesito un poco de RSC contigo. Solo tú y yo,

con mi celular bien lejos, porque sé que es un fastidio cuando hace ruido y me distrae. ¿Qué tal si luego tenemos un rato los dos solos? Serán diez o quince minutos, y puedes decidir lo que haremos».

Recuerda, el RSC tiene que ver con el mundo de tu hijo. Intenta evitar hacer preguntas y súmate a las ideas que tenga. Si te resulta poco natural, ¡no pasa nada! La mayoría de los padres no están acostumbrados a relacionarse de ese modo con sus hijos. Prueba lo siguiente:

- **Describe:** «estás construyendo una torre» o «estás pintando con un lápiz rojo».
- **Imita:** si tu hija está dibujando una flor, agarra tú también una hoja de papel, siéntate a su lado y haz lo mismo. No hace falta decir nada. Al imitarla, le estás demostrando a tu hija que estás prestándole toda tu atención y que lo que hace es valioso e interesante para ti.
- **Practica la escucha activa:** cuando tu hijo diga «¡quiero jugar a los camiones!», responde con un «¡quieres jugar a los camiones!». Si tu hija dice «el cerdo quiere entrar en el granero», respóndele un «así que el cerdo quiere entrar en el granero, ¿eh?».

Si estas ideas se te hacen extrañas, recuerda que se trata solo de pasar tiempo de calidad, sin distracciones con tu hijo o hija. Si no es posible dedicarle quince minutos, no te preocupes: que sean diez, cinco o dos. El RSC hace que los niños se sientan importantes y queridos, y cuando esos sentimientos están presentes, la mejora del comportamiento acaba llegando.

El juego de llenarse

Se me ocurrió este juego en una época en la que a mi hijo mayor le estaba costando adaptarse a la llegada del pequeño y lo he usado desde entonces. Se mostraba terco y maleducado, y tenía la mecha muy corta..., lo que hacía que no tuviera muchas ganas de pasar tiempo con él. Pero pronto me di cuenta de que en realidad la estaba pasando mal. Debajo de su rabia había preguntas: «¿Seguirán haciéndome caso?», «¿se satisfarán mis necesidades?», «¿papá y mamá pasarán conmigo tiempo suficiente?». Aquellos primeros meses de ser una familia de cinco se le estaban haciendo tan cuesta arriba que su cuenta bancaria emocional estaba casi a cero. Necesitaba una entrada de capital de vínculo, pero su comportamiento me estaba apartando de su lado.

Así que me inventé el juego de llenarse. Cada vez que mi hijo se portaba mal, en lugar de tener una mala reacción, respiraba hondo y le decía, poco a poco y con cariño: «Creo que estás intentando decirme que no estás lleno de mami». Que yo me ablandara hacía que él se ablandara y a menudo respondía diciendo algo como: «Sí... Solo estoy hasta aquí», y señalaba algún punto de sus piernas. Yo le daba a continuación muchos abrazos y lo apretujaba, hasta que el «nivel de mami» volvía a subir hasta lo más alto de su cabeza, momento en el que le daba un apretón gigante más para que tuviera «un poco de mami extra» hasta la vez siguiente. ¿Mejoró su comportamiento? No. No de inmediato. Ese «juego» no cambió las cosas de repente, pero fue un verdadero punto de inflexión. Fue el primer paso, porque hizo evidente lo que mi hijo necesitaba: tener más a su madre.

La próxima vez que el comportamiento de tu hijo haga que quieras salir corriendo lo más lejos posible, prueba a introducir el juego de llenarse. Plantea la posibilidad de que su conducta desafiante quizá se deba a que no está lleno de mami (o de papi) y de que eso quiere decir que ha llegado el momento de recibir una buena dosis. Haz algunas tonterías y añade unas cuantas risas.

Cuando veas lo beneficioso que es el juego de llenarse —tendrás la «prueba» en el modo en que tu hijo se ablanda y en cómo te ablandas tú también—, puede que quieras empezar a rellenar su depósito de forma proactiva, antes de que esté tan bajo que tenga que hacértelo saber con un tono desagradable o un comportamiento desregulado. Tal vez te dediques a llenarlo antes de que tus hijos se pongan a jugar juntos con los legos o de que les digas que en un rato tienen que ir a la cama. «¿Puedo llenar a todo el mundo de mami antes de empezar?», sería la pregunta inicial, y luego «llénalos» a todos.

Ejemplo de cómo introducir el juego de llenarse:

1. Dile a tu hijo: «No creo que estés lleno de mamá/papá ahora mismo. ¡Me parece que mamá/papá solo te llega a los tobillos! ¡Voy a llenarte!».
2. Dale a tu hijo un fuerte y largo abrazo.
3. «¿Qué tal ahora? ¿Quéééééé? ¿Solo hasta las rodillas? Bien, segunda ronda...».
4. Abraza a tu hijo de nuevo; haz una mueca, incluso, como si estuvieras usando todas tus fuerzas.
5. «¿Qué? ¿Solo hasta la barriga? ¡Pensaba que llegaría más arriba con este abrazo! Okey, prepárate para más mami, tercera ronda...».
6. Cuando tú o tu hijo ya estén llenos, dale un apretón más y dile: «Okey, deja que te dé un poco de más, solo por si acaso. Hay muchos cambios estos días, seguramente es bueno tener un poco de mami extra de reserva».

Cuándo jugar al juego de llenarse:

- Cuando tus hijos se despierten por la mañana, como una manera de empezar el día.
- Antes de cualquier separación. El juego de llenarse hace visible la idea de que tu hijo puede internalizarte antes de despedirse de ti.
- Antes de que te vayas a trabajar. El juego de llenarse permite que tu hijo te conserve a su lado.
- Antes de un momento que sabes que será complicado (por ejemplo, antes de pedirle a tu hijo que comparta sus juguetes con un hermano más pequeño; antes de que vaya a la cocina, donde su hermana pequeña está usando su plato favorito; antes de que empiece a armar un rompecabezas que sabes que será difícil).
- A modo de respuesta por un mal comportamiento. Interpretar el comportamiento de un niño a través del cristal de la bondad y del capital de vínculo es un verdadero regalo. «Llenar» a tu hijo de ti desarrolla su capacidad de regulación emocional y hace que se sienta bien y a salvo por dentro.

Vacunación emocional

La vacunación emocional funciona igual que la vacuna contra una enfermedad: reforzamos hoy nuestro cuerpo para estar más preparados para enfrentarnos con la adversidad en el futuro. Como sabemos, los seres humanos afrontan las dificultades no cambiando o evitando sus sentimientos, sino aprendiendo a regularlos. Si a tu hijo le cuesta ponerle fin al tiempo de pantallas, no llegará un día en el que no le importe dejarlas o en el que una nueva «perspectiva» repentina le permita entregar sin más el iPad, pero sí que (con suerte) será capaz de reconocer, validar y permitir sus emociones, lo que conducirá a una transición más tranquila de iPad a no iPad. Si a tu hija no le gusta perder en los juegos de mesa o los deportes, la regulación no hará que tenga un espíritu menos competitivo o que empiece a pensar que es «solo un juego» y se comporte con más deportividad, pero sí hará que sepa reconocer, validar y permitir sus emociones, lo que le permitirá respirar hondo y que todo acabe de una forma menos desagradable.

Teniendo en cuenta que el objetivo es regular nuestras emociones, y no arreglarlas, cambiarlas o suprimirlas, ¿cómo podemos ayudar a nuestros hijos a afrontar momentos de dificultad recurrentes? Una buena estrategia es prepararlos para los retos emocionales que tienen por delante. Con la vacunación emocional, establecemos un vínculo con nuestros hijos antes de una situación en la que las emociones vayan a ser intensas y reforzamos así sus capacidades de regulación antes de que necesiten usarlas. Hablamos con nuestros hijos del reto al que podrían enfrentarse pronto, lo validamos y verbalizamos o incluso ensayamos cómo gestionarlo; todo ello antes de que ocurra. Al trabajar el vínculo, validar y anticipar, desarrollamos los «anticuerpos de regulación emocional» antes de que aparezca la emoción en todo su esplendor. De ese modo, prerregulamos un sentimiento y, en el momento de la verdad, nuestro hijo está más preparado para manejarlo. Eso no significa que nuestra hija de repente vaya a aceptar con deportividad perder al parchís, pero, como sabemos, la práctica hace al maestro.

Recuerda: los momentos de mayor desregulación de un niño o niña ocurren cuando siente intensamente una emoción en un estado de soledad; la vacunación emocional también nos ofrece la oportunidad de hacer que esos momentos estén imbuidos de vínculo incluso antes de que ocurran, lo cual ayuda a interrumpir el ciclo de los berrinches.

Y hay otra gran lección que podemos extraer de todo ello: nosotros podemos beneficiarnos de la vacunación emocional tanto como nuestros hijos. Prueba visualizar una situación que pueda ser dura para ti hoy. Y ahora envía a tu interior, de antemano, empatía, comprensión y validación: «Tengo derecho a sentirme como me siento. Voy a respirar hondo por adelantado... y quizá así sea capaz de encontrar la manera de hacer lo mismo cuando llegue el momento en sí». Te sorprendería lo bien que funciona.

Ejemplos de vacunación emocional

Vacunación emocional = vínculo + validación + una explicación que ayude a entender, todo ello antes del «acontecimiento principal». He aquí dos ejemplos de cómo podría sonar:

Vacunación emocional para anticiparse al final del tiempo de pantallas

> Padre o madre: «Antes de que empiece el tiempo de pantallas, pensemos en cómo vas a sentirte cuando acabe. Es difícil dejar de hacer las cosas que nos gustan, ¿verdad? Para mí también».
>
> Niño: «¿Puedes poner ya la serie?».
>
> Padre o madre: «La pondremos enseguida. Voy a respirar hondo y a preparar mi cuerpo para cuando dejemos de mirar pantallas». Haz una demostración de cómo sería esa pausa. «Quizá podríamos soltar ya algunas de esas quejas por el final del tiempo de pantallas, para preparar nuestro cuerpo». Utiliza un tono desenojado, pero no de burla, cuando protestes: «¡Cin-

co minutos más! ¡A mis amigos los dejan mucho más rato! ¡Estaba a punto de apagarlo...; por favor, por favor..., no me dejas hacer nunca nada de lo que quiero hacer!».

- **¿Qué estás haciendo aquí?** Aligeras y llenas de vínculo una transición difícil antes de que se produzca. Eso no significa que al final de la serie tu hijo vaya a decir: «¡Aquí tienes el iPad, mamá! ¡No hay problema!». Significa que estás fomentando su capacidad de manejar emociones difíciles y que pronto habrá un momento en el que tu hijo te mire y diga: «¡Ay, ojalá pudiera ver otro episodio!», en lugar de gritar y lanzar el control remoto.

Vacunación emocional para hacer frente a un trabajo académico difícil

PADRE O MADRE: «He estado pensando en tus deberes y en lo difícil que puede resultar sentarse a escribir. No sabes cómo lo entiendo. A mí siempre me ha parecido que escribir es muy difícil, además de frustrante».

HIJO: «Sí».

PADRE O MADRE: «Quizá podríamos respirar hondo los dos juntos ahora. He leído que si nos adelantamos a las cosas difíciles y nos hablamos a nosotros mismos antes de hacerlas, se vuelven un poco más fáciles». No importa si tu hijo no participa del momento. Hazlo igualmente: pon una mano en el corazón, dirige la vista al suelo o cierra los ojos y di: «Cuando me ponga a escribir, puede que me resulte frustrante. ¡No pasa nada! Voy a respirar hondo por adelantado y a recordarme que no pasa nada porque me parezca difícil, ¡y también que soy capaz de hacer cosas difíciles!».

- **¿Qué estás haciendo aquí?** Recargas a tu hijo de vínculo y de validación antes del momento difícil.

El banquillo de los sentimientos

Algo que sabemos de los sentimientos es que solo dan miedo si estamos a solas con ellos. Cuando alguien nos dice «hola, veo que te sientes (triste/asustado/enojado/excluido); no pasa nada, estoy aquí, cuéntame», esos sentimientos empiezan a remitir de inmediato. Ya no nos sentimos tan sobrepasados. Nos sentimos más seguros.

Cuando a un niño le afecta algo, es como si lo dejaran tirado en el banquillo de ese sentimiento. Puede ser el Banquillo del Enojo, el Banquillo de la Decepción o incluso el Banquillo de No le gusto a nadie. Y lo que los niños (y también los adultos) quieren cuando están en un banquillo, sobre todo si es oscuro e incómodo, es que alguien se siente con ellos. En cuanto alguien se sienta con nosotros, el banquillo ya no parece tan oscuro y frío. Ahora tenemos a un «calientabanquillos».

Cuando tu hijo te diga «ojalá no tuviera un hermano pequeño, ¡está siempre tocando mis cosas!», imagina que está en el Banquillo de Me cuesta compartir. Siéntate con él. Puede que tengas que ponerle algún límite, pero aun así puedes sentarte con él: «Ah, estás pensando en lo difícil que es compartir. Lo entiendo, cariño. No voy a dejar que le pegues a tu hermano, pero tienes derecho a sentir toda esa rabia que sientes. Estoy aquí contigo».

Cuando tu hija esté digiriendo que su mejor amiga se haya ido a vivir a otra ciudad y te grite «¿por qué no podemos mudarnos nosotros para que yo pueda estar con Liv?, ¡odio vivir aquí y los odio a todos!», lo primero que tienes que hacer es respirar hondo. Detrás de ese ataque hay un sentimiento, y lo que tu hija está pidiendo es validación y apoyo. Está en el Banquillo de la Pérdida. Siéntate con ella: «Te entiendo. Es un fastidio».

Y... trata de sentarte contigo en tu banquillo. Localiza la parte de ti que te reconforta (¡está ahí!, ¡siempre!) y pídele que se siente con la parte de ti que está asustada o triste o está siendo autocrítica. Dile a la parte de ti que se siente sobrepasada: «Estoy aquí, sentimiento que me supera. Te veo. Te escucho. Eres parte de mí, pero no lo eres todo. Me sentaré contigo».

Ejemplos de cómo sentarte en el banquillo de los sentimientos de tu hijo

La próxima vez que tu hijo te hable de un sentimiento difícil, recuérdate: «Siéntate con él. Siéntate en este banco, pero no hagas ningún intento de sacarlo de allí. Así es como establezco un vínculo con él y desarrollo la resiliencia en su interior». Demuéstrale a tu hijo que estás allí con él, en lugar de pedirle que se sienta de una manera distinta a como se siente.

Palabras

- «Eso no parece nada fácil».
- «Es un fastidio. Lo es».
- «Me alegro mucho de que me lo cuentes».

- «Te creo».
- «Ser un niño hoy en día… Ay, parece tan tan difícil. Te entiendo».
- «Veo que eso te pone muy triste. Tienes derecho a estarlo, cariño».
- «Estoy aquí contigo. Me alegro mucho de que estemos juntos y hablando de esto».
- «A veces no tenemos una forma de sentirnos mejor enseguida. A veces, cuando las cosas se nos hacen difíciles, lo mejor que podemos hacer es hablarnos a nosotros mismos con cariño y hablarlo con otras personas que nos entiendan».
- «Te quiero. Te quiero igual, al margen de cómo te sientas y lo que esté pasando en tu vida».

Acciones

- Siéntate en el sofá o en la cama con tu hijo mientras te habla.
- No hables demasiado. Asiente. Muéstrate empático.
- Ofrécete a darle un abrazo.
- Hagan respiraciones hondas los dos juntos.

Introduce la diversión

La paternidad y la maternidad pueden parecer un asunto muy serio. Hay un importante componente logístico («tienes que ir a la escuela, luego te recogeré y te llevaré al dentista, después te dejaré en el entrenamiento de futbol y por la noche tarea, cena y a la cama temprano, ¿de acuerdo?») y es fácil acabar teniendo con tu hijo una relación que puede parecer exasperante, frustrante o lisa y llanamente desagradable. En mi consultorio, veo que un elemento que falta en muchas familias es la alegría. La tontería. El hacer el ridículo juntos. La DIVERSIÓN.

La diversión es importante. Muy importante. Compartir momentos de juego y de hacer tonterías es una de las mejores maneras de desarrollar capital de vínculo. La risa reduce las hormonas del estrés, como el cortisol y la adrenalina, y hace aumentar los anticuerpos y las células inmunitarias. Lo que significa que la risa es en realidad un asunto muy serio, porque nuestro cuerpo se vuelve más saludable cada vez que soltamos una risita o nos echamos unas carcajadas. Además, bailar haciendo tonterías, cantar canciones inventadas o jugar a atraparse hace que los niños se sientan importantes, seguros y queridos. Y que nuestros hijos se sientan a salvo es una de nuestras principales obligaciones como padres, lo que convierte a la diversión en uno de los aspectos más importantes de la crianza. No nos reímos si nos sentimos en peligro o amenazados, así que reírnos con nuestros hijos envía el siguiente mensaje: «Este es tu hogar familiar y es seguro. Aquí estás a salvo. Puedes ser tú mismo entre estas paredes».

A algunos padres les cuesta más que a otros mostrarse juguetones. Si no tienes ningún problema en ese aspecto, puedes saltarte este párrafo. Pero si hacer tonterías con tus hijos se te hace raro o te resulta poco natural —si te consideras una madre o un padre más bien formal—, tómate un momento para recordar que conocerse a uno mismo es el primer paso. A todos los padres les cuesta algún aspecto de educar a sus hijos, ya sea poner límites, lidiar con el conflicto, jugar con ellos o algo completamente distinto. Y si hacer tonterías con ellos es algo que a ti te cuesta, es probable que sea porque no lo hicieron contigo. Muchas veces, los padres con problemas para divertirse con sus hijos crecieron en hogares en los que, desde muy pronto, las tonterías infantiles se reprimieron a fuerza de vergüenza («me estás haciendo quedar mal, ¡para ahora mismo!»), exclusión (un padre o una madre que se desentienden cuando un niño quiere jugar a algo o hacer tonterías) o incluso castigo («ya basta de popó, pipí, caca, pedo, ¡a tu habitación!»). Si ese fue tu caso, es posible que aprendieras a distanciarte de tu propio espíritu lúdico, porque tendemos a desconectar de las partes de nosotros que reciben atención negativa en nuestros primeros años. Quizá te ayude revisitar el capítulo anterior sobre el autocuidado; te dará ideas para reconectar con ese lado de ti que existe, pero que está silenciado, y al que, comprensiblemente, le cuesta salir a la luz.

Enumero a continuación algunas ideas de actividades divertidas, pero recuerda que hay un millón de formas de hacer tonterías. Si los niños se están riendo, hay un aire de levedad en el ambiente y tú no estás pensando en conseguir ninguna meta ni resultado, es que lo estás haciendo bien.

Sugerencias de juego:

- Hacer tonterías bailando.
- «Concurso de talentos»: todo el mundo en la familia tiene que salir al «escenario», uno a uno, y hacer un movimiento absurdo. Todos los demás lo miran con asombro y luego aplauden a rabiar mientras la persona se inclina para saludar. Si tienes un hijo que prefiere mirar y no participar, no pasa nada; no hay que presionarlo ni avergonzarlo. (¡Quiero dar las gracias a la fantástica canguro de mis hijos, Jordan, porque este se le ocurrió a ella!).
- Inventarse canciones o rimas.
- Karaoke familiar.
- Jugar a disfrazarse, a las casitas o a cualquier otro juego simbólico.

- Construir un fuerte.
- Optar por bromear como primera respuesta ante la falta de modales, la sordera selectiva o las quejas. Por ejemplo: «¡Oh, no, los "gracias" volvieron a desaparecer! A ver, a ver, dónde pueden estar... ¡Oh, espera, espera, los encontré! ¡Debajo del sofá! Deja que te los devuelva. ¡Bien! Solucionado. ¡Fiu!».
- ¿A qué te gustaba jugar cuando eras niño? ¿Qué es lo que siempre querías que alguien hiciera contigo? Trabajé una vez con una familia en la que el padre era un hombre al que le costaba jugar con sus hijos, pero al que se le iluminó la cara al recordar que de pequeño jugaba a un juego llamado Crossfire. Lo pidió online y fue el primer paso por el camino de la conexión a través del espíritu lúdico.

«¿Te he contado lo de la vez que...?»

Los momentos más complicados de la relación entre padres e hijos suelen surgir cuando nos vemos atrapados en un ciclo de comportamiento difícil. Nuestro hijo se porta mal, reaccionamos gritando algo como «¿otra vez con lo mismo?» y entonces el niño se encierra en sí mismo, no habla con nosotros y nosotros no sabemos qué hacer. Cuando nos vemos en uno de esos bucles, el problema se convierte en algo que está demasiado en carne viva como para abordarlo directamente. Hay demasiada vergüenza (en los niños) y reactividad (en los padres) y, casi siempre, nuestros intentos de discutir el asunto se topan con el rechazo («tú no me entiendes, ¡sal de mi habitación!) o hacen que la situación vaya a más (intentas hablar con tu hijo o hija de lo ocurrido, pero te enzarzas en una pelea aún mayor). En consecuencia, tenemos que encontrar una estrategia que nos permita abordar el problema no de frente, sino de lado: ir por la puerta trasera en lugar de por la principal.

Aquí es donde entra en escena la frase: «¿Te he contado lo de la vez que...?». Ese enfoque —en el que el padre o la madre se identifica con el problema de su hijo desde una perspectiva personal— fortalece el vínculo, reconoce la bondad interior del niño y le enseña a resolver problemas, todo ello sin hablar de la situación directamente, que es algo que a un niño puede parecerle demasiado intenso en ese momento.

Ejemplo de «¿Te he contado lo de la vez que...?»:

1. Identifica qué es lo que en el fondo le está costando a tu hijo. (¿Alegrarse de los logros de los demás? ¿Seguir esforzándose cuando las matemáticas se le cruzan?).
2. Asume el problema como propio: recuerda un momento del pasado reciente o de cuando eras un niño en el que te viste frente a una situación similar.
3. Habla con tu hijo no en el calor del momento, sino cuando las cosas estén más tranquilas, y empieza diciendo: «¿Te he contado lo de la vez que...? Luego explícale una situación similar por la que tuviste que pasar.
4. Intenta que tu hijo se implique en tu historia, idealmente una en la que no diste con la solución a la primera, sino en la que solo tras muchos esfuerzos conseguiste solucionar el problema.
5. No acabes tu anécdota relacionándola directamente con tu hijo. No hace falta decir: «¿No es como cuando tú...?». Deja que la historia y el momento brillen

por sí solos y confía en que llegarán a la parte de tu hijo que necesitaba el vínculo.

¿Por qué es una estrategia tan eficaz? ¿Por qué es una inversión con buen retorno? En primer lugar, cuando compartes con tu hijo que has pasado por lo mismo que él, en realidad le estás diciendo: «Eres bueno por dentro. Eres valioso. Mereces que te quieran. Eres un buen niño que está pasando por un mal momento. Veo tu bondad más allá de tu comportamiento porque yo también soy bueno y he pasado por lo mismo». No puedes decirle todo eso a tu hijo justo en ese momento, porque le resultaría demasiado intenso y lo rechazaría, pero, al contarle esa historia sobre ti, ese es el mensaje que le llegará.

En segundo lugar, estableces un vínculo profundo porque le estás mostrando a tu hijo tus vulnerabilidades. Nos olvidamos de que nuestros hijos tienden a vernos como seres infalibles. Después de todo, sabemos hacer con facilidad todo lo que a ellos les cuesta, desde cosas tan simples como ponernos una chamarra y atarnos las agujetas de los zapatos hasta otras más complejas como resolver problemas de matemáticas o conducir un coche. La distancia entre lo que para un niño es un trabajo inmenso y lo que para un adulto es el día a día puede ser intimidante para los más pequeños y hacer que (sin querer) sientan vergüenza. A cualquiera de nosotros le costaría aprender y probar cosas nuevas si estuviéramos rodeados de expertos a todas horas. Imagina intentar aprender a cocinar con un chef famoso observando lo que haces por encima del hombro o a jugar al tenis con Roger Federer a tu lado. Es mucho más fácil aprender a cocinar con alguien que sabe más que tú, pero a quien de vez en cuando se le sigue quemando el ajo, o jugar tenis con un instructor que ganó torneos en la universidad, pero que a veces aún comete dobles faltas. Esas personas saben mucho, pero no demasiado. Cuando nos dejan entrever sus errores, lo que nos están diciendo en realidad, sin usar esas palabras, es que equivocarse forma parte del aprendizaje: «Ser bueno en algo no es no hacerlo nunca mal. Dos cosas pueden ser ciertas: puedes ser bueno y puedes cometer errores… como yo». Ah, qué alivio. Eso es lo que queremos que sientan nuestros hijos.

Pero la parte más importante de esta estrategia es que, al contarle a tu hijo una anécdota en la que te describes pasando por algo que se parece a lo que está viviendo él, ocurre algo sorprendente: tu hijo accede a su propio solucionador de problemas interno. Algo mucho más difícil cuando ves el problema como solo tuyo y cuando la parte de ti mismo encargada de la resolución de problemas se ve superada por las circunstancias. Cuando escuche tu historia, tu hija probablemente te bombardeará con ideas o propuestas de resolución y, al hacer eso por ti, estará fortaleciendo su propio circuito de resolución de problemas y haciendo que le sea más accesible cuando lo necesite. Eso también les ocurre a los adultos, ¿verdad? A veces, el acto de hablar de los problemas de los demás es lo que enciende una bombilla en nuestro interior y pone en marcha un pensamiento o un impulso de cambio que no teníamos cuando la conversación se centraba en nosotros. A menudo hace falta exteriorizar una dificultad para reducir la vergüenza y la culpa en nuestro interior, y liberar el espacio necesario para que emerjan nuestra compasión y nuestra capacidad de resolución.

Cambia el final

Todos nos equivocamos. Tú lo haces. Yo lo hago. La «madre perfecta» de Instagram lo hace. Gritamos, contestamos, nos desquitamos en nuestros hijos, descargamos culpas, ponemos etiquetas... Hacemos todo eso no porque seamos malos padres, sino porque somos seres humanos normales. Así que, si algo de lo que pasó con nuestros hijos nos hizo sentir fatal, ¿qué debemos hacer a continuación? Reparar. Como hablamos en el capítulo 5, la reparación nos da la oportunidad de cambiar el final de la historia; en lugar de que nuestra hija archive en su memoria una situación de miedo y soledad (y recuerda que aunque ella no hable de lo ocurrido el recuerdo está almacenado en su cuerpo), podrá archivar una en la que su padre o su madre volvieron y la ayudaron a sentirse segura de nuevo. Eso lo es todo.

Pienso a menudo que las relaciones saludables se definen no porque no se rompan nunca, sino por lo bien que las reparamos. Todas las relaciones pasan por malas rachas y, aun así, es de esos momentos de donde salen a veces los vínculos más fuertes. Las situaciones de ruptura se producen porque las dos personas están en su propia vivencia y son incapaces de dejarla temporalmente de lado para entender a la otra persona y establecer un vínculo con ella. Incluso si trabajamos para entender cuáles son nuestros disparadores psicológicos o intentamos ser más autoconscientes para poder identificar nuestras vivencias sin dejar que lo ocupen todo, no podemos evitar momentos de ruptura en nuestras relaciones cercanas; ni con nuestros amigos, ni con nuestros cónyuges ni desde luego con nuestros hijos. Así que tenemos que aprender a reparar mejor.

Y sí, hay una diferencia entre reparar y pedir disculpas. Muchas veces, las disculpas tratan de poner punto final a una conversación («siento haber gritado, ¿podemos pasar a otra cosa?»), pero lo que hace una buena reparación es iniciarla. Una reparación va más allá de una disculpa porque busca reestablecer un vínculo cercano tras un momento en el que alguien se sintió herido, incomprendido o solo. Puede que las palabras «lo siento» sean parte de una reparación, pero raras veces lo son todo.

Cómo cambiar el final:

1. Hazle saber a la otra persona que has estado reflexionando.
2. Reconoce su vivencia.
3. Deja claro lo que en otra ocasión harías de otro modo.
4. Vincúlate a través de la curiosidad ahora que estás en una situación de mayor seguridad.

He aquí un ejemplo de reparación en el que aparecen los cuatro elementos: «No dejo de pensar en lo que pasó [reflexión], cuando fui al cuarto de juegos después de que le tiraras la torre a tu hermana. Seguro que lo hiciste porque algo que pasó te sentó mal [reconocimiento]. Siento haberte gritado. Tendría que haberte preguntado por lo que te preocupaba en lugar de gritarte [qué harías de otro modo]. ¿Podemos volver a lo que pasó? ¿Me contarías lo que estaba ocurriendo antes de tirar la torre? Es importante. Me encantaría escucharlo y entenderlo [curiosidad]».

Cuando alguien reflexiona contigo («he estado pensando sobre...») y reconoce tus sentimientos («debes de haber estado enojado para haber...» o «debió de asustarte que yo...»), pone de manifiesto que está teniendo en cuenta tu estado de ánimo, y no solo tu comportamiento superficial. Como ya sabemos, prestando atención a los sentimientos que hay detrás de la conducta es como ayudamos a nuestros hijos a empezar a desarrollar una conciencia emocional y a regular sus emociones. Así que, cuando cambiamos el final, no solo fortalecemos nuestra relación con nuestro hijo, sino que lo ayudamos a desarrollar capacidades de regulación. ¡Eso sí que es una inversión con un buen retorno!

Cuando a continuación manifestamos que nos gustaría haber hecho las cosas de otro modo, estamos haciéndole saber que nos tomamos nuestras acciones muy en serio; no solo nos hacemos responsables de lo que hemos hecho, sino que también nos comprometemos a cambiar. Y cuando tenemos la valentía de mostrar curiosidad por la vivencia de otra persona durante nuestros momentos difíciles, estrechamos los lazos que nos unen, porque, al reconocer que nuestra disculpa no hace desaparecer su dolor, demostramos que nos preocupamos más por sus sentimientos y su realidad que por nuestro orgullo o bienestar. Aprendemos también más sobre la otra persona, lo que hace más profunda nuestra relación, porque estamos dispuestos a escuchar su verdad.

A ver, seamos claros: yo no siempre incluyo los cuatro elementos con mis propios hijos. A veces digo: «Siento haber gritado» (reflexión) o «reaccioné mal a tu pregunta y me imagino que no te sentó nada bien...; lo entiendo y lo siento, y te quiero» (reflexión y reconocimiento). O digo: «Ayer estaba de mal humor, estaba estresada por el trabajo y no fue culpa tuya que me enojara porque no te gustara la cena. Lo que pasó fue cosa mía, no tuya, y me gustaría no haberla tomado contigo» (reflexión, reconocimiento, qué harías de otro modo). Así que, por supuesto, siéntete libre de reparar de la forma en que te resulte más cómoda. Algunas reparaciones serán más cortas y otras más largas. En líneas generales, la clave está en responsabilizarte de lo ocurrido y decirles a tus hijos que ellos no provocaron tus sentimientos ni tienen por qué solucionar tus reacciones. Cuando los niños están solos ante una emoción difícil, recurren a la culpabilización («soy un niño malo») y a la duda («¿y si tuve una reacción exagerada?, ¿y si en realidad no me gritó?, ¿y si es así cómo debo esperar que me traten los demás?»). Cuando reparamos, nos aseguramos de que no recurran a esas explicaciones, lo que contribuye a preservar su seguridad en sí mismos y a que sientan que el mundo es un lugar seguro. Y, recuerda: no hay nada peor para un niño que dejarlo a solas con un sentimiento doloroso. La reparación cambia la soledad por el vínculo: ese debería ser el intercambio definitivo para todos nosotros.

CAPÍTULO 12

Cuando no te escucha

Sonia, que es madre de dos niños pequeños, llegó a mi consultorio exasperada. «Mi hijo Felix ignora todo lo que digo y no hace nada de lo que le pido —me dice—. No me tiene ningún respeto, así que, claro, acabo gritando. ¿Qué otra cosa puedo hacer? ¡Ayúdame, doctora Becky!».

Cuando decimos «mi hijo no escucha» en realidad no estamos hablando de escuchar. No he oído nunca que un padre o una madre se quejen de que su hijo no le escucha cuando le dice «¡hay helados en la mesa de la cocina!» o «¡puedes ponerte otro capítulo de la serie!». De lo que estamos hablando realmente en situaciones como la de Sonia es de cooperación. Decimos «mi hijo no escucha», pero lo que queremos decir es «mi hijo no coopera cuando le pido que haga algo que no quiere hacer».

¿Cómo nos comportamos nosotros, los adultos, cuando alguien nos pide que hagamos algo que no queremos hacer? Bueno, por lo general depende de la relación que tengamos en ese momento con la persona que nos hace la petición. Si mi matrimonio está pasando por una buena racha y mi marido me pide que le traiga algo al volver del trabajo, probablemente diré que sí. Pero si llevo un tiempo sintiéndome poco apreciada o incomprendida, hay más posibilidades de que le diga que no tengo tiempo.

Cuanto más conectados nos sentimos a alguien, más nos apetece hacer lo que nos pide. La escucha es, básicamente, un barómetro de la fortaleza de una relación en un momento dado. Así que, cuando nuestros hijos no nos escuchan, es fundamental plantear la situación no como un problema del niño, sino como un problema de la relación. Si tu hijo te ignora o raras veces hace lo que le pides, está intentando decirte que su relación necesita que le presten atención. Que quede claro que esto no es un referéndum sobre tu maternidad ni sobre tu paternidad... No eres ni una mala madre ni un mal padre, no tienes un mal hijo y tu relación con él no está en las últimas. **Todas las relaciones entre padres e hijos necesitan de vez en cuando un extra de amor y de atención**. En mi casa, con mis tres hijos, se me hace saber a todas horas (en forma de niño que no escucha) que necesito bajar revoluciones, pensar en las necesidades individuales de cada uno de ellos y fortalecer la relación. Cuando eso ocurre, intento dedicar un tiempo a pensar en lo que le pasa a ese niño, en lo que le resulta difícil o frustrante, y en por qué mi hijo podría estar sintiéndose «no visto» o excluido. Eso no significa que me culpabilice, pero sí que asumo la responsabilidad de reflexionar sobre por qué mi hijo podría parecer distante y qué partes de nuestra relación necesitan atención. Me recuerdo a mí misma que el vínculo siempre incrementa la cooperación, porque a todos nos gusta ayudar a las personas de las que nos sentimos cercanas.

Hay un segundo elemento en el problema de la no escucha. Mi hijo mayor me dijo una vez: «Los padres están siempre pidiéndoles a los niños que dejen de hacer algo divertido para hacer algo menos divertido. Por eso los niños no escuchan». Creo que tiene razón. Tal vez nuestra hija esté jugando con sus bloques y queramos que se bañe, o esté comiendo panecillos de chocolate y queramos que se ponga los zapatos para salir de casa, o esté viendo la televisión y queramos que la apague. Les pedimos a nuestros hijos que hagan algo que «tienen que hacer» pero no quieren hacer, cosas que son una prioridad para nosotros pero no para ellos. Es lógico que no sea fácil conseguir cooperación en esas situaciones. A los adultos también nos costaría. Imaginemos que has quedado para comer con una amiga y otra amiga aparece y les dice: «Chicas, ¿podrían dejar la comida para otro día y venir a ayudarme a limpiar el lavabo de mi casa?». Estoy bastante segura de que las dos dirían que no y seguirían con su comida. Los padres les hacen eso a sus hijos: les piden que dejen de hacer algo de lo que disfrutan para hacer algo de lo que no. Eso no significa que debamos evitar pedirles cosas: siempre tendremos que pedirles a nuestros hijos que hagan cosas que no quieren hacer. Pero tiene que ver con el proceso y el modo en que realizamos esas peticiones. Gritar, por ejemplo, no es una forma eficaz de incitar a la cooperación. De hecho, es contraproducente. Cuando gritamos, el cuerpo de nuestros hijos entra en modo de amenaza porque notan el peligro en el tono agresivo, el volumen y el lenguaje corporal, y ni siquiera pueden procesar lo que estamos diciendo porque toda su energía está concentrada en sobrevivir al momento. Si alguna vez te ha resultado tan frustrante la falta de cooperación de tu hijo que gritaste «¿ESTÁS ESCUCHANDO ALGO DE LO QUE ESTOY DICIENDO?», la respuesta me temo que es no, tu hijo no está «escuchando» en esos momentos. Y no es una señal de falta de respeto o de desobediencia, sino de que su cuerpo ha entrado en un estado de parálisis animal defensiva. Pero no queremos que nuestros hijos nos tengan miedo, y no queremos que se queden paralizados justo en el momento en el que deseamos que cooperen con nosotros (recuerda: sigues siendo un buen padre y una buena madre aunque grites, y después de los gritos puedes reparar). Cuando imbuimos vínculo, respeto, diversión y confianza en nuestras peticiones, los intercambios que antes estaban marcados por el antagonismo empiezan a ser recibidos con cooperación.

Estrategias

Establece un vínculo antes de hacer una petición

La estrategia más importante en relación con la escucha es establecer un vínculo con tu hijo en su mundo antes de pedirle que haga algo en el tuyo. Un niño necesita sentir que lo ven antes de ser capaz de dejar de lado algo de lo que está disfrutando (dibujar o jugar con plastilina, por ejemplo) y acatar una petición que es una prioridad para ti (como limpiar el material que utilizó para jugar). Sentirse visto es un arma poderosa de vinculación y sentir cercanía con una persona hace que queramos cooperar con ella. Cuando reconocemos verbalmente lo que nuestro hijo está haciendo en el momento, es como si dijéramos: «Te veo: eres una persona real con deseos, pensamientos y sentimientos reales». Enviamos el mensaje de que lo estamos escuchando en ese momento, lo que le permite devolvernos el favor y escucharnos a nosotros.

Ejemplos:

- «Vaya, has estado trabajando mucho en esa torre. Sé que no te va a ser fácil dejarla un rato para ir a la regadera. Pero si te bañas rápido ahora, luego tendrás tiempo de seguir con la torre antes de irte a dormir».
- «¡Sé que es difícil decidir cuándo irse, porque te la has estado pasando muy bien! Ahora tenemos que

irnos, pero la madre de Matías y yo podemos pensar en qué otro día, muy pronto, pueden volver a quedar para jugar».

Dale a tu hijo la posibilidad de elegir

Esta estrategia funciona muy bien combinada con la de establecer un vínculo antes de pedir nada. Si le das a tu hijo la posibilidad de decidir, estará más dispuesto a cooperar. A nadie le gusta que lo manden, y menos aún a los niños, que ya se sienten muy controlados gran parte del tiempo. Esta es una estrategia que puedes utilizar con niños de todas las edades; incluso tu hija de dos años tendrá más ganas de cooperar y lavarse los dientes si la dejas escoger entre hacer una carrera hasta el cuarto de baño o llegar hasta allí zumbando como una nave espacial. Ofrece solo opciones que sepas que, si tu hijo las escoge, van a parecerte bien, y luego hazle saber que confías en que, si se opta por una de esas opciones, es porque piensa cumplirla.

Ejemplos:

- «Podemos irnos ya de casa de Abby o puedes jugar una última partida de cartas. Lo que tú decidas... ¿Una partida más y nos vamos? Está bien. Sé que cuando te comprometes a hacer algo lo haces, así que me parece bien».
- «Puedes recoger los platos ahora o bañarte primero y hacerlo luego... ¿Después del baño? Okey, sé que lo harás. Suena bien».

Utiliza el humor

El humor permite cambiar de perspectiva, que es lo que queremos cuando les pedimos cosas a nuestros hijos.

Cuando infundimos alegría en lugar de frustración, nos unimos a nuestros hijos en el mundo que ellos siempre prefieren; uno lleno de bromas, diversión y risas. Es un mundo del que, la verdad, también nosotros queremos formar parte. Cuando introducimos la risa en la ecuación, nuestros hijos se sienten más vinculados a nosotros y están más dispuestos a cooperar.

Ejemplos:

«Oh, no..., ¡se perdieron tus orejas de escuchar! Bien, espera, creo que las encontré. Dios mío, no lo vas a creer..., ¡estaban en esta planta! ¿Cómo llegaron allí? ¡Pongámoslas otra vez en tu cuerpo antes de que les salga una flor!».

«Lo sé... ¡escuchar a tus padres es un fastidio! ¿Y si hablara mientras bailo dando vueltas en círculos? ¿Lo haría más interesante?».

El truco de cerrar los ojos

No soy muy partidaria de «trucos» o «engaños» a la hora de educar porque tienden a priorizar la conformidad a corto plazo frente a la vinculación y el desarrollo de capacidades a largo plazo. Pero no es el caso de una de mis estrategias favoritas de todos los tiempos: el truco de cerrar los ojos. Esta técnica les da a los niños los elementos básicos que necesitan para querer escucharnos, ya que infunde respeto, confianza, independencia, control y espíritu lúdico, todo a la vez. Funciona de la siguiente manera: anuncias que vas a cerrar los ojos y te los tapas con las manos. Luego dices: «Si cuando abra los ojos hay una niña con los zapatos puestos... Oh, Dios mío, si hay una niña con el velcro abrochado..., ¡no sé lo que voy a hacer! ¡No podré creérmelo! ¡Puede que incluso, oh, no, no, tenga que ponerme a bailar dando saltitos yendo de un lado a otro y puede que hasta me caiga al suelo!». Luego haz una pausa y espera.

Las posibilidades de que tu hija corra a ponerse los zapatos acaban de dispararse. ¿Por qué? Porque ahora tu hija tiene las riendas. Siente que tiene el control en lugar de sentir que la controlan. Tu hija siente que confías en ella porque no estás mirando (aunque estés espiando entre los dedos), y al trato le estás añadiendo un componente de diversión y la promesa de hacer algo absurdo. ¿Y a qué niño no le gusta ver a su padre o a su madre bailar, caerse y hacer el ridículo?

Esta estrategia puede aplicarse también a niños no tan pequeños; muchos padres de niños de siete y ocho años me dicen que les sorprende que su hijo no solo «se trague» el truco de cerrar los ojos, sino que lo pida. Si tienes claro que no es algo que vaya a funcionar con tu hijo, porque no es tan pequeño, entonces intenta utilizar las ideas básicas de esta estrategia y adáptalas para tu preadolescente o adolescente. Prueba a decir: «Veo que aún no has recogido tu habitación... Mmm, bueno, voy a empezar a preparar la cena y confío en que cumplas con tu promesa de quitar tu ropa de en medio antes de venir». Algo así funciona a partir del mismo principio de confianza. Y si quieres que tenga también ese elemento de diversión, añade mientras te alejas: «¡Solo digo que si esa habitación acaba recogida, puede que me ponga a cantar!».

Si te estás preguntando por qué esta estrategia funciona, imagina cómo te sentirías si tu jefe quisiera que volvieras a hacer un informe y luego se quedara de pie junto a tu mesa, frente a cómo te sentirías si se alejara tras lanzarte un mensaje de confianza y ánimo. Yo seguro que trabajaría más a gusto en el segundo caso. Todos necesitamos sentir que confían en nosotros y no que nos controlan. Por no hablar de que si mi jefe prometiera hacer algo absurdo cuando acabara de corregir el informe me pondría de inmediato a hacerlo. Como para dejar escapar esa oportunidad.

El juego de intercambiar papeles

Hay muchas cosas que podemos hacer, fuera de los momentos en los que necesitamos cooperación, para aumentar las posibilidades de que nuestros hijos, cuando sea necesario, hagan lo que les pedimos. Cuanto más ayudemos a un niño, en general, a que se sienta visto, independiente, digno de confianza y con control sobre su vida, más dispuesto estará a escuchar nuestras peticiones. Entender este principio puede ser muy prometedor, porque hay innumerables oportunidades a lo largo del día para desarrollar capital de conexión y, en cierto modo, capital de escucha.

Una buena manera de hacerlo es jugando a lo que yo llamo el juego de «Ahora tengo que escucharte yo». Introdúcelo diciendo: «Sé que ser pequeño es duro. ¡Tus padres te piden un montón de cosas! Así que juguemos a un juego. Durante los siguientes cinco minutos, tú eres el adulto y yo el niño, y tengo que hacer lo que tú me pidas, siempre y cuando no sea peligroso». Explícale a tu hijo que la comida o los regalos no forman parte del juego (no puede pedirte que vayas a comprarle cien sobres nuevos de Pokémon o treinta bolsas de M&M), que se trata de pensar en cosas del día a día. Pero los detalles no son lo importante aquí. Lo importante es intercambiar los papeles, permitir que tu hijo pruebe a ocupar la posición de adulto todopoderoso y que tú empatices con lo difícil que es ser un niño. Durante el juego, exagera lo difícil que es escuchar a tu «padre» o a tu «madre». Di cosas como «nooo, ¿de verdad tengo que recoger los bloques magnéticos?, no quierooooo» o «¡aaaaah, ojalá no tuviera que bañarme ahora mismísimo!». Es un juego que creo que también es útil para mí: me recuerda lo difícil que puede ser aceptar órdenes cuando no quieres hacer algo.

¿Cómo les funciona a Sonia y Felix?

La siguiente vez que Felix ignora lo que le pide Sonia, ella opta por empezar reconociendo lo que eso la hace sentir: «Ah, hola, frustración. Sí, es difícil hacer de madre cuando tu hijo está en una fase de no escuchar». Luego se recuerda lo siguiente: «Escuchar en realidad es cooperar, y la cooperación nace del vínculo». Respira hondo y más tarde, ese mismo día, juega al intercambio de papeles con Felix. El niño le pide a Sonia que salte en un pie, recoja los lápices y haga movimientos de baile absurdos una y otra vez. A Felix, como era de esperar, le encanta el juego, y Sonia se descubre disfrutándolo más de lo que lo esperaba.

Más tarde, esa noche, cuando Sonia le pide a Felix que recoja su habitación, recuerda hacerlo de forma que su hijo se sienta visto y le dice: «Ay, cariño, pronto llegará la hora de dejar los bloques. ¡Sí, lo sé, jugar es muy divertido! Vamos a tener que darles las buenas noches, sacudir la ropa que se manchó del suelo y empezar a lavarnos los dientes enseguida. ¿Quieres empezar ahora o en dos minutos?». A Sonia le complace comprobar que nota menos resistencia al dirigirse a Felix si establece un vínculo y le da la oportunidad de elegir.

CAPÍTULO 13

Rabietas emocionales

> Ezra, de tres años, va a la cocina y le dice a su madre, Orly, que quiere desayunar helado. Orly le responde con tono amable:
>
> —¿Helado? No, amor, no puede ser. ¿Qué tal un waffle?
>
> —¡HELADO, AHORA! —exige Ezra—. ¡Solo helado, lo quiero ahoraaaaaaa!
>
> Entonces se tira al suelo llorando y gritando durante lo que parece una eternidad, por un helado.

Las rabietas son normales. De hecho, no es solo que sean normales..., es que son saludables. Desde luego, eso no significa que sean divertidas, disfrutables o particularmente convenientes. No son ninguna de esas cosas. Las rabietas son difíciles y agotadoras para todos los implicados. Y, aun así, forman parte del desarrollo infantil sano. Las rabietas —esos momentos en los que los niños parecen perder el control— son una señal de una única cosa: de que un niño no puede gestionar las exigencias emocionales de una situación. En el momento de una rabieta, el niño está experimentando un sentimiento, impulso o sensación que supera su capacidad de regulación. Es algo que es importante recordar: las rabietas son estados biológicos de desregulación, no actos voluntarios de desobediencia.

Las rabietas muchas veces empiezan cuando un niño quiere algo (un helado, por ejemplo) y otra cosa (u otra persona, como un padre o una madre) impide que lo consiga. Ver frustrado un deseo es una de las experiencias humanas más difíciles, tanto para los niños como para los adultos. Las rabietas son la forma que el niño tiene de decir: «Quiero lo que quiero, aunque tú me digas que no. Te estoy diciendo con todo mi cuerpo que sé qué es lo que deseo y que me siento frustrado por no poder conseguirlo». ¿Queremos evitar cualquier tipo de comportamiento peligroso durante una rabieta? Desde luego. ¿Queremos conservar la calma nosotros mismos? Ya lo creo. ¿Es nuestro objetivo detener una rabieta de golpe o evitar que se produzca? No, no lo es. He aquí el porqué: porque **queremos que nuestros hijos quieran cosas por sí mismos**.

Como padres, queremos que nuestros hijos sean capaces de reconocer y hacer valer sus deseos, que se digan a sí mismos con convicción: «Quiero lo que quiero, aunque quienes me rodeen me digan que no». Pero no podemos fomentar su sumisión y docilidad cuando son pequeños y esperar que estén seguros de sí mismos y sean asertivos de mayores. No funciona así. Imagina que tienes una hija de veinticinco años. ¿Quieres que sea capaz de decir «no, eso no me parece bien» cuando alguien le hace una pregunta inapropiada? ¿Que sea capaz de pedir un aumento de sueldo? ¿Que sea capaz de decirle a su pareja «quiero que me hables con más respeto»? Si queremos que nuestros hijos sepan identificar sus deseos y necesidades de adultos, tenemos que empezar a ver las rabietas como una parte esencial de su desarrollo.

Si las rabietas las ocasiona un deseo no satisfecho, ¿qué se libera exactamente cuando un niño «pierde el control»? Bueno, detrás de cualquier rabieta hay un niño que ha estado acumulando sentimientos de angustia; una mezcla en diferentes grados de frustración, decepción, celos, tristeza y rabia. A veces visualizo las rabietas como una explosión de sentimientos que sale del cuerpo, como si el «vaso de los sentimientos de angustia» de mi hijo hubiera estado completamente lleno y algo, justo antes de la rabieta, fuera la gota que lo colmó. Eso me ayuda a ver la rabieta de mi hijo no como una molestia o una reacción exagerada y ridícula, sino como una manifestación externa de un ser humano que se siente sobrepasado o dolido. A los adultos puede sernos útil recordar que nosotros también tenemos rabietas. También nos vemos superados por la angustia y, a veces, estallamos por una minucia. Imagina que perdiste la cartera, te gritaron en una reunión de trabajo y te enteraste de que tus amigos quedaron para cenar sin ti; ese mismo día, llegas a casa y quieres ponerte tu sudadera favorita, la más cómoda, pero descubres que se encogió en la lavadora y ya no te entra. Hablo por mí misma cuando digo que puedo imaginarme estallando en lágrimas. Puede que incluso soltara un «¡NOOOOOOO! ¡NO, NO, NO!» a gritos. Y si mi pareja me dijera: «Becky, no pasa nada, ¡solo ponte otra sudadera!»... En fin, digamos que mi reacción no sería agradable. Pero, si él viera mi desahogo como una señal de que debo de estar pasando por un mal momento, de que debe de haber algo más que él no sabe..., en ese caso empezaría a sentirme más tranquila, porque me sentiría vista, comprendida, a salvo y buena por dentro. El suéter encogido habría sido el disparador psicológico, pero la acumulación de decepción, frustración y tristeza bajo la superficie es lo que habría sentado las bases. Para ayudar a nuestros hijos a superar sus rabietas es importante que sepamos ver más allá del acontecimiento que desencadenó el berrinche y que identifiquemos los sentimientos reales y dolorosos que hay detrás. Aprender a reconocer una rabieta por lo que es por dentro en lugar de reaccionar a lo que está pasando por fuera es una capacidad crucial que debemos desarrollar como padres.

Las estrategias que te ofrezco te ayudarán en ese proceso de identificación y son aptas para cuando un niño está teniendo una rabieta emocional en la que no hay ningún componente de agresión física, como pegar, escupir, morder, dar patadas o lanzar objetos. Las rabietas que implican agresión física e infracciones de los límites requieren un enfoque distinto, que detallaré en el siguiente capítulo. Se trata de estrategias que en ambos casos tienen un mismo objetivo: ayudar al niño a desarrollar su capacidad de regular las emociones. No están pensadas para acabar con la rabieta. Cuando lo único que buscamos es acabar con los gritos y las lágrimas, los niños lo notan y la única lección que aprenden es la siguiente: «Los sentimientos que me superan también superan a mi madre o a mi padre. Están intentando acabar con esto, lo que significa que mis emociones realmente son tan malas como me lo parecen a mí». Nuestros hijos no pueden aprender a regular un sentimiento que nosotros, los adultos, intentamos evitar o suprimir. Nuestro objetivo durante una rabieta debería ser mantenernos tranquilos y mantener a nuestros hijos a salvo. Al fin y al cabo, queremos infundir nuestra presencia para que el niño pueda absorber nuestra regulación frente a su desregulación. Las estrategias que se exponen a continuación están pensadas para vincularte con tu hijo, demostrarle que lo entiendes y ayudarlo a aferrarse a su bondad interior.

Estrategias

Recuérdate tu propia bondad

A los padres nos cuesta conservar la calma durante las rabietas porque la desregulación de nuestros hijos hace aflorar nuestros propios sentimientos de culpa. La culpa externa viene siempre acompañada de culpa interna: si nos preguntamos «¿qué le pasa mi hijo?» también nos estamos preguntando «¿qué me pasa a mí?». Incluso puede que pensemos: «No estoy haciéndolo bien como padre o como madre». Es un pensamiento doloroso, tanto que a menudo intentamos poner fin a la rabieta de un niño en un intento de ponerle fin a nuestra propia angustia. Así que, la próxima vez que tu hija empiece a perder el control, y antes que nada, repítete: «No hay nada malo en mí. No hay nada malo en mi hija. Puedo con esto». Tal vez quieras colgar ese mantra en algún lugar donde solo lo veas tú, como en el espejo del baño o en tu mesita de noche. Intenta incorporar ese pensamiento a tu rutina diaria. Es posible que te ayude a conservar la calma durante las rabietas más que cualquier otra estrategia de crianza.

Dos cosas son ciertas

Quiero que memorices lo siguiente: «Dos cosas son ciertas. Yo estoy a cargo de esta decisión y mi respuesta es no. Tú estás a cargo de tus sentimientos y tienes derecho a que no te guste». En realidad, las palabras importan menos que la idea y el tono. La idea es que tenemos derecho a tomar decisiones y nuestros hijos tienen derecho a tener sus propios sentimientos. En cuanto al tono, no es una frase que debamos pronunciar con frialdad o indiferencia, como diciendo: «Tienes derecho a que no te guste y a mí me da igual». Queremos comunicar empatía y conceder un permiso real, puede que incluso diciendo «entiendo por qué te sientes así» o «¡es un fastidio, lo sé!» o «ser un niño a veces es duro». Lo importante a la hora de gestionar un berrinche es recordar tres cosas: no estamos a cargo de los sentimientos de nuestros hijos, ellos no tienen por qué responder con un «¡claro, ningún problema!» a nuestras decisiones, y hacerles saber que sus sentimientos no tienen nada de malo les enseñará que tener sentimientos intensos no tiene nada de malo, lo que es fundamental para desarrollar la regulación de las emociones.

Di en voz alta el deseo

Una de mis estrategias favoritas a la hora de lidiar con las rabietas es formular el deseo que hay detrás del berrinche infantil; literalmente decir en voz alta lo que tu hijo quiere y no está consiguiendo. Siempre hay un deseo insatisfecho, ya sea algo tangible, como helado para desayunar, o algo más interno, como querer más independencia o sentir que te escuchan. Al nombrar el deseo, vemos enseguida lo que hay bajo la superficie e identificamos lo que de verdad cuesta: querer y no tener. Nos conecta con nuestro hijo, demostramos empatía y hacemos que el niño se sienta visto, lo que contribuirá a que se sienta seguro y bueno por dentro al tiempo que ayudará a calmarlo. Decir en voz alta el deseo puede ser algo breve y concreto o largo y más general. Tal vez sea algo tan simple como «te gustaría poder desayunar helado, lo sé» o «te gustaría que tu hora de irte a la cama fuera más tarde», y tal vez algo más amplio como «te gustaría poder tomar todas tus decisiones» o «te gustaría que eso no hubiera pasado».

Valida la magnitud

A los padres se nos pide a menudo que «describamos el sentimiento» cuando nuestros hijos estén disgustados («¡estás muy enojado!» o «estás triste, lo sé»). Es algo que puede ser útil cuando intentamos establecer un vínculo con nuestros hijos en momentos «normales», pero, cuando estamos ante grandes rabietas, tengo la sensación de que validar la magnitud del sentimiento funciona mucho mejor. Al validar la intensidad de sus sentimientos, ayudamos al niño a convertir una masa confusa de emoción en algo concreto y más fácil de entender. Quizá a tu hija le esté costando esperar su turno para usar los lápices de colores con los que su hermana está dibujando. Podrías decirle: «Quieres esos lápices... Los quieres MUCHO... ¡Un mucho tan grande como esta habitación! O no..., ¡tan grande como toda la casa! ¿Qué? Oh, vaya. ¡Tan grande como todo el vecindario!». O digamos que tienen que irse del parque y a tu hijo no le gusta nada la idea. Para validar la magnitud, di: «No estás enojado de un modo "normal" por esto..., ¡tu enojo es tan grande como todo este coche! No, más..., ¡ como toda la calle!». Con suerte, tu hijo se unirá a ti y dirá: «¡No, como EL MUNDO ENTERO!». Eso es bueno. Quiere decir que el niño se siente visto en lo grande que es el sentimiento y es capaz de expresar la importancia de lo que siente. Cuando hayas valorado la magnitud, haz una pausa. Mira a tu hijo con cariño. Añade si quieres: «Me alegro mucho de saber lo grande que es. Es muy importante. Estoy aquí contigo».

¿Cómo les funciona a Orly y Ezra?

Orly observa a Ezra tirarse al suelo y se recuerda a sí misma cuál es su trabajo durante la rabieta de su hijo: «Mi trabajo es conservar la calma y mantener a mi hijo a salvo..., no acabar con la rabieta». Eso le permite respirar hondo y ver que Ezra está pasando por un mal momento, no intentando ponérselo difícil a ella. Orly recuerda que esa rabieta es probablemente una señal de que se han acumulado en el interior de Ezra múltiples momentos emocionalmente agotadores, momentos desagradables para él y que lo han obligado a aguantar mucho. Y ahora, en ese momento del helado para desayunar, ha salido todo a la superficie. Orly se dice a sí misma: «No hay nada malo en mí, no hay nada malo en mi hijo, puedo con esto». Luego le dice a Ezra: «Dos cosas son ciertas: el helado no es una opción para desayunar y tienes derecho a que eso no te guste. Lo entiendo. A mí también me encanta el helado. Cuando te parezca, podemos pensar en algo que también esté muy rico para desayunar». Ezra hace una pausa cuando oye esto, pero luego vuelve a llorar y a pedir helado a gritos. Orly se sienta en el suelo junto a él y le dice: «Te gustaría mucho comer helado. Lo entiendo. Tu deseo es tan grande como toda esta cocina…, ¡como toda la casa! Es muy duro desear algo tanto y no tenerlo». Orly espera a que pase la rabieta, cosa que ocurre. Está cansada, Ezra lo está también, pero Orly se recuerda a sí misma que hizo su trabajo y lo hizo bien.

CAPÍTULO 14

Rabietas agresivas (pegar, morder, lanzar objetos)

Liam, de cuatro años, observa cómo su hermana de seis, Charlotte, agarra una botella de agua azul de la cocina. Liam grita:

—¡No, esa la quiero yo! El azul es mi color favorito.

Su madre, Allison, pone un límite y dice:

—Charlotte ya la agarró. Ya, lo sé. Tú puedes usar hoy la roja o la verde.

Liam estalla. Va hacia el cajón de las botellas de agua y, antes de que Allison pueda evitarlo, mete la mano dentro y empieza a lanzar botellas por toda la cocina. Allison se acerca a él y el niño empieza a golpearla y pellizcarla mientras grita:

—¡Te odio! ¡¡¡Te odio!!!

Esas rabietas también son normales. Esas rabietas también son saludables. Lo prometo. Ese tipo de rabietas —las que implican infracciones de los límites (contacto con el cuerpo de otra persona y comportamiento agresivo)— son una señal de que el lóbulo frontal del niño, la parte del cerebro responsable de las funciones ejecutivas, incluido el control de los impulsos, se desconectó y que tu hijo está fisiológicamente desbordado y en estado de «amenaza». Pegar, dar patadas, pellizcar, escupir, morder... son comportamientos que nos demuestran que el cuerpo de un niño cree que está en peligro y que él es incapaz de regularlo en ese momento, así que reacciona de la manera en que lo haríamos cualquiera de nosotros en una situación de peligro: con una autoprotección feroz.

La corteza prefrontal del cerebro humano, responsable del desarrollo del lenguaje, la lógica, el pensamiento anticipatorio y la perspectiva (factores todos ellos que nos ayudan a regularnos y a conservar la calma), es muy inmadura en los niños pequeños. Por eso tienen estallidos emocionales tan intensos. Los niños llegan al mundo siendo plenamente capaces de sentir y experimentar, pero no de regular la intensidad de sus sentimientos y vivencias. No entienden las sensaciones de ansiedad y de malestar en su cuerpo del mismo modo que los adultos, así que, en los malos momentos, pueden llegar a sentirse, más que incómodos, aterrados. En la situación de la botella de agua que se describe más arriba, Liam no solo tiene que lidiar con la frustración de no poder utilizar la botella azul, sino también con sentirse asaltado y sorprendido por esa oleada de frustración. Está frustrado, pero también asustado de la sensación. ¿Y qué significa eso desde el punto de vista biológico? Su cortisol, la hormona del estrés de su cuerpo, aumenta, igual que su presión arterial y su frecuencia respiratoria y, como resultado, no es capaz de pensar con claridad. Está en modo de lucha o huida por culpa de la «amenaza» de los sentimientos abrumadores y confusos que hay dentro de su cuerpo. Puesto que los niños interpretan los cambios como amenazas hasta que sus cuidadores les demuestran lo contrario, los arrebatos emocionales explosivos son la forma que tienen de decir: «Tengo miedo de las sensaciones de mi cuerpo. No entiendo lo que me está pasando. Me atacan unas sensaciones horribles y no puedo alejarme de ellas porque están dentro de mí. ¡Ayúdame, ayúdame, ayúdame!».

Aprender a mantener la calma y ayudar a tu hijo durante las rabietas realmente explosivas es muy difícil, y en parte lo es por el comportamiento de nuestros hijos, pero también por lo que se requiere de nosotros en esos momentos. Detener la espiral destructiva exige que los padres hagan valer su autoridad. Y aunque suene empoderador, es una de las cosas que más les cuestan a muchos adultos, sobre todo a las mujeres: reivindicarse a sí mismos y ocupar un espacio. Y como es tan difícil, muchos padres, en lugar de decir «yo soy el adulto aquí, yo estoy a cargo de todo, yo sé lo que hay que hacer», les piden sin darse cuenta a sus hijos que se hagan cargo de remediar la situación. Tampoco es fácil ser conscientes de que, cuando hacemos valer nuestra autoridad de ese modo, tenemos que tolerar que nuestros hijos no estén contentos con nosotros. Tenemos que estar preparados para que griten «¡no, no me toques!» mientras nos los llevamos pataleando o para que nos miren con rabia cuando nos interponemos para separarlos de un amigo. Es algo que nos obliga a hacernos preguntas muy difíciles, entre ellas «¿cómo vivo lo de tomar una decisión que quizá no sea bien recibida?», «¿y lo de hacer valer mi autoridad?», «cuando pienso en que alguien a quien quiero pueda estar enojado conmigo, ¿cómo me siento?, ¿qué es lo que siento el impulso de hacer?». Son preguntas fundamentales en el proceso de pasar a encarnar la autoridad, que es lo que nos permitirá proveer amor a través de los límites cuando nuestros hijos estén fuera de control.

Una vez que te hayas enfrentado a tus propios miedos a la hora de imponer tu autoridad, aún tienes por delante el reto de lidiar con un niño que tiene un comportamiento descontrolado. Es importante recordar, en primer lugar, que esos estallidos se producen porque al niño le aterran las sensaciones, impulsos y sentimientos que invaden su cuerpo. Si piensas en tu hijo como en alguien que está aterrorizado, y no que es malo o agresivo, te será más fácil darle lo que necesita. Luego, recuérdate que tu trabajo durante esas rabietas es el mismo que en las rabietas que no son tan explosivas: conserva la calma y mantén a tu hijo a salvo. Garantizar la seguridad de tu hijo en este caso significa centrarse en la contención, porque un niño que está fuera de control necesita que su padre o su madre intervengan con firmeza, pongan fin al comportamiento peligroso y creen un entorno más seguro y delimitado en el que el niño no pueda seguir haciendo daño.

No intentes sermonearlo, reprenderlo o desarrollar nuevas capacidades con tu hijo en esos momentos explosivos; la contención es el único objetivo. A veces me repito por dentro: «Contener, contener, contener. Estoy haciendo todo lo que puedo hacer. Lo que estoy haciendo es suficiente. Contener, contener, contener».

Estrategias

«No dejaré que lo hagas»

Di en voz alta: «¡No puedes tirar botellas de agua!». Y a continuación: «¡Por favor, deja de tirar botellas! ¡Por favor!». Haz una pausa. Respira. Prueba ahora con esto otro: «¡No dejaré que tires botellas de agua!». Esas dos palabras —«no dejaré»— son un recurso crucial con el que todos los padres deberían contar. «No dejaré» da a entender que un adulto está a cargo de la situación, que el padre o la madre impedirán que el niño siga actuando de un modo no solo desregulado, sino que, además, hace que se sienta fatal. Porque a menudo olvidamos que los niños no se sienten bien cuando están fuera de control. No disfrutan viendo cómo su cuerpo es incapaz de tomar decisiones correctas y seguras, igual que los adultos no disfrutamos viéndonos actuar mal. Y, aun así, mientras dura la rabieta, los niños son incapaces, por la fase de desarrollo en la que se encuentran, de frenarse a sí mismos. Si pudieran dejar de tirar cosas lo harían, si pudieran dejar de pegar lo harían, si pudieran dejar de morder lo harían. Un niño desregulado necesita que un adulto intervenga y le proporcione la contención que no puede proporcionarse a sí mismo. Intervenir con un «no dejaré» y actuar en consecuencia, de forma que el «no dejaré» se haga realidad, es un acto de amor y protección.

¿Qué quiero decir con «actuar en consecuencia»? Bueno, «no dejaré que le pegues a tu hermana» suele requerir que el adulto separe físicamente a dos niños; «no dejaré que me pegues» suele querer decir colocar las manos para detener un golpe antes de que se produzca; «no dejaré que saltes sobre la encimera» suele implicar cargar a tu hijo y bajarlo de allí.

Es importante señalar que «no dejaré» no es una estrategia adecuada para los sucesos del día a día. No estoy recomendándote que le impongas a tu hijo a todas horas lo que tiene que hacer y hagas valer tu dominio. El «no dejaré» es para los momentos en los que tu hijo ya no es capaz de tomar buenas decisiones; cuando se está poniendo en peligro o se está comportando de un modo que pide un liderazgo firme. En esas situaciones, si usas expresiones como «por favor, para» o «no puedes hacer eso», el niño se asusta porque se ve en el asiento del conductor. Eso solo hará que se desregule aún más porque sentirá que estás evitando la autoridad y pensará: «¿Por qué mis padres me pusieron a cargo de la situación? ¡Están viendo que la estoy pasando mal y no intervienen para ayudarme! Las emociones que me superaron y se apoderaron de mi cuerpo ahora los superaron y se apoderaron de ellos... Y eso sí que da miedo». No tiene nada de sorprendente que nuestros hijos no consigan «calmarse» así.

Diferencia el impulso de la acción

Sentir el impulso de morder está bien; morder a una persona no. Sentir el impulso de pegar está bien; golpear a una persona no. Encontrar formas seguras de redirigir los impulsos de nuestros hijos puede ser más eficaz que intentar suprimir esos impulsos del todo. Por ejemplo, a un niño que ha estado mordiendo se le puede dar un collar mordedor. Cuando veas que se está poniendo nervioso, ofrécele el mordedor para evitar que acabe descargando el impulso que siente en otro niño. A una niña que está dando patadas se le puede llevar a una habitación en la que pueda mover las piernas, ir de un lado a otro y dar patadas, pero con seguridad, sin que pueda dárselas a otro niño. Al fin y al cabo, solo podemos aprender a regular los sentimientos e impulsos que nos permitimos tener; los padres suelen tener como objetivo librarse del impulso («¿por qué querrías golpear a alguien?, ¿qué pasa contigo?»), pero humanizar el impulso y luego cambiar el lugar en el que dejamos que el niño lo descargue le permite ganar en regulación y, con el tiempo, tomar mejores decisiones.

Contén el fuego

Imagina que los sentimientos desregulados de tu hijo son un fuego, lo que no debería ser muy difícil porque estas situaciones en general se viven como algo intenso y explosivo. No hay un extintor para el fuego de la desregulación emocional (al fin y al cabo, nuestras emociones están en el centro de lo que somos; no deberíamos querer extinguirlas), así que nuestra meta debe ser simplemente contenerlo. ¿Cómo lo harías con un fuego real? Bueno, querrías que la habitación en la que estuviera el fuego fuera lo más pequeña posible; si pudieras, «trasladarías» el fuego de una zona muy amplia a otra más reducida, cerrarías la puerta y esperarías a que se apagara de forma segura.

Si el niño sigue fuera de sí después de que tú le hayas dicho «no dejaré» y hayas intervenido para detener el comportamiento descontrolado, entonces tu hijo a efectos prácticos te está suplicando que lo contengas. Un límite firme —impedir que un niño haga algo peligroso— es a veces la forma más elevada de amor y protección. Le transmite que su fuego emocional no se extenderá por toda la casa, todo el patio o toda la fiesta de cumpleaños. Es un proceso que puede descomponerse en pasos:

1. Reconoce que el niño está más allá del punto de no retorno. Repítete: «El fuego emocional de mi hijo necesita contención. Puedo con esto». Tu hijo intentará rechazar tu ayuda porque su cuerpo está interpretándolo todo a través del cristal de la amenaza, pero en realidad te está diciendo: «Sé fuerte, por favor. Haz lo que es mejor para mí incluso aunque te ponga a prueba, grite y proteste».
2. Carga a tu hijo y llévalo a una habitación que sea relativamente «segura» (es decir, en la que no haya objetos peligrosos que puedan verse absorbidos por la tormenta emocional) y pequeña. Una habitación pequeña le demuestra al niño —a través del lenguaje corporal, no de las palabras— que su fuego emocional no puede incendiar toda la casa. Ahora dile: «Mi principal trabajo es mantenerte a salvo y ahora mismo eso significa llevarte a tu habitación y quedarme allí contigo. No estás en problemas. Te quiero. Estoy

aquí». En muchos sentidos, esas palabras son más para ti, para que seas consciente de tu propia autoridad y recuerdes cuál es tu trabajo, que para tu hijo. No flaquees por más que tu hijo patalee. Recuerda: no te está desafiando, está asustado. Tú eres la única persona que sabe lo que necesita ahora mismo: tu presencia cariñosa y tu contención.

3. Ve con tu hijo a la habitación, cierra la puerta y siéntate delante de ella para que no pueda salir. ¿Lo intentará? Probablemente sí. Por suerte, tú eres más grande. No te muevas de allí.
4. Evita cualquier agresión física. Para sentirse seguros y regularse, los niños necesitan saber que sus padres pueden evitar que tomen malas decisiones y que sus sentimientos no los están poniendo en peligro ni a ellos mismos ni a los demás. Prepárate para bloquear con las manos un golpe o una patada y dile a tu hijo «no dejaré que me pegues» o «no dejaré que tires libros».
5. Céntrate en tus propias respiraciones profundas. Exagéralas un poco y haz que sean audibles tanto para ti como para tu hijo. Solo con sentarte delante de la puerta y hacer respiraciones profundas «de chocolate caliente» ya estás llevando la iniciativa. Los niños captan el estado emocional de sus padres; si tu hijo nota tu regulación, incluso en el estado de máxima desregulación en el que se encuentra, lo estás ayudando a calmarse.
6. Repítete una y otra vez: «No hay nada malo en mí, no hay nada malo en mi hijo. Puedo con esto». Si se te hace raro estar sentado con tu hijo de esa manera, reconócetelo: «Esto se me hace raro y eso es una se-

ñal de que esto es nuevo para mí. Es una buena señal, una señal de cambio».

7. No intentes razonar con tu hijo, no le eches un sermón, no lo castigues; no digas gran cosa, en realidad. Tu hijo está en un estado de amenaza; no puede procesar ningún discurso y es probable que interprete todo lo que digas como un peligro adicional. Pero tal vez sea capaz de responder a la comunicación no verbal, como tu lenguaje corporal o el tono y el ritmo de tu voz. Puede serte útil imaginar que tu hijo habla en un idioma distinto en ese momento, que es alguien que puede «entender» tus intenciones y movimientos, pero no las palabras que dices en sí. De modo que tu presencia tranquila y tus respiraciones profundas es lo que necesita. Espera a que se le pase. Puede que tarde cinco minutos; puede que sean treinta.
8. Antes de hablar con tu hijo, busca tu tono de voz suave y un ritmo tranquilo. **Las rabietas ruidosas y caóticas necesitan voces calmadas y firmes**. Dile a tu hijo algunas de las frases siguientes, más despacio y en voz más baja de lo que sería natural, mientras miras a un lado o al suelo, porque cuando un niño (o adulto) está en modo de lucha o huida, el contacto visual directo puede interpretarse como una amenaza: «Eres un buen niño que está pasando por un mal momento. Estoy aquí. Te quiero. Haz lo que tengas que hacer. Tienes derecho a sentirte así». O intenta cantar una canción sencilla una y otra vez, muy despacio, algo como «todo está bien..., todo está bien..., todo está bien..., inhala y exhala», y luego realiza una respiración diafragmática lenta y audible.

Todo este trabajo de contención le envía un mensaje al niño: «Tus sentimientos pueden aflorar, pero yo impediré que destruyan el mundo que te rodea. Dejar que tus sentimientos salgan a la luz te ayudará, pero actuar con furia hará que te sientas peor. Así que permitiré lo primero y evitaré lo segundo».

Personifica los sentimientos

En el calor del momento, los niños pueden decir cosas muy desagradables, como «¡te odio!», «¡déjame en paz!» o «¡muérete!». Hagamos una pausa y reformulemos el modo en que vemos esas palabras. Tu hijo no te está hablando a ti. Sí, tu hijo está diciendo esas palabras en voz alta y parece estar lanzándolas en tu dirección, pero en realidad les está hablando a los sentimientos abrumadores, aterradores y amenazantes que hay en su interior. Es como si tu hijo le dijera a su desregulación «¡te odio!», «¡déjame en paz!» y «¡muérete!» para protegerse a sí mismo o incluso a modo de súplica. Si te lo replanteas de este modo, descubrirás que te será mucho más fácil para ti estar presente y mantener la calma. Verás que tu hijo se siente aterrorizado e invadido, y claramente te necesita allí.

Ponlo en palabras

Muchos de nosotros, tras sobrevivir a una rabieta, pensamos: «¡Uf, menos mal que se acabó, pasemos página!». Pero podemos conseguir un mayor retorno de nuestra inversión si, cuando todos estamos más tranquilos, hablamos con nuestro hijo y repasamos lo ocurrido. Al volver a la escena del incendio emocional y añadirle una capa de vínculo, empatía y comprensión, lo que hacemos es sumarle elementos clave de regulación a ese momento de desregulación. Así, la próxima vez que tu hijo la esté pasando mal le será más fácil acceder a esos elementos.

Poner en palabras lo ocurrido no es más que revisar el momento del berrinche caótico para darle coherencia. Es una estrategia de uso ocasional; no hace falta pasar revista a todas las rabietas, pero puede ser útil recurrir a ello de vez en cuando. Digamos que tu hijo tuvo una rabieta agresiva porque su hermano le dijo que no lo dejaba jugar con él y con el amigo que invitó a venir a casa. Horas después, o incluso un día después, podrías decirle: «A ver si lo entendí: tú querías jugar con Dante y Kaitio, pero Dante dijo que no. Y tú le dijiste "por favor, por favor" y Dante te dijo que no otra vez. A ti te sentó muy mal, no te gustó nada, y te pusiste a dar patadas y a gritar. Yo te cargué y te llevé a la habitación y me senté contigo... Y luego esperamos juntos y tu cuerpo se calmó».

Aquí es cuando muchos padres preguntan: «¿Y luego qué? ¿Qué hago a continuación? ¿Le digo cómo puede hacerlo de otro modo la próxima vez?». ¡No! El simple acto de añadirle tu presencia, coherencia y narrativa cambiará el modo en que la vivencia queda almacenada en el cuerpo de un niño; recuerda, el camino que lleva a la regulación (¡y por lo tanto a que tenga menos rabietas!) empieza con la comprensión y el vínculo, y eso es justo lo que se consigue al poner en palabras lo ocurrido. Puede que en ese momento notes que se ablanda o que la situación se presta a decir: «Mmm, es muy duro no sentirse incluido. ¿Qué podrías hacer si eso vuelve a pasar cuando Dante traiga a un amigo a casa...?». Puedes hacerlo, no tiene nada de malo. Pero recuerda que el elemento clave es el vínculo y el relato, no la solución.

¿Cómo les funciona a Liam y Allison?

Allison se acerca a Liam, lo aparta del cajón de las botellas de agua y le dice: «¡No dejaré que tires nada!». Allison sabe que Liam está en un estado de amenaza y no muerde el anzuelo de sus «te odio»; reconoce que el verdadero problema son los sentimientos desregulados y aterradores de su hijo, no sus palabras o el comportamiento que se observa a simple vista. Allison ve que su hijo se siente fuera de control, así que lo carga y lo lleva a su habitación mientras bloquea un intento del niño de pegarle sujetándole la muñeca. Le dice: «Mi principal trabajo es mantenerte a salvo y ahora mismo eso quiere decir llevarte a tu habitación y quedarme contigo allí. No estás en problemas. Te quiero. Estoy aquí». Cierra la puerta, deja a Liam en el suelo y se sienta junto a él. Liam patalea, grita y chilla: «¡Vete! ¡Te odio!». Allison visualiza que esas palabras Liam se las está diciendo a sus sentimientos, no a ella, lo que la ayuda a reconocerse como la líder firme que capea esta tormenta. Liam sigue con su rabieta y Allison nota que su corazón empieza a acelerarse y que cada vez siente una mayor frustración. Le dice a Liam: «Necesito un momento; voy a salir fuera a que me dé el aire y vuelvo enseguida. Te quiero. Eres un buen niño». Sale de la habitación, respira hondo varias veces y se recuerda que está a salvo y que puede con esto. Luego vuelve a entrar, detiene a Liam cuando intenta darle una patada y habla muy poco, apenas unas palabras aquí y allí: «Estoy aquí», «sácalo» y «está bien, eres un buen niño que pasa por un mal momento». Liam acaba calmándose y pidiendo un abrazo. Allison no lo castiga ni le guarda rencor; le da un abrazo y dice: «Lo sé..., lo sé..., te quiero».

CAPÍTULO 15

Rivalidad entre hermanos

> Hari, de seis años, y Annika, de cuatro, están jugando con bloques mientras su padre, Ray, prepara la comida. Ray oye un grito, luego un llanto y a continuación una cacofonía de sonidos. Corre al cuarto de juegos y descubre que Hari está acaparando los bloques e impide que su hermana pueda usar ninguno. Annika corre hacia su padre diciendo: «¡Me empujó! ¡Me tiró al suelo!». Hari grita: «¡No es verdad! ¡Agarró los bloques que yo estaba usando! ¡Siempre me está causando problemas!».

¿Por qué se pelean tanto los hermanos? Bien, empecemos con una brillante analogía de Elaine Mazlish y Adele Faber, autoras de uno de mis libros de crianza favoritos, *Hermanos, no rivales*. Lo que nos dicen es que cuando a un niño le nace un hermano lo que siente es similar a lo que sentirías tú si tu pareja tuviera un segundo cónyuge. Imagina que tu marido llegara a casa y dijera: «¡Tengo grandes noticias! ¡Vamos a tener una segunda mujer! ¡Tú vas a ser la esposa mayor y tendremos una esposa pequeña y seremos una gran familia feliz!». Sé que, si fuera yo, miraría alrededor y pensaría: «¿QUÉ? ¿Estoy en un universo alternativo? ¿Por qué habría de ser eso bueno para mí?». Todos tus parientes y vecinos te preguntarían si estás contenta por la nueva mujer y, nueve meses después, todo el mundo la inundaría de abrazos y regalos, y para el resto de tus días se esperaría que quisieras a esa mujer y que se llevaran a las mil maravillas. Imagina que un día le quitaras un objeto —uno que solía ser tuyo— de la mano y todo el mundo te gritara A TI por hacerlo, y te dijera: «¡No puedes hacer esas cosas! ¡No puedes quitarle un juguete a una mujer pequeña! ¡Mira lo joven, indefensa e inocente que es!». Llegados a ese punto, creo que cualquier persona estaría más que desconcertada... Estaría llena de la rabia que nace de sentir que no se nos ve. Pues justo eso es tener hermanos.

En un niño mayor, la incorporación de un hermano menor activa las necesidades de apego y los temores de abandono. Los niños, cuando se mira desde el cristal del apego, están siempre intentando averiguar si están a salvo. Se preguntan: «¿Se satisfarán mis necesidades? ¿Me siento visto y apreciado por lo que soy, por mi particular conjunto de cualidades, intereses, pasiones y formas de ser? ¿Me están viendo en mi familia como alguien que es bueno por dentro?». Cuando los hermanos se pelean entre sí, les están «diciendo» a sus padres que se sienten en una situación inestable, que su hermano es una amenaza a su necesidad esencial de sentirse seguros en la familia. Volvamos a la metáfora de lo que sentiríamos y lo que necesitaríamos de nuestra pareja si nos enfrentáramos a un segundo cónyuge: suponiendo que no pudiéramos convencer a nuestro marido de «librarse» de esta otra esposa, necesitaríamos al menos que nuestra pareja nos escuchara de verdad, viera nuestra vivencia y nos proporcionara un poco de tiempo y atención extra, y que tolerara el abanico de emociones que tendríamos en relación con esta nueva esposa. Cuanto más a salvo nos sintiéramos en nuestra relación de pareja, menos amenazadora sería la presencia del nuevo cónyuge. Por supuesto, seguiría siendo difícil y seguiría habiendo un conflicto, porque tener que compartir la atención de alguien a quien quieres con otra persona es un reto constante, pero hay factores que empeorarían la situación y otros que la harían más manejable.

En la categoría de «factores que la harían más manejable» estaría que los padres aceptaran que sus hijos tienen todo un abanico de sentimientos hacia sus hermanos. Muchos padres se aferran a la narrativa, frecuente pero poco realista, de «¡los hermanos deberían ser grandes amigos!» o «¡mis hijos deberían tratarse siempre bien unos a otros!» o «¡le he dado a mi hija un hermano, debería estar encantada!». ¿Estoy sugiriendo que tener más de un hijo es una mala idea, que los hermanos están abocados a ser enemigos y que se llevarán fatal entre ellos? No, en absoluto. Esas son suposiciones tan drásticas como la narrativa anterior. Lo que digo es que las relaciones entre hermanos son complejas y que cuanto más conscientes seamos de ello mejor podremos preparar a nuestros hijos para tolerar todos los sentimientos que les surjan y más capaces serán de regularlos. Y cuando eso ocurra, sus sentimientos no se manifestarán tan a menudo en forma de comportamiento, lo que es justo nuestro objetivo. Recuerda: el problema no son los sentimientos, sino su regulación. Y la capacidad de nuestros hijos de regular sus sentimientos depende de nuestra disposición a aceptar, validar y permitir esos sentimientos (y a poner límites cuando los sentimientos derivan en acciones peligrosas). Cuanto mejor sepamos cómo se sienten nuestros hijos —en este caso, quizá celosos o enojados con un hermano—, menos probable será que esos sentimientos estallen en forma de comportamiento: insultos, golpes, burlas, desprecios…

Cabe considerar otro factor a la hora de entender la rivalidad entre hermanos: el orden de nacimiento. Es algo que merece su propio libro, pero diré aquí un par de cosas al respecto. Los primogénitos están acostumbrados a estar solos; se han programado con la atención total de sus padres, así que tener un hermano hace temblar su mundo hasta los cimientos. Pueden adaptarse, claro, pero tenemos que entender la magnitud del cambio, ya que todas sus expectativas sobre el mundo se construyeron a partir de verse a sí mismos como el único niño de la familia. Los primogénitos a menudo actúan de un modo que puede parecer egocéntrico cuando un hermano llega a la familia, pero tras los «¡no me gusta, devuélvanlo al hospital!» y las súplicas de «¡mírame, mírame!» hay un niño cuyos circuitos están atravesando un cambio enorme. Los segundos y los terceros hermanos (y los cuartos, etc.), en cambio, están programados justo al revés, ya que se han visto moldeados por la presencia de alguien que está constantemente en su espacio, alguien que es constantemente capaz de hacer cosas que ellos (aún) no pueden, con quien constantemente compiten por el tiempo y la atención. Es frustrante ser el segundo. No puedes construir una torre de bloques sin ver a tu hermano mayor hacerlo con más facilidad, no puedes correr en el patio trasero sin ver a tu hermano mayor correr más rápido, no puedes aprender a leer sin ver a tu hermano mayor leer sin esfuerzo. No hay ningún problema que solucionar en todo ello; es solo una dinámica que hay que entender. Por supuesto, no todas las dinámicas entre hermanos son iguales. Algunas familias ven cómo su hijo menor hace las cosas con más facilidad que el mayor: el menor lee mientras que al mayor le cuesta, el menor es un deportista destacado mientras que el mayor es uno mediocre; todos esos matices presentan sus propios retos. Pero tener presente la dinámica del orden de crecimiento es fundamental a la hora de reflexionar sobre lo que de verdad les está pasando a tus hijos, cómo se sienten, qué inseguridadesdes evocan y qué necesidades insatisfechas están desvelando a través de su comportamiento.

Estrategias

Rato sin celular

No hay una estrategia más importante para las relaciones saludables entre hermanos como el rato sin celular, es decir, el tiempo que pasa un padre o madre a solas con cada uno de sus hijos. Cuanto más seguro se siente un niño con sus padres, más fácil será que vea un hermano como un compañero de juegos y no como un rival. Cuando mis hijos atraviesan por una fase particularmente difícil en ese sentido, me recuerdo a mí misma: «Están descontrolados e inseguros. Necesitan más tiempo conmigo para sentirse anclados en esta familia. ¡Vamos, programemos un RSC!». El tiempo a solas es fundamental para el cambio en toda una serie de ámbitos; consulta las páginas 158-161 para ver los detalles sobre cómo hacerlo realidad.

«No hacemos lo equitativo, sino lo que mejor satisface las necesidades individuales»

Muchas familias se marcan como objetivo el reparto equitativo como método para reducir el conflicto, pero, de hecho, hacer que las cosas sean equitativas es uno de los mayores propulsores de conflictos. Cuanto más nos esforzamos por la equidad, más oportunidades creamos para la competencia. Cuando hacemos que las cosas sean iguales, incrementamos la hipervigilancia del niño, porque, a efectos prácticos, le estamos diciendo: «Sigue observando a tu hermano como un halcón. Asegúrate de guardar un registro de todo lo que tiene, porque así es como podrás averiguar lo que necesitas en esta familia». Y hay un motivo más a largo plazo por el que no queremos aspirar a la «equidad» en nuestras familias: para contribuir a que nuestros hijos se orienten hacia dentro para averiguar sus necesidades, no hacia fuera. Cuando mis hijos sean adultos, no quiero que piensen: «¿Qué tienen mis amigos? ¿Cuáles son sus trabajos, sus casas, sus coches? Necesito lo que ellos tienen». Esa sí que es una vida de angustia y de vacío. Conduce a una existencia sin interioridad, sin un sentido de quién eres por dentro, solo de cómo puedes equipararte a los demás por fuera.

He aquí cómo alejarnos de lo equitativo: cuando tu hijo grite «¡no es justo!», esfuérzate para que vuelva su mirada hacia el interior. No lo obligues; demuéstrale cómo hacerlo. En lugar de hacer que las cosas sean iguales («¡tú también tendrás unos zapatos nuevos pronto!»), ponle nombre a lo que le está pasando por dentro a tu hijo: «Es duro ver que tu hermano tiene zapatos nuevos. ¿Que si tú también podrás tener unos? Ahora mismo no, cariño. En esta familia, a cada niño se le da lo que necesita, y tus zapatos están aún muy bien. Tienes derecho a que eso no te guste. Lo entiendo».

¿Qué pasa cuando tu hijo grita «¡no es justo, te llevaste a Mara a por un helado cuando yo estaba en el entrenamiento de futbol!, ¡tienes que llevarme por un helado mañana, los dos solos!, ¡tienes que hacerlo!»? Una «perspectiva equitativa» te llevaría a decir: «Te llevaré por helado mañana, de acuerdo», lo que le enseñaría a tu hijo que debe observar a los demás (en este caso, su hermana) para determinar lo que necesita. He aquí un ejemplo de respuesta desde la perspectiva de las necesidades individuales:

Padre o madre: «Te gustaría que fuéramos por helado, ¿verdad?».
Hijo: «¡Sí, tienes que llevarme!».

PADRE O MADRE: «Okey, así que, en nuestro RSC de mañana, ¿lo que quieres que hagamos es ir por helado?».
HIJO: «Mmmm…, quizá. O habíamos dicho que podíamos ir al parque. Mmm. Igual mejor eso. ¿Puedo pensarlo?».
PADRE O MADRE: «Claro. Piénsalo y luego me dices lo que prefieres».

En esta situación, el niño aprende a mirar hacia dentro, hacia sí mismo, para determinar lo que necesita.

Permite que se desahogue (pero solo contigo)

Que tus hijos puedan hablar contigo con sinceridad sobre sus sentimientos hacia su(s) hermano(s) hará menos probable que los descarguen sobre ellos. Así que haz hincapié en decirles cosas como «tener una hermana es duro, ¿eh?» o «no pasa nada por tener muchos sentimientos sobre tu nuevo hermano, algunos buenos y de entusiasmo, y otros tristes o de rabia; todos esos sentimientos están bien y podemos hablar de ellos». A medida que tus hijos se hagan mayores, puede que les convenga un enfoque aún más directo: «Vamos a ir a la competición de gimnasia de tu hermana en un rato… Sé que no es fácil verla hacer algo y que reciba tanta atención. Sigues siendo un buen niño aunque te sientas así. Podemos hablarlo». Recuerda que nuestros sentimientos son fuerzas: las emociones que no nos permitimos tienen más posibilidades de salir catapultadas de nuestro cuerpo en forma de comportamiento. Cuanto más permitas que tus hijos sientan celos, más podrás encontrar soluciones para los momentos en los que surgirán; cuanto menos permitas los celos («¡no digas eso de tu hermana!») y menos capacidades desarrolle un niño para lidiar con ellos cuando surjan, más probabilidades habrá de que esos celos se manifiesten en forma de insultos («Maxie es la peor gimnasta de todas, ¡lo hace fatal!») o de mala conducta (haciendo ruido cuando se supone que los espectadores tienen que estar callados, escapándose de tu lado y gritando con fuerza).

La condición que pongo, a la hora de que se desahoguen conmigo, es que no pueden insultar a sus hermanos ni utilizar apodos ofensivos. Con eso tengo una política de tolerancia cero. Tal como yo lo veo, eso es acoso, y es algo sobre lo que animo a las familias a adoptar una postura firme. Los insultos no son burlas inocentes, sino que pueden hacer que un niño socave la confianza de otro en sí mismo, especialmente cuando los padres no intervienen para acabar con ello. Por eso invito a los padres a que les digan a sus hijos que no pasa nada por hablar con ellos a solas sobre sus sentimientos de rabia o de celos hacia sus hermanos; de este modo, tienen un espacio dedicado a airear esos sentimientos. Puedes incluso decírselo con todas las letras a tu hijo cuando estén a solas: «Sé que tener hermanos es difícil. Y sé que tienes un montón de cosas que decir de tu hermana. Puedes hablar conmigo de todo eso cuando estemos juntos tú y yo, y no intentaré convencerte de nada ni decirte que no tienes que sentirte como te sientes. Intentaré entenderte y ayudarte. Pero también es importante que sepas que no permitiré de ninguna manera que insultes directamente a tu hermana o te burles de ella. Mi principal trabajo es que todos los que formamos parte de esta familia estemos a salvo, y eso también incluye las palabras que usamos unos con otros».

Intervén cuando haya peligro, desacelera y narra cuando no lo haya

Queremos enseñar a nuestros hijos a resolver sus problemas entre ellos, sin que dependan de nosotros para juzgar quién tiene razón y quién no, quién va primero y quién va después, y, para conseguirlo, tenemos que enseñar a nuestros hijos a desacelerar cuando están activados. En cuanto se regulan, los niños tienden a ser solucionadores de problemas natos. ¿La excepción? Cuando hay algún peligro, y eso significa no solo peleas, lanzamiento de objetos, altercados físicos y amenazas, sino también cruces de insultos que van a más y que son crueles, apodos ofensivos o acoso emocional. En esas situaciones, debemos intervenir para proteger a ambos niños: al que está siendo amenazado y al que está fuera de control. Los dos necesitan nuestra ayuda.

Intervén (en situaciones de peligro)

Cuando nuestros hijos están descontrolados, necesitan que dejemos claro que el control lo tenemos nosotros. Aquí es donde, de nuevo, puedes recurrir al «no dejaré» del que hablamos en el capítulo anterior: «No dejaré que le pegues a tu hermana. Debió de pasar algo que no te gustó. Tienes derecho a estar enojada y yo puedo ayudarte a encontrar otra manera de expresarlo». Ese «no dejaré» podría tener que ir acompañado de una acción física que haga cumplir esas palabras, como situarte entre tus hijas o apartar a una de ellas de la otra. Tras intervenir, evalúa si tus hijas se están tranquilizando o si hace falta separarlas más; no porque ninguna sea mala o esté en problemas contigo, sino porque quizá necesites más espacio para que todo el mundo esté a salvo. Si ese es el caso, usa estas palabras: «Necesito que las dos vayan a sus habitaciones ahora mismo. No están en problemas. Mi principal trabajo es mantener a todo el mundo a salvo, y ahora mismo eso significa separarlas para que podamos tranquilizarnos. Vendré a verlas pronto. Las quiero». Quizá también sea necesario que te lleves a una niña desregulada a su habitación mientras le dices a la otra: «Sé que esto te hizo sentir mal. Pegar nunca está bien.

Tu hermana necesita mi ayuda para calmarse. Volveré para ver cómo estás, sé que también me necesitas. Te quiero».

Las situaciones peligrosas de «no dejaré» podrían incluir también palabras desagradables, provocaciones o burlas; esa es otra razón por la que un padre o una madre debería intervenir y separar a sus hijos: para proteger a uno del acoso y al otro de seguir adoptando el papel de acosador. Los dos necesitan nuestra ayuda.

Desacelera y narra (en situaciones en las que no hay peligro)

Cuando nuestros hijos están discutiendo o se enzarzaron en una pelea que va a más, pero en la que no hay ninguna infracción física (golpes, patadas) o verbal (amenazas, insultos), nuestro trabajo es desacelerar las cosas, pero no solucionarlas. Haz una demostración de cómo te regulas tú sin forzarlos a que lo hagan ellos («¡sé que necesito respirar hondo!» en lugar de «¡respira hondo!»), recuérdales a tus hijos que no eres el árbitro de la verdad y ayúdalos a narrar la situación desde su perspectiva sin tomar bandos ni convertir a uno en «el malo» y a otro en «el bueno». He aquí un ejemplo: tus hijos están intentando decidir quién de los dos va a jugar con su camión de bomberos favorito. Los dos están gritando y alterados. Solucionarlo sería algo como «¡deja que Jessie lo agarre primero, tiene dos años, por el amor de Dios!» o «Micah, tú juegas primero, y tú, Jessie, después». En cambio, desacelerar sería más bien: «Dame ese camión de bomberos un segundo; okey, ya lo tengo. Ahora sé que necesito respirar hondo». Hazlo varias veces para que tus hijos puedan «tomar prestada» tu regulación. «Mmm, ¡dos niños y solo un camión! Difícil. ¿Qué podríamos hacer? Me pregunto si tenemos a alguien aquí que pueda solucionar el problema...». Haz una pausa. Recuérdate que tu trabajo es desacelerar la situación para que tus hijos puedan regular sus cuerpos y accedan a su propia capacidad de solucionar los problemas; tu trabajo no es solucionar la situación por ellos lo antes posible. En este caso, estás ayudando a tus hijos a aprender cuál es el proceso que conduce a que los problemas se resuelvan; cuando arreglamos las cosas por ellos, hacemos que sigan necesitándonos para resolver sus conflictos y eso acaba siendo frustrante para todo el mundo.

¿Cómo les funciona a Hari, Annika y Ray?

«Desacelera, no resuelvas», recuerda Ray. Empieza haciendo una demostración de autorregulación: «¡Vaya, aquí están pasando muchas cosas! ¡No sé ustedes, pero yo necesito respirar hondo!». Ray pone una mano en el corazón y respira varias veces de forma audible. Es tan diferente a lo que Hari y Annika suelen ver en sus padres que ya solo eso los hace quedarse quietos. Ray sigue: «Veo dos niños enojados... Sé que a ninguno de los dos les gusta cómo está yendo esto. También sé que no voy a ser yo quien decida lo que está bien o lo que está mal o lo que pasó o no pasó. Annika..., parece que tú también querías jugar con los bloques... y, Hari, parece que tú tenías una idea sobre lo que querías construir y querías quedártelos todos para ti. Oh, no es fácil. Dos niños, los dos quieren los bloques, los dos tienen un montón de ideas creativas... Seguro que si lo pensamos bien podremos encontrar una solución para esto... Mmm». Ray hace una pausa. Al cabo de un rato, Hari dice: «Ten, toma estos». Annika parece satisfecha. Ray está agotado, pero se recuerda que sus hijos están aprendiendo a resolver problemas y que este proceso fue un paso enorme en esa dirección. Toma nota también de que a Annika y Hari podría estar costándoles lo de tener un hermano, así que decide programar un RSC con cada uno.

CAPÍTULO 16

Malas contestaciones y rebeldía

Farrah, de ocho años, le pregunta a su madre, Heather, si puede ir a casa de su amiga el sábado por la noche.

—Ya sabes que el sábado vamos a ver a la abuela, así que no podrá ser —dice Heather.

—Odio esta familia —murmura Farrah por lo bajo.

—¿Qué dijiste? —pregunta Heather—. ¿Perdona?

Farrah explota:

—¡Dije que te odio a ti y odio esta familia! ¡Eres la peor madre del mundo!

—¿Crees que puedes hablarme así? ¡Ve a tu habitación ahora mismo!

Cuando los niños contestan mal o se muestran descaradamente desafiantes, los padres tienen dos opciones: o ver ese comportamiento a través del cristal de la falta de respeto hacia nosotros («¡mi hija no me respeta!») o a través del cristal de la desregulación emocional («mi hija está pasándola mal ahora mismo»).

Es tentador recurrir por defecto a la primera perspectiva; es el camino más fácil y a menudo el más arraigado. Pero piensa en lo que haces tú. ¿Por qué te muestras insolente con los demás a veces? ¿Por qué motivo contestarías o desobedecerías a tu jefe? Siempre se me ocurre la misma razón: por un sentimiento de incomprensión. Quiero que me vean y no me ven. Experimento la frustración de notar que alguien no me está escuchando y mi relación con esa persona no es tan fuerte como podría serlo en ese momento. Saber lo que haría que yo respondiera mal me ayuda a guiar mi enfoque en relación con los niños que contestan mal o se muestran desafiantes.

Imaginemos que le dices a tu hijo de siete años, Hunter, que no puede jugar videojuegos esta mañana. Pero luego, cuando vas a la sala después del desayuno, te lo encuentras jugando. Si usáramos el cristal de la falta de respeto, pensaríamos: «¡Le dije que no podía! ¿Es que lo que digo no vale para nada? ¡Hunter hace lo que le parece, no tiene ningún respeto por los adultos!». Sentir que te faltan al respeto puede ser un gran disparador psicológico, así que la mayoría de nosotros sentiría el impulso de gritar o castigar; no porque eso fuera a hacer que Hunter sintiera un nuevo respeto por nosotros, sino porque, como adultos, no podemos tolerar la incómoda sensación de no tener ningún poder, así que nos hacemos valer a través del castigo para volver a sentirnos bien con nosotros mismos.

Pero si viéramos el comportamiento de Hunter a través del cristal de la desregulación emocional, podríamos pensar: «Hunter quería algo con todas sus fuerzas, yo le dije que no y él no pudo tolerar la sensación de querer algo y no tenerlo. Tengo que trabajar en eso con él. No sé si, además, no habrá algo que no esté funcionando bien entre nosotros, algo que falle en nuestro vínculo, y que haya podido jugar un papel en el hecho de no haberme escuchado».

Como sabemos, los niños no regulan bien las emociones. Cuanto mayor y más intenso sea un sentimiento, menos capaces serán de gestionarlo bien. Así que, en lugar de hablar de ese sentimiento, respirar hondo o hacer una pausa y rehacerse —cosas que esperarías que un adulto hiciera cuando está sintiendo una emoción intensa—, en los niños ese sentimiento poderoso podría salir en forma de, en el caso de Hunter, una actitud desafiante o, en el caso de Farrah, un «¡te odio!» o un «¡ojalá te mueras!». Y cuanto mayor y más intenso sea el sentimiento, más probable es que se manifieste en forma de ese tipo de declaraciones o comportamientos, que a menudo llevan a que el padre o la madre aparten a su hijo de su lado («¡no puedes decirme esas cosas!» o «¡vete a tu habitación ahora mismo!»). Lo que nos instala en un círculo vicioso: a la mala contestación del niño los padres responden con reactividad, lo que hace que el niño se sienta más incomprendido y solo y, a su vez, exacerba la intensidad del sentimiento del niño (recuerda que no es tanto el sentimiento como la soledad en un sentimiento lo que genera ansiedad) y hace que el comportamiento y las contestaciones desreguladas vayan a más.

Como padres, tenemos que intentar separar las escasas capacidades de regulación de nuestros hijos (que, al ser aún limitadas, pueden emerger en forma de malas contestaciones y actitud desafiante) de sus muy reales y muy normales sentimientos (rabia, tristeza). Tenemos que aprender a ver más allá de lo que expresan por fuera y ver sus palabras como una súplica desesperada que nos pide que entendamos en qué contexto más amplio se enmarcan. Y tenemos que desprendernos de la idea de que, si no castigamos el comportamiento original, es probable que se repita. No reforzamos el mal comportamiento por saltarnos el castigo. La idea de que si «dejamos que se salga con la suya» aprenderá que «no pasa nada por hablarles a sus padres así»... Bueno, presupone una visión muy negativa del comportamiento humano, una con la que no comulgo.

Imaginemos lo que a primera vista puede parecer una mala respuesta en tu propia vida. Has tenido un mal día y tu pareja te pregunta si vaciaste el lavaplatos. Tú reaccionas: «Hice un millón de cosas. No, no vacié el lavaplatos. ¿Podrías ocuparte tú de al menos una?». En lugar de devolver el golpe o de reclamarte por tu forma de contestar, imagina que tu pareja te dice: «Caramba, eso fue un poco tosco. Pero, cariño, debes de estar al límite para haber reaccionado así. Eso es más importante que tu tono. Así que empecemos por ahí: ¿qué tal tu día? Quiero entender qué te pasa».

¿Cómo te sienta algo así? Después de esa respuesta, ¿sería más o menos probable que te mostraras desagradable con tu pareja? ¿Y cómo te sentirías si, en lugar de decirte eso, tu pareja dijera: «No pienso tolerar que me respondas así. ¡Te quedas sin tele una semana!»? Creo que todos sabemos que esa situación no acaba bien para nadie. Ese mismo principio es válido para nuestros hijos; reaccionar a sus respuestas toscas con empatía y amabilidad hará que se sientan vistos y que se sientan impelidos a responder del mismo modo.

Estrategias

No muerdas el anzuelo

Responder al comportamiento superficial de tu hijo, como si sus palabras fueran su única verdad, es morder el anzuelo. Ver el comportamiento superficial de tu hijo como una señal de algo más profundo y vulnerable —ver los sentimientos que hay detrás de las palabras, no las palabras en sí— no es morder el anzuelo. Esa diferencia lo es todo.

¿Cómo funciona eso?

- Primer paso: ponle un límite al comportamiento de tu hijo («no permitiré...» o «no puedo dejarte...»).

- Segundo paso: piensa en una interpretación generosa que reconozca sus sentimientos, preocupaciones y deseos de ser visto más profundos. A veces, la presencia sin palabras es suficiente (recuerda, los niños interpretan tu presencia como una señal de su bondad porque les estás demostrando a tus hijos que no te asustan).

Ejemplos:

- «Voy a apagar la consola y a tomar el control del videojuego. Mira, aquí pasa algo. Te dije que no jugaras y lo hiciste igualmente. Hablemos de ello más tarde cuando los dos hayamos pensado en ello; en los videojuegos hay algo que hace que te cueste mucho escucharme, y también tiene que estar pasando algo entre nosotros para que esto haya ocurrido».
- «Vaya, eso son palabras mayores... Debes de estar muy enojado para haber dicho eso. Sé que no te gustó que se cayera tu torre de bloques. A mí tampoco me gustaría. Estoy aquí. Te quiero».
- «No permitiré ese tono... Dicho esto, debes de estar enojado sobre muchas cosas para reaccionar conmigo de ese modo. Me gustaría que pasáramos un rato solos tú y yo. Sé que es muy duro ser un adolescente ahora mismo. Me gustaría escuchar y entender. Te quiero, aunque estés enojado conmigo».
- A veces las palabras sobran; date permiso para respirar hondo y asentir, quizá mirando hacia el suelo, porque en los momentos más intensos incluso el contacto visual puede parecer demasiado. Con ese simple gesto dices: «Te oigo. Estoy aquí. Te quiero».

Haz valer tu autoridad sin castigar ni dar miedo
Ante un desafío flagrante:

1. Respira hondo. Recuerda que la rebeldía no es una señal de que estés ante una falta de respeto ni de que tengas un mal hijo.
2. Haz valer tu autoridad. Describe lo que haces mientras reafirmas los límites que has impuesto (recuerda saber siempre cuál es tu trabajo). Puedes decir «te voy a sacar del sofá» mientras cargas a tu hijo, que no debería estar saltando en el sofá. O, si descubres a tu hija escondida en el clóset con el iPad cuando ya se acabó su tiempo de pantallas, dile algo como: «Puedes darme el iPad ahora o, si te cuesta mucho hacerlo, puedo quitártelo». Luego, quizá: «Voy a quitártelo, cielo. Sé que no será agradable».
3. Mantén el límite, pero recuerda que lo estás haciendo porque tu hijo aún no sabe controlar sus impulsos y no porque te haya desobedecido. Eso puede querer decir quedarte en la habitación con tu hijo, que está claro que no ha sabido escuchar tu orden de no saltar, o poner el iPad en un sitio al que tu hija no llegue. No esperes que tus hijos desarrollen de repente la habilidad de controlar sus impulsos solo porque los han «atrapado». Tus hijos te están diciendo que necesitan ayuda con ese límite. Ahora tú tienes que ser quien los ayude.
4. Piensa en si hay una forma de sublimar el impulso. En otras palabras, ¿puedes ayudar a tu hijo a expresar su deseo general de un modo que no infrinja tu límite? La forma de hacerlo podría ser la siguiente: «Tienes muchas ganas de saltar. No voy a dejar que saltes en el sofá. Vayamos fuera y salta en la hierba».

O: «Creo que me estás diciendo que necesitamos hacerte una lista de actividades que puedas hacer sola y que sean divertidas mientras yo contesto a mis emails de trabajo».

5. Reflexiona y actúa más tarde. ¿Cuál es el control del impulso que más le cuesta a tu hijo? Cuando las cosas se hayan calmado, ¿puedes ayudarlo a practicar a sentir ese impulso y luego hacer una pausa, respirar hondo y escoger una opción mejor? ¿Hace falta que hables con tu hija para que se convenza de la necesidad de las reglas y así sea capaz de escucharlas?

Expón la verdad

La próxima vez que establezcas una norma que sepas que a tu hijo o hija no va a gustarle, dilo. Al hacerlo, se restablece vuestro vínculo, porque validas su vivencia y le das la oportunidad de enfrentarse al problema por adelantado y de aportar soluciones alternativas. En este caso, puedes decirle, por ejemplo: «Nada de saltar en el sofá. Lo sé, es un fastidio, ¿eh? Te encanta saltar encima de cosas y en el sofá rebotas muy bien. ¿Sobre qué otra cosa podrías saltar?». O bien: «Tengo que contestar a unos emails de trabajo. Sé que sabes cuál es la regla en esta casa: nada de iPad hasta más tarde. Puede que sea difícil para ti pensar en algo divertido para hacer mientras estoy trabajando y sé que te gustaría que el iPad fuera una opción. Lo entiendo. Mmm..., ¿qué se te ocurre que podrías hacer mientras yo trabajo un rato?».

Crear vínculo y desarrollar la regulación cuando todo el mundo está tranquilo

Cuando los niños nos contestan o se rebelan ante lo que les pedimos, los padres a menudo lo que queremos es apartarnos. Pero lo que más necesitan nuestros hijos en esos momentos es que nos esforcemos en recuperar el vínculo. En el fondo, un niño que encadena desplantes y que no para de desafiarte está gritando: «Creo que no entiendes algo muy importante de mi interior. Necesito que intentes entenderlo, que quieras estar cerca de mí, que me veas como un buen niño por dentro. Eso no significa que me permitas comportarme como yo quiera; significa que te preguntes conmigo por qué estoy actuando así y trates de encontrar maneras de reconectar conmigo». El RSC es clave en estos casos. También puedes probar con «¿Te he contado alguna vez lo de...?» y con el juego de llenarse.

¿Cómo les funciona a Farrah y Heather?

«Es desregulación, no falta de respeto», se recuerda Heather cuando Farrah grita «te odio». Sabe que es importante reconocer en ese momento lo que siente Farrah: «Lo entiendo..., no te gusta nada no poder ir a casa de Amina». A Farrah eso la toma por sorpresa, pero aun así responde con rabia: «¡No lo entiendes! ¡Nunca lo entenderás!». Entonces Heather recuerda que con la presencia a veces basta. Respira hondo, mira hacia el suelo y asiente despacio. «Estoy aquí», dice.

Más tarde, esa misma noche, cuando las dos se han tranquilizado, Heather se sienta en la cama de Farrah. «Sé que odias perderte los planes con tus amigas. Yo también lo odiaba. ¿Te he contado alguna vez lo de cuando tuve que perderme la fiesta de dieciséis años de mi amiga porque teníamos que ir a ver el torneo de futbol de mi hermano? Fue horrible, me enojé muchísimo». Más tarde, Heather ratifica la bondad de Farrah diciéndole: «Eres una buena niña que pasó un mal momento. Yo lo sé. Nada de lo que hagas o digas cambiará lo mucho que te quiero».

CAPÍTULO 17

Lamentos

Adeze está haciendo la tarea en la mesa junto a su madre, Imani, que la ayuda al mismo tiempo que responde a emails en el celular y se levanta de vez en cuando para ocuparse del hermano pequeño de Adeze, que gatea por toda la sala. Adeze rompe la punta del lápiz y le dice a su madre con voz quejumbrosa: «¡Necesito un lápiz afilaaaaado! ¿¿Me das uno??». Imani siente que está a punto de estallar.

Si los lloriqueos te sacan de quicio, únete al club. Yo soy una de las fundadoras. Aun así, escarbemos un poco más. Lo que nos saca de quicio, y por qué, nos da pistas importantes sobre nosotros mismos. Incluso la expresión «sacar de quicio» habla de la manera en que ciertos comportamientos nos descolocan. Comprender lo que en realidad está pasando cuando los gimoteos nos exasperan nos ayudará a averiguar lo que podemos hacer al respecto.

Los padres suelen interpretar los lamentos como ingratitud: cuando nuestros hijos protestan porque no les gusta la cena que les preparamos o porque quieren un juguete nuevo puede parecer que no reconocen los esfuerzos que hemos hecho para darles todo lo que les damos. Y, sin embargo, creo que esa interpretación muchas veces pasa por alto lo que les está pasando a los niños en esos momentos.

Así es como lo veo yo: los niños se quejan cuando se sienten indefensos. A menudo uso la fórmula «lloriqueo = fuerte deseo + impotencia». Cuando un niño quiere vestirse, pero se le dificulta, o cuando una niña quiere quedar con una amiga para jugar, los lamentos hacen acto de aparición. Pero ¿por qué provocan tantas emociones en nosotros? Es algo más que el tono agudo de las voces de nuestros hijos o la naturaleza en apariencia interminable de sus súplicas. Los lloriqueos representan la indefensión, así que, si creciste en una familia en la que tuviste que suprimir tu vulnerabilidad, es posible que sean un disparador psicológico para ti. Si en tu familia eran frecuentes frases como «¡reacciona!» o «¡espabila!» o «¡deja de portarte como un bebé, vamos, tú puedes con esto!», entonces es probable que tampoco hubiera mucha tolerancia para tu indefensión. Como consecuencia, puede que hayas aprendido a suprimir esa parte de ti. Así que, ahora, cuando tu hijo se lamenta, es como si tu cuerpo dijera: «Oh, sé lo que hay que hacer en estos casos, ¡obstinarse!». Tu cuerpo reacciona ante tu hijo como aprendió a reaccionar ante ti.

Pero la verdad es que, incluso para los adultos, esa combinación de deseo e indefensión es muy dolorosa. Me he descubierto a mí misma lamentándome en esas condiciones. Recuerdo llegar una vez a una cafetería antes de entrar a trabajar y encontrarme la puerta cerrada. El encargado sacó la cabeza para decirme: «Hoy estamos retrasados, no abriremos hasta dentro de veinte minutos». Me dio un vuelco el corazón. Necesitaba un café con desesperación porque había salido de casa muy temprano y sin cafeína, pero no podía esperar veinte minutos o llegaría tarde a una reunión. «Por favooooor», pedí con voz quejumbrosa. Sonaba tan mal por fuera como se sentía mi cuerpo por dentro: desesperado e impotente.

Los niños también lloriquean cuando necesitan establecer un vínculo, para indicar que se sienten solos y que alguien no está viendo sus deseos. Y aunque nuestro trabajo como padres es tomar decisiones que consideramos adecuadas para nuestros hijos por más que ellos protesten, eso no quita para que trabajemos la comprensión y la conexión. Sentirse solo y desesperado es muy duro, sobre todo porque los humanos cuando nos sentimos más a salvo es cuando tenemos un vínculo y una sensación de esperanza. Eso no quiere decir que tengas que sucumbir ante las exigencias más ridículas de tus hijos, pero, cuanto más centres tu atención en los sentimientos que están bajo la superficie y les des el vínculo que necesitan, menos protestarán. Saber lo que motiva los lloriqueos no solo nos ayuda a reducirlos, también es una respuesta eficaz contra ellos cuando inevitablemente aparecen.

Volvamos al ejemplo de mi café. Desde luego no era responsabilidad del encargado contribuir a que yo me sintiera más segura desde el punto de vista emocional, pero imaginemos que hubiera salido afuera y en lugar de decir simplemente «estamos retrasados» hubiera dicho: «Sé que solemos abrir a las ocho, así que tiene sentido que esperaras que te sirviéramos un café. Pero tuvimos un problema y no podemos abrir hasta las ocho y media. Sé lo frustrante que es eso. ¡Querer café y que no te lo den es lo peor!». Me pregunto si en ese caso hubiera caído en mi desesperado «Por favooooor». Probablemente no. Pero digamos que yo hubiera lloriqueado igualmente y que el encargado me hubiera dicho «yo también he pasado por eso» (vínculo) o «sé que es horrible y tengo la sensación de que sabrás cómo salir de esta» (esperanza). Creo que me habría sentido mucho mejor.

Hay una última razón por la que los niños lloriquean, y es una razón importante: los niños a menudo buscan un desahogo emocional y protestar es una señal de que todo les resulta excesivo; de hecho, a menudo es un indicador de que un niño necesita «soltarlo todo». Hace poco, un sábado por la tarde, mi hijo pidió con voz quejumbrosa un vaso de agua con «nueve cubitos de hielo», luego protestó porque el agua estaba muy fría y a continuación insistió en que calentara el agua con el hielo dentro. Tras sobrevivir a aquello, miró la comida que tenía delante y dijo que no quería que su plato de pasta llevara queso; la quería sin queso, luego con un poco de queso, luego con mucho queso y al final dijo que no quería ni pasta ni queso. Yo estaba cada vez más desesperada, sus lloriqueos me sacaban de quicio, pero entonces hice una pausa y pensé: «Vaya. Mi hijo en realidad me está pidiendo que le ponga un límite para que pueda expresar sus sentimientos. Sus lloriqueos y sus peticiones irracionales son su forma de decirme: "Mamá, mantente firme, necesito que seas un dique de contención para mí. Necesito un buen desahogo"». Dejé de intentar que las cosas fueran mejor y le dije: «No hay nada que esté bien, ¿eh? Nada parece estar como tú quieres. Lo entiendo, cariño. A veces las cosas son así». A ver, no respondió mirándome y diciendo: «Oh, mamá, me entiendes tan bien». No. Gritó, protestó y lloró. Lo llevé a su habitación y me quedé un rato con él hasta que salió todo. Supe que lo necesitaba. Sus lloriqueos eran una súplica.

Estrategias

Sintoniza con tu quejumbrosa interior

Si los lamentos de tus hijos te sacan de tus casillas y te criaste en un hogar en el que la vulnerabilidad no se toleraba, quiero que pruebes lo siguiente. Pon ahora mismo una mano en el corazón y repítete: «No pasa nada por necesitar ayuda y sentirse impotente. Las personas fuertes y resilientes también se sienten así a veces». Prueba incluso a lloriquear delante del espejo. Quéjate de la cantidad de emails a los que tienes que contestar, de que no quieres limpiar tu casa, del cansancio que sientes. Irónicamente, cuanto más te entregues al lloriqueo, menos será un disparador psicológico para ti. Cuando tus hijos protesten y notes que te hierva la sangre, di en voz alta: «Un segundo. Necesito respirar hondo». Luego coloca una mano en el corazón y repítete mientras realizas unas respiraciones: «Estoy a salvo. Puedo con esto».

Utiliza el humor

La mejor respuesta para los lloriqueos de un niño es la actitud lúdica de un adulto. Cuando reaccionamos a sus protestas con sentido del humor, estamos ofreciéndole lo que más necesita: un vínculo y esperanza, dos elementos que están presentes en los momentos de alegría. (Aunque es importante recordar que mostrar una actitud juguetona no equivale a burlarse. Lo primero busca el vínculo y añade levedad; lo segundo aleja y añade vergüenza). La próxima vez que tu hijo te diga «¡necesito que me traigas la pijaaaaaaaama!», respira hondo, recuérdale a tu cuerpo que estás a salvo y prueba a decir algo como: «¡Oh no, oh no, oh no… Ya está aquí otra vez ese tono de pena! ¿Cómo demonios se volvió a meter aquí?». Acércate a la ventana y mira alrededor. Sigue con tu monólogo y observa cómo tu hijo se relaja. «Okey, no sé cómo se metió, pero echémoslo fuera. ¡Pásaselo a otros niños!». Ve hacia tu hijo y finge «sacar» los gimoteos de su cuerpo y di algo como «bueno, ya está, perdón, ¿qué querías? Oh, ¿tu pijama?». Llegados a ese punto, puedes llevársela. No estás «reforzando» el lloriqueo, solo le estás añadiendo diversión y vínculo.

Reproduce la petición con tu propia voz y pasa página

Muchos padres creen que tras una petición hecha con voz quejumbrosa tienen que hacer que el niño la repita en otro tono, para no «reforzar» las peticiones hechas de ese modo. No hay nada malo en ello, y sin duda es bueno decir de vez en cuando «¿puedes pedírmelo otra vez pero con otro tono?» de un modo que no suene demasiado pedante o controlador. Pero a veces, cuando insistimos en que repitan sus peticiones en un «tono más apropiado», nos metemos en luchas de poder innecesarias con nuestros hijos y hacemos de un problema menor una pelea con todas las de la ley. Y no vale la pena (nada lo vale cuando acaba con dos personas enzarzadas en una lucha de poder). En lugar de pedirle a tu hijo que repita su petición, a mí me parece que hacerle yo misma una demostración de cómo sería esa petición y pasar página es a la vez más humano y lo más más eficaz. ¿Que cómo se hace? Cuando tu hijo te diga «¡papá, quiero mi libroooo!», en lugar de «vuelve a pedirlo con otro tono de voz», prueba a decir: «Papá, ¿podrías por favor traerme ese libro? Muchas gracias». Luego «cambia de papel» y contesta: «Oh, claro, cariño, por supuesto». Entrega el libro, respira hondo, ahórrate el sermón y confía en que tu hijo oirá la diferencia e incorporará el cambio.

Piensa en qué es lo que necesita

Cuando los niños lloriquean, están pidiendo alguna combinación de más caso, más vínculo, más calidez, más empatía o más validación. Hay una serie de cosas que podemos hacer en respuesta a un lamento que apela a esas necesidades no satisfechas:

- Deja a un lado tu celular y di: «Estoy dejando el teléfono porque tengo la sensación de que me ha estado distrayendo y de que lo has notado. Ahora estoy aquí. De verdad».
- Agáchate para ponerte al nivel de tu hijo y di: «Hay algo que te está haciendo sentir mal. Te creo. Solucionémoslo».
- Empatiza con las dificultades generales de la infancia: «A veces puede ser muy difícil ser un niño. Lo sé». Si es relevante para el caso, puedes continuar diciendo: «Te gustaría poder tomar todas tus propias decisiones. Lo entiendo».
- Permite que se desahogue: «Suéltalo todo, cariño. Te sientes muy mal. Estoy aquí contigo. No pasa nada».
- Juega al juego de llenarse: «Creo que me estás diciendo... que no estás lleno de mami. ¿Puedo llenarte?».

¿Cómo les funciona a Adeze e Imani?

Imani es consciente de que los lamentos la ponen nerviosa, así que cuando Adeze pide un lápiz afilado con voz quejumbrosa, respira hondo y le dice: «¿Cómo se metió aquí ese tono de pena? No puedo creer que se haya colado dentro, ¡debemos haber dejado la puerta abierta! Está bien, voy a agarrar todos esos lamentos... ¡y a sacarlos fuera!». Imani se dirige a la ventana, la abre y hace el gesto de lanzar algo antes de cerrarla de nuevo. Eso le permite hacer algo con su cuerpo, lo que la ayuda a calmarse, y, al haber ganado un poco de tiempo, estar menos reactiva. Imani vuelve hacia donde está Adeze y le dice: «¡Hecho! ¡Espero que tus amigos Gabby y Raj no se contagien y empiecen a utilizar ese tono con sus padres!». Luego cambia de tono y dice: «Okey, perdón,

¿qué pedías? ¿Un lápiz afilado? Claro, te busco uno». Cuando Imani le trae a Adeze el lápiz, nota que la niña parece más animada. Acaban teniendo una cena agradable y evitando la lucha de poder o la pelea que quizá hubiera tenido lugar en otro momento.

CAPÍTULO 18

Mentiras

Cuando Jake llega a casa de la escuela, su madre, Dora, le dice:

—Llamaron del colegio y dijeron que le diste un empujón a Owen en el patio. ¿Qué pasó?

—Yo no empujé a nadie —contesta Jake—. Eso no es lo que pasó.

Dora insiste:

—¡No me mientas a la cara! ¡Te meterás en un lío más grande si mientes que si me dices lo que pasó!

—No estoy mintiendo —insiste Jake—. ¿Por qué le crees a la profesora más que a mí? ¡Siempre me echas la culpa de todo!

Dora y Jake llegaron a un punto muerto.

¿Por qué mienten los niños? Empecemos por lo que no los hace mentir antes de pasar a lo que sí. Cuando nuestros hijos nos mienten, a menudo nos inclinamos por la peor interpretación posible. Pensamos «¡me está desafiando!» o «¡este niño cree que puede tomarme el pelo!» o «¡me acaba de mentir a la cara…; es una sociópata, esta niña no está bien!». Pero ver la mentira a través del cristal de la falta de respeto («¿me estás mintiendo?, ¡no me faltes al respeto de esa manera!») es perder de vista lo importante, además de que nos enfrenta a nuestros hijos y nos atrapa en una lucha de poder entre padres e hijos en la que nadie sale ganando. La realidad es que mentir casi nunca tiene nada que ver con mostrarse desafiante, querer engañar o ser un sociópata (incluso aunque solo lo digas de broma). Como muchos de los comportamientos de los que se habla en este libro, mentir tiene mucho más que ver con los deseos básicos del niño y su foco en el apego que con que sea un manipulador o «te tome el pelo». A ver, no estoy diciendo que debas dejar que tus hijos se salgan con la suya cuando mienten. Pero mi enfoque en relación con la mentira no busca conseguir una confesión en ese mismo momento, sino que está orientado a llegar al fondo de lo que está provocando la mentira, para que podamos abordarlo de frente y crear un entorno en el que sea más fácil decir la verdad. No podemos cambiar un comportamiento que no entendemos y los castigos, las amenazas y la rabia no son nunca ingredientes de un entorno que fomente el entendimiento o el cambio.

Los niños mienten por varias razones. En primer lugar, la línea que separa la fantasía y la realidad está menos clara para ellos que para los adultos. A los niños les gusta mucho el juego simbólico, donde no están limitados por las leyes de la realidad, y entran en mundos diferentes y adoptan los rasgos de distintos personajes. Yo estoy muy a favor del juego simbólico. Es un ámbito en el que los niños pueden expresarse y explorar los problemas a los que se enfrentan porque es un mundo seguro que está bajo su control. Pero cuando le preguntas a tu hija si rompió la lámpara, sabiendo muy bien que fue ella quien la volcó, y responde «no, yo estaba jugando en mi habitación», es posible que tu hija esté lidiando con su culpa, o con su miedo a decepcionarte o a hacerte enojar en ese momento, entrando en una fantasía. Podemos verlo de dos maneras: como que tu hija está «evitando decirte la verdad» o como que decirte la verdad le cuesta tanto y le da tanto miedo que se escapa a un mundo ilusorio en el que ella tiene el control y puede dictar el final de la historia que la hace sentir mejor.

Cuando empezamos a ver las mentiras en el marco del deseo de un niño —de su deseo de conservar el control de la situación y cambiar el final—, vemos la mentira no por su impacto en nosotros, sino como una señal de su necesidad de sentirse a salvo y bueno por dentro. Al fin y al cabo, esas son las necesidades que impulsan a los niños a todas horas, y también a los adultos. Cuando un niño cree que sus padres no lo ven como alguien valioso y que merece que lo quieran, se escapa a un mundo de fantasía en el que su bondad está intacta. Lo que se manifiesta como una mentira es en realidad un subproducto de la evolución: la supervivencia de nuestro hijo depende de su apego a nosotros, y su apego a nosotros depende de que se sienta seguro y querido. Cuando le preguntas a tu hija si rompió la lámpara, imagino que lo primero que piensa es algo como: «Ojalá la lámpara no estuviera rota. Ojalá no hubiera estado jugando cerca de la lámpara». Esos deseos salen a la superficie en forma de «estaba jugando en mi habitación», pero etiquetar esa afirmación de «mentira» —y responder con un «¡no me mientas!»— deja de lado la esencia de lo que está pasando bajo la superficie.

Los niños también mienten si creen que decir la verdad pondrá en peligro el apego con sus padres. El apego es un sistema de proximidad. Tiene que ver literalmente con estar cerca de tus cuidadores y sentir que tus cuidadores quieren estar cerca de ti. Los niños están constantemente monitorizando su relación con sus padres a partir de esa variable. Se preguntarán: «Lo que voy a decir ¿hará que mis padres me aparten de su lado o me ayudará a seguir cerca de ellos y a mantener el vínculo?». Si un niño anticipa lo que un padre o una madre interpretará sobre su comportamiento a través del cristal de que él es «malo por dentro» y que, por lo tanto, lo apartará de su lado, ese niño mentirá una y otra vez. Al fin y al cabo, el cuerpo está diseñado para protegerse del abandono, lo que significa que el hecho de que te vean como un mal niño («ahora mismo no quiero saber nada de ti, ¡vete a tu habitación!» o «¿qué tipo de persona le miente a la cara a su madre?, ¿qué pasa contigo?») es la mayor amenaza de la infancia. Lo que vemos y calificamos de «mentira» a menudo es la forma que tiene el cuerpo de un niño de protegerse, algo que tiene muy poco que ver con la «manipulación» y que es más bien una forma de autodefensa.

Por último, vale la pena señalar que una tercera razón importante por la que los niños mienten es para reivindicar su independencia. Todos nosotros —niños y adultos— tenemos la necesidad humana básica de sentir que podemos ubicarnos, que sabemos quiénes somos y que existimos por derecho propio. Por eso odiamos sentirnos controlados, porque es como si alguien no estuviera reconociendo nuestra condición de persona independiente. Un ser humano hará cualquier cosa para rebelarse en esas circunstancias, incluso de maneras que le perjudican, solo para tener una pequeña porción de vida que sienta como suya. Los niños, a cualquier edad, necesitan que haya alguna parte de sus vidas que exista al margen de sus padres para acceder a los sentimientos de responsabilidad y soberanía. Para algunos niños, la mentira se convierte en una estrategia primordial a la hora de satisfacer esa necesidad humana tan básica. Cuando una niña que crece en un entorno alimentario restrictivo roba una galleta, está teniendo ideas propias; cuando un adolescente que sufre mucha presión académica deja de estudiar para los exámenes, sabe a ciencia cierta que es independiente de sus padres. Así que cuando esos niños mienten —«¡yo no me comí esa galleta!» o «¡ya estudié!»— están intentando aferrarse a la única parte de sus vidas en la que se sienten dueños de sí mismos e independientes. Por supuesto, en esas situaciones, un padre o una madre a menudo se siente impelido a responder estrechando el control, lo que no hace más que aumentar la motivación para mentir. Ahora bien, hay algo sorprendente en los ciclos, incluso los «negativos»: una vez que reconocemos cuáles son sus componentes, tenemos información suficiente para cambiarlo. Cambiar el ciclo de control parental/mentira infantil a menudo empieza (esto no va a sorprender a nadie) con establecer un vínculo con tus hijos en relación con ese mismo patrón. Aborda a tu hijo en un momento de tranquilidad y dile algo como «oye, quiero darte más independencia. Sé que es un fastidio, cuando eres pequeño, tener tan poca capacidad de decisión. ¿Por dónde podemos empezar? ¿En qué terreno te gustaría tener más control sobre lo que haces?». Escucha lo que tu hijo dice y sigue a partir de ahí.

Antes de hablar de estrategias, quiero recordar algo importante, porque es fácil para los padres obsesionarse con «corregir» o «no dejar pasar» una mentira específica. En el caso de niños con tendencia a mentir, mi enfoque está diseñado para que digan más la verdad en el futuro y no tanto para que aumenten las «confesiones» en el presente. Las estrategias que se describen aquí no acabarán con tu hijo diciéndote: «¡Mentí! ¡Lo reconozco!». Y tampoco es ese el objetivo. El objetivo es transformar el clima familiar para que tus hijos te vean como un adulto seguro que puede tolerar un abanico más amplio de sus vivencias. Eso puede requerir que todos respiremos hondo y nos traguemos nuestro orgullo en el momento de la mentira, que permitamos que ese momento pase sin exigir una confesión y que nos centremos, en cambio, en el objetivo a largo plazo y de mayor impacto. Te prometo que vale la pena.

Estrategias

No es una mentira, es un deseo

Ver la mentira como un deseo nos permite seguir considerando a nuestro hijo como un buen niño, lo cual es fundamental a la hora de reaccionar a sus mentiras. Utilizar el lenguaje de los deseos como respuesta a las falsedades infantiles cambia la dirección de la conversación, ya que permite más opciones que solo «decir la verdad» y «mentir». Ahora hay un espacio intermedio, y tu capacidad para ver y verbalizar esa zona gris puede suavizar la intensidad del momento y crear una manera de conectar con tu hijo. Cuando él diga «¡yo también he ido de viaje a Florida!», tú podrías contestar: «Mmm..., seguro que te gustaría que fuéramos de vacaciones a Florida, parece un sitio muy cálido y soleado. ¿Qué haríamos si fuéramos?». Cuando tu hijo diga «¡yo no le tiré la torre a mi hermana, se cayó sola!», podrías contestar «te gustaría que la torre siguiera en pie...» o «a veces hago cosas y luego desearía no haberlas hecho...; no es nada fácil cuando eso ocurre». Ver la mentira como un deseo nos permite sentirnos del mismo equipo que nuestro hijo en lugar de verlo como a un rival. Ese cambio de perspectiva lo transforma todo y puede hacer que nuestros hijos estén más dispuestos a decir la verdad la próxima vez.

Espera y crea, más tarde, un momento propicio

Con mis propios hijos (¡que, por supuesto, a veces me mienten!), la estrategia que más utilizo ahora mismo es hacer una pausa. No hago nada y espero. Con mi hijo de cinco años la cosa podría ser así:

> MI HIJO: «Mamá, yo no toqué nada del rompecabezas ni escondí las piezas debajo del sofá. ¡Yo no fui!».

Yo: «Mmm». Asiento despacio y no digo nada más.
Mi hijo: «¡Yo no fui!».

¿Por qué no digo nada? Porque mi hijo está claramente a la defensiva, se siente culpable o avergonzado, y eso hace que se obstine. Sé que no puedo convencerlo de nada en esa situación, no quiero enzarzarme en una lucha de poder y además soy consciente de que primero tengo que reducir la vergüenza para que el cambio sea posible más adelante. Horas después, puede que le proporcione una interpretación generosa de su «mal» comportamiento; una oportunidad, en realidad, para que sea sincero: «Estoy pensando en el rompecabezas que estaba haciendo antes con tu hermano mayor...; en que, cuando entraste en el cuarto de juegos y lo viste..., mmm..., debió de ser muy difícil no acercarse a él... Lo entiendo...». A ver, para ser del todo sincera, mi hijo probablemente dirá: «¡Yo no fui, yo no fui, yo no fui!». Y entonces yo tendría que pasar a otra cosa; aunque también me serviría para reflexionar, por mi cuenta, sobre el incidente. Me preguntaría a mí misma: ¿qué hay detrás de esa mentira?, ¿mi hijo me está «diciendo», a través de su mentira, que quiere más independencia?, ¿que está celoso del tiempo que le dedico a su hermano mayor?, ¿que se siente presionado para ser perfecto y que eso lo agobia? Cuando reflexionemos sobre el significado de un comportamiento («¿qué hay detrás de todo esto, qué me está diciendo mi hijo que le está costando o que necesita?»), tendremos el punto de partida para otras intervenciones.

«Si lo hubieras hecho...»

Cuando un niño está atrapado en una mentira, me parece eficaz explicarle cómo respondería yo si él dijera la verdad. Imaginemos que te llaman de la escuela para decirte que tu hija no hace la tarea desde hace una semana. Llegas a casa y le preguntas sobre ello, y ella te repite una y otra vez: «¡Sí la hice! ¡La hice! ¡No quiero hablar de eso!». Tras una pausa inicial, cuando veas que la situación se presta, podrías decirle: «Oh... Okey..., bueno, solo digo que si cualquier niño de esta familia no hubiera hecho la tarea durante varios días, yo intentaría entenderlo. Porque todos los niños de esta familia, si no hicieran la tarea, tendrían alguna razón para ello. Me recuerda a una vez en la que, cuando yo tenía siete años, me pasé varios días sin hacer la tarea. Había algo en la idea de ponerme a hacerla que se me hacía muy cuesta arriba. En cualquier caso, si ocurriera, yo me sentaría contigo y lo hablaría. No estarás en problemas...». Luego haz como si nada. No mires a tu hija y le digas: «No la hiciste, ¿verdad?». Pasa página. Confía en que haya captado el mensaje. Siempre puedes volver más tarde y decir: «Cariño, la tarea es difícil. O al menos para mí lo era. Estoy aquí. Eres una buena niña incluso cuando no haces la tarea. Lo sé. Y te quiero». También podría añadir, si veo que la ocasión es propicia: «¿Qué se te ocurre que podrías hacer si algo te parece muy difícil?».

Pregúntale al niño lo que necesita para ser sincero

Si la mentira es un problema en tu casa, trata de encontrar el momento de tener una conversación tranquila con tu hijo sobre lo que necesita para mostrarse sincero. Es algo que funciona especialmente bien con niños que no son tan pequeños, que son más capaces de verbalizar ese tipo de pensamientos. Puedes empezar así: «Oye... Quiero hablar contigo un momento. No estás en problemas. Solo estoy pensando en que a veces es difícil decirme la verdad. No digo que sea culpa tuya, porque me doy cuenta de que debe de haber cosas que necesites de mí para decirme la verdad. Quizá algo en mi comportamiento hace que decir la verdad te dé miedo, o puede que pienses que estarás en problemas. En cualquier caso, me gustaría saber lo que necesitas de mí o si hay algo que pueda hacer de otra manera. Porque quiero que esta sea una casa en la que puedas decirme la verdad sobre las cosas, incluso si crees que no son del todo buenas».

¿Cómo les funciona a Dara y Jake?

Dara hace una pausa cuando se da cuenta de que Jake se enroca en su mentira. «Bien —dice—. Ya veo. Luego hablamos». Jake le pregunta si de verdad lo cree cuando le dice que él no fue y Dara le responde lo siguiente: «No estoy segura de lo que creo sobre lo que pasó. Lo que sí creo es que te quiero y que eres un buen niño incluso cuando estás pasando un mal momento. Creo que todos los niños y adultos a veces hacen cosas de las que no están orgullosos, y que mi trabajo es ayudarte a entender lo que ocurre en esos momentos, no castigarte o echarte un sermón. Lo que quiero decir es que, si un hijo mío hubiera empujado a alguien, estoy segura de que algo habría pasado antes que hizo que se sintiera muy mal. Le diría a mi hijo que eso no haría que estuviera bien empujar, pero sería una manera de pensar en lo que provocó que se sintiera mal o se le hiciera difícil y llegar al fondo del asunto. En cualquier caso, voy a respirar hondo unas cuantas veces y a empezar a preparar la cena… Estoy aquí si me necesitas. Te quiero y solucionaremos esto».

Jake parece asimilar algo de todo esto y luego se va. Más tarde, Dara va a su habitación y le dice: «Sé lo que se siente cuando te juzgan o no te conceden el beneficio de la duda. Es horrible, lo sé». Jake acaba contándole que Owen lo llamó perdedor y le dijo que era un bebé y que él se enojó tanto que lo empujó. Dara sabe que habrá que ayudar a Jake a regular su rabia, pero guarda esa información para luego y, en lugar de eso, se centra en desarrollar su vínculo con Jake diciéndole: «Me alegra mucho que estemos hablando de esto. Es muy importante».

CAPÍTULO 19

Miedos y ansiedades

A Blake, que tiene cinco años, le asusta el fuego. En las fiestas de cumpleaños, cuando se encienden las velas, se pone a llorar, pasando a menudo de la calma al terror en cuestión de segundos. Hoy están en una acampada con unos amigos y, al volver al campamento con su padre, Blake ve que la otra familia encendió una gran hoguera. Su padre, Leo, le dice a Blake una y otra vez que está a salvo y que el fuego no se saldrá de sus límites. Luego le asegura que el fuego es divertido y que no da miedo. Blake se aferra a su padre, grita y llora. Leo se siente frustrado; no sabe qué más hacer.

El miedo, en su nivel más elemental, es la respuesta del cuerpo a lo que se percibe como una amenaza. Piensa en la última vez que tuviste miedo de verdad: puede que tu corazón latiera con fuerza o que se te revolviera el estómago. En los seres humanos, el miedo se manifiesta como una serie de experiencias somáticas, por lo general un aumento de la frecuencia cardiaca, presión en el pecho o malestar estomacal. Esas vivencias internas envían el mensaje de «estoy en peligro», lo que conduce a nuestra vivencia emocional del miedo. Esas emociones se manifiestan en el cuerpo más pequeño de un niño de una forma tan visceral como en el de un adulto. Es importante entender que los niños no exageran sus miedos ni se los inventan para llamar la atención. Experimentan el pánico dentro de su cuerpo y necesitan la ayuda de los adultos para sentirse a salvo de nuevo. Nuestro objetivo como padres debería ser identificar cuándo tienen miedo nuestros hijos y ayudarlos a pasar del estado de «estoy en peligro» al de «estoy a salvo».

Aunque la mayoría de los padres entiende que ese es el objetivo final, a veces, de forma instintiva, intentan ahuyentar el miedo de sus hijos explicándoles por qué no deberían preocuparse tanto. Cuando un niño dice «¡me da miedo!» es como si los padres sintieran el impulso de responder: «¡No, no, tu sentimiento está mal!».

Intentar racionalizar un miedo o convencer a un niño de que no debería estar asustado en el momento en el que lo está no es una estrategia que funcione nunca. Cuando un niño tiene miedo, su cuerpo experimenta una respuesta de estrés. En ese estado de «estoy en peligro» la parte de pensamiento lógico del cerebro se desconecta para que el cerebro pueda concentrar su energía en la supervivencia. Eso quiere decir que cuando tu hijo tiene miedo, razonar con él no hará que se sienta más seguro. Lo que ayudará a que tu hijo se sienta seguro es notar tu presencia; es la soledad ante el miedo, al fin y al cabo, lo que más asusta. En otras palabras, los niños necesitan menos lógica y más vínculo.

Además, cuando intentamos convencer a un niño de que deje de tener miedo, nos perdemos información valiosa. El enfoque de «esta es la razón por la que no deberías tener miedo» se esfuerza en proporcionarle a tu hijo una vivencia nueva y diferente; el de «vaya, aquí debe de estar pasando algo, cuéntame» trata de aprender más sobre cómo lo está viviendo él. Preguntarle a tu hijo sobre su miedo a los perros, por ejemplo, podría revelar que acaba de leer un libro en el que al personaje principal lo mordía uno; preguntarle por su miedo a quedarse solo podría revelar algo que pasó una tarde cuando tú estabas trabajando; preguntarle a tu hija sobre su miedo a ir en el autobús escolar podría revelar que fue testigo de una pelea entre dos estudiantes. Conocer los detalles en torno a su miedo hará que tengas más información y te permitirá ayudarlo mejor.

Por último, no queremos convencer a nuestros hijos de que no tienen miedo porque queremos que confíen en lo que sienten, que no duden de sus percepciones de amenaza e incomodidad. Queremos que, en el futuro, nuestros hijos confíen en lo que sienten cuando se encuentren en situaciones de verdadero peligro. Queremos que sigan su instinto cuando piensen «mmm..., aquí hay algo raro; mi cuerpo me está diciendo que esto no está bien; tengo que escapar de esta situación».

Ese mismo principio se aplica cuando hablamos de una ansiedad más general y no de un miedo específico. Cuando nuestros hijos están ansiosos («¡no sé si quiero ir a clase de natación!» o «no creo que me vaya a ir muy bien el examen de mate»), a menudo sentimos el impulso de decirles que no va a pasar nada («¡te encanta nadar, la pasarás muy bien!» o «¡sé positiva, cariño!»). Pero, igual que ocurre con los miedos específicos, intentar convencer a un niño de que no sienta ansiedad solo empeora la ansiedad. ¿Por qué? Porque los niños interiorizan constantemente lo que evitamos, lo que no estamos dispuestos a nombrar y afrontar. Creemos que, al instar a un niño a pensar o sentir de un modo más «positivo», lo estamos ayudando, pero los niños asimilan un mensaje más profundo: el de que no deberían sentirse como se sienten y el de que está mal sentir nervios, timidez o dudas. Eso programa al niño para sentir ansiedad sobre la ansiedad. Es como si estuvieran interiorizando una creencia que dijera: «¡No debería sentirme así!».

No es posible «librarse» de la ansiedad. La ansiedad solo puede gestionarse de forma eficaz aumentando nuestra tolerancia a ella, permitiendo que exista y comprendiendo su propósito. Lo cual deja más espacio para que emerjan otras emociones y evita que la ansiedad lo ocupe todo. Cuando no intentamos combatir un sentimiento que tenemos dentro, sino que lo reconocemos y seguimos con nuestra vida, hacemos que sea posible alcanzar una mayor paz interior. El trabajo de un padre o de una madre no es, por lo tanto, cambiar el sentimiento en sí, sino mostrar curiosidad por la ansiedad que siente su hijo y ayudarlo a estar bien consigo mismo cuando surge.

Estrategias

Salta al hoyo

Imagina que tu hijo siente ansiedad sobre una situación concreta. Puede ser algo pequeño, como ir a una fiesta de cumpleaños, o algo grande, como la muerte de un familiar. Ahora visualiza a tu hijo en un hoyo pequeño en el suelo e imagina que ese hoyo es su ansiedad. Es una situación muy incómoda para él. Queremos que nuestros hijos sientan que saltamos al hoyo con ellos, que les hacemos compañía, no que intentamos sacarlos de allí. Cuando saltamos al hoyo con nuestro hijo, pasan dos cosas importantes: él deja de sentirse solo y nosotros le demostramos que eso que hace que se sienta tan mal a nosotros no nos produce el mismo efecto, porque estamos dispuestos a vivirlo con él. Supongamos que a nuestro hijo le preocupa por las noches que no vayas a estar allí por la mañana, pese a que nunca te has ido a ningún lado sin avisar. Deja de lado la lógica y «salta al hoyo»; di algo como «cuando vas a la cama, te preocupa mucho que yo no vaya a estar aquí por la mañana, ¿verdad? Oh, es un pensamiento que da miedo…». (Tratar de sacarlo de ese estado, en cambio, habría sonado más bien como «cariño, no hay nada de qué preocuparse, ¡no me he ido nunca sin decírtelo!).

Haz simulacros

Los padres muchas veces no queremos sacar a relucir las situaciones que les producen ansiedad a los hijos; evitamos pensar en ellas o hablar de ellas, y cruzamos los dedos para que se olviden de repente de sus miedos o las cosas vayan de otro modo la próxima vez. Pero, créeme, evitar la cuestión no hace más que incrementar la ansiedad. Si no estamos dispuestos a ponerle un nombre a la situación sobre la que nuestro hijo siente ansiedad y a hablar de ella, lo que el niño interpreta es que la situación a nosotros también nos genera ansiedad, lo que no hace más que aumentar la suya. Los simulacros nos proporcionan a los padres la oportunidad de demostrarles a nuestros hijos que creemos que una situación difícil puede superarse y les proporcionan a los niños la oportunidad de practicar cómo reaccionarán cuando aquello ocurra «de verdad». Los simulacros pueden ayudarlos a sentirse más preparados para los momentos de separación, las visitas al médico, las competiciones deportivas, las citas para jugar con sus amigos, la lectura en voz alta en clase…; de hecho, mientras escribo, no se me ocurre ninguna situación estresante que no pueda mejorar con un simulacro. Puedes realizarlos directamente con tu hijo o hija, o representar la situación con animales de peluche; esto último es especialmente útil con niños más pequeños, que quizá no sepan meterse en un papel, o con quienes se resisten a la idea de ensayar una situación que les da miedo.

Un simulacro de una separación podría empezar así: «El lunes es tu primer día de escuela. ¡Pensemos en cómo queremos despedirnos y luego ensayémoslo unas cuantas veces para que nuestro cuerpo esté preparado para ese momento cuando llegue!». Establece una breve secuencia de acontecimientos y practícalos, puede que incluso representando que te alejas o respirando hondo o utilizando un mantra para aliviar la tristeza de tu hijo. Aunque el niño se ponga nervioso, ten presente que el ensayo no hará que sienta más ansiedad; de hecho, le permitirá adquirir un mayor dominio de una situación complicada y que esté más cómodo.

Un simulacro de una revisión médica, utilizando muñecos, podría consistir en que tú sostuvieras, por ejemplo, un osito y tu hija un unicornio de peluche. Tú, en tu papel de osito, dirías: «¡Hola, unicornio, bienvenido al consultorio del médico! Tu mamá y tú pueden pasar conmigo al consultorio». A partir de ahí, explícale paso por paso lo que ocurrirá; incluso pueden representar algunos de los momentos más difíciles («¡Muy bien, unicornio! Necesito que te sientes en la falda de tu madre mientras te miro los oídos y me aseguro de que esté todo bien ahí dentro. ¿Puedes quedarte muy muy quieto, unicornio? ¡Lo estás haciendo muy bien!»).

Ejemplo sobre cómo abordar miedos concretos

Puede ser tentador evitar hablar de los miedos, como si, por no recordárselos, nuestros hijos fueran a olvidarlos por completo. No es así cómo funcionan las cosas, claro; la mejor manera de ayudar a nuestros hijos a superar sus miedos consiste en abordarlos de frente, porque es así como le demostramos a un niño que a nosotros —¡los adultos!— el asunto no nos asusta tanto como a él. He aquí un ejemplo de cómo enfrentarse a un miedo de un modo productivo tanto para los padres como para el niño.

Paso 1: Habla con tu hijo sobre su miedo, con el objetivo de recabar información y entender mejor lo que siente. Empieza con algo como «cuéntame cómo es entrar en una habitación tú solo cuando está oscuro» o «parece que ir solo a ciertas partes de la casa no te gusta mucho». Haz preguntas, pero no hables demasiado. No intentes convencerlo de nada ni explicarle nada; limítate a recoger información. Luego repite en voz alta lo que oíste para ver si interpretaste bien lo que dijo. Podrías decir algo como «okey, veamos si lo entendí bien. Cuando vas solo a ciertos lugares de la casa y es de noche te da miedo. No estás seguro de por qué, pero sabes que te da miedo. ¿Es eso?».

Paso 2: Valida que el miedo de tu hijo «tiene sentido». Ayudarlo a entender su miedo es clave para que tenga el valor necesario para enfrentarse a él. Di algo como «la oscuridad puede dar miedo porque cuando está oscuro no vemos nada. Y también da miedo no estar seguros de lo que hay a nuestro alrededor. ¡Tiene sentido que ir solo por la casa cuando es de noche no te guste!».

Paso 3: Dile a tu hijo lo mucho que te alegra que te haya hablado de su miedo. Utiliza la palabra «importante». Eso le hace saber que los sentimientos de miedo que lo invaden merecen que se hable de ellos, lo que lo anima a enfrentarse a esos sentimientos en lugar de reprimirlos (¡lo que solo los hará más grandes!). Intenta decir algo como «qué bien que estemos hablando de esto. Es una cuestión muy importante».

Paso 4: Invita a tu hijo a trabajar contigo para encontrar una solución. Hazle propuestas que puedan guiarlo, pero permite que viva el momento de lucidez de llevar a cabo una lluvia de ideas como mecanismo para enfrentarse a un problema. Resístete al impulso de explicarle cuál es su miedo o de solucionarlo por tu cuenta. Expresiones como «quizá podríamos» o «una posibilidad sería» animarán a tu hijo a participar en la búsqueda de soluciones. Podría sonar así: «Mmm... Quizá podríamos ir al sótano y empezar a bajar los escalones de uno en uno... y tú me avisas de cuándo empieza el miedo y cuándo parece que se hace más grande». Al interesarte por el miedo de ese modo, infundes tu presencia en el momento y, como tu hijo se sentirá menos solo, el miedo ejercerá menos control sobre él. A continuación puedes decir: «Quizá podríamos pensar en algo que puedas decirte a ti mismo mientras bajas las escaleras...». O sugerir una solución: «Una posibilidad sería probar a bajar un escalón ahora y puede que en unos días otro más, y al día siguiente otro... Mmm...».

Paso 5: Piensa un mantra. Los mantras pueden serles muy útiles a los niños que sufren ansiedad. Tanto si se pronuncian en voz alta como si se recitan internamente, los mantras centran la atención en las palabras tranquilizadoras en lugar de en la fuente de angustia. Algunos ejemplos son «no pasa nada por estar nervioso; puedo con esto», «puedo estar asustado y ser valiente al mismo tiempo» y «estoy a salvo, mis padres están cerca». Trabaja con tu hijo para elaborar un mantra que lo haga sentir bien y anímalo a repetirlo en los momentos en los que sienta miedo.

Paso 6: Explícale a tu hijo la historia de un miedo que superaste poco a poco. Podría ser algo así: «Esto me recuerda al miedo que me daban los perros cuando tenía más o menos tu edad. Aún me acuerdo de lo mal que me sentía en esos momentos». No le ofrezcas una solución rápida del estilo de «pero luego me di cuenta de que no iban a hacerme nada y se me pasó». En lugar de eso, haz que la superación del miedo sea progresiva, por ejemplo: «Recuerdo que hablé con mi padre del tema y que me di cuenta de que no pasaba nada por tener miedo. Mi padre y yo leímos un montón sobre perros y luego empecé a acercarme a ellos. Él iba siempre a mi lado. Y entonces, un día, mi padre me ayudó a tocar a un perro. Poco a poco, empezaron a asustarme menos. ¡No fue nada fácil ser valiente con el miedo que tenía!».

¿Cómo les funciona a Blake y Leo?

Leo se recuerda a sí mismo: «Sé que esta hoguera a mí no me da miedo, pero a Blake sí. Mi objetivo es ayudar a mi hija a entender su miedo y que se sienta menos sola en él, no convencerla de que no lo tenga». En un aparte, le dice a Blake: «Hay algo en ese fuego que te da miedo, ¿eh? Te creo. Estoy aquí contigo». Nota de inmediato que el cuerpo de su hija se destensa y le sorprende ver que esa simple frase, que tan poco le ha costado decir, marca la diferencia para ella. Luego continúa: «A mí también me asustaban muchas cosas cuando tenía tu edad. Algunas aún me asustan. A veces me digo: "No pasa nada por ponerse nervioso; no pasa nada por ponerse nervioso". Voy a decirlo unas cuantas veces ahora mismo mientras respiro hondo». Leo está corregulando para Blake en ese momento. La niña parece calmarse y Leo le dice: «Siéntate en mi regazo si quieres. Podemos ponernos aquí, lejos del fuego. Cuando estés preparada para que nos acerquemos o si quieres que asemos unos malvaviscos, avísame. Cuando estés preparada, lo sabrás, y si no lo estás tampoco pasa nada».

CAPÍTULO 20

Indecisión y timidez

A Jai, de seis años, no le gusta jugar en grupos grandes. En una fiesta de cumpleaños que se celebra en un gimnasio, se esconde detrás de su madre, Nala, mientras los demás niños se dispersan y empiezan a jugar con los distintos aparatos. En voz baja y en un tono suave, Nala le dice: «¡Jai, tienes seis años y conoces a todos los niños que hay aquí! ¡No seas tonto!». Jai empieza a llorar y Nala nota que la invade la frustración: «¡Me estás haciendo pasar mucha vergüenza!». Nala se siente culpable. No sabe qué hacer a continuación.

La indecisión y la timidez no son problemas que haya que solucionar. De hecho, a menudo pienso que generan más ansiedad en los padres que en los hijos, y que, por lo tanto, intervenimos para aliviar nuestro propio malestar y no porque estemos viendo por lo que están pasando y queramos darles lo que necesitan en ese momento. Si la situación te suena, recuerda que eso no te convierte en un mal padre o una mala madre; de hecho, tu buena disposición a reflexionar sobre lo que los comportamientos de tus hijos despiertan en ti, separando, por lo tanto, lo que tú necesitas de lo que tu hijo necesita, demuestra que eres un buen padre o una buena madre.

Tener un hijo indeciso —que no quiere unirse a la fiesta de cumpleaños, que prefiere no jugar basquetbol, que evita hablar con los adultos en una reunión familiar— puede ser una de las dinámicas paternofiliales más emocionalmente reactivas, sobre todo si eres una de esas personas que valora la independencia y la extraversión. Entre los principales motivos que están detrás de la ansiedad que genera en los padres la timidez de un hijo se encuentra la preocupación de que «será así siempre» o que «nunca se sentirá a gusto en un grupo de personas». Pero queremos evitar caer en el círculo vicioso de las profecías autocumplidas en el que la ansiedad de un padre o una madre por la actitud vacilante de un niño hace que este se sienta más ansioso y se muestre aún más indeciso. Cuando eso ocurre, el niño interioriza el juicio de sus padres, lo que provoca que se sienta más solo en sus emociones y se encalle aún más en ellas. Lo que conduce, a su vez, a una mayor frustración de los padres. El ciclo, así, continúa y la indecisión y la ansiedad se intensifican. ¿Cómo rompemos ese círculo vicioso? Bueno, no cambiando al niño, sino reflexionando sobre nosotros mismos y haciendo un trabajo interno.

Pensemos en la timidez en un contexto adulto: vas a una fiesta con tu pareja, notas que no estás a gusto por algún motivo y le dices: «Me quedaré cerca de ti un rato, ¿de acuerdo?». Puedo pensar en dos tipos de respuestas que podrías recibir. Una es que tu pareja te mire y diga: «No digas tonterías, conoces a mucha gente aquí». Al ver que sigues vacilando, tu pareja te reprocha entre dientes: «Me estás haciendo pasar mucha vergüenza. En serio». La segunda es que tu pareja te mire y te diga: «Algo aquí te incomoda. Ya veo. Está bien, no pasa nada. Quédate conmigo hasta que veas que tienes ganas hablar con los demás; cuando eso ocurra, lo sabrás».

Piensa en cómo te hace sentir cada una de esas respuestas. ¿Se alivió tu ansiedad? ¿Te sientes de repente más capaz?

Ahora volvamos a la primera opción. Si, más tarde, esa misma noche, tu pareja te dijera: «Oye, te he respondido así porque no puedes estar siempre apoyándote en mí, ¡tienes que aprender a espabilarte!», ¿tendría eso algún sentido para ti? ¿O desearías que tu pareja confiara en que si te da lo que necesitas hoy, y tal vez habla contigo sobre lo que te estaba ocurriendo en ese momento de tensión, puede que consigas superarlo de la manera más adecuada para ti y en el plazo de tiempo que más te convenga? ¿Qué plazos de tiempo tienes que cumplir, a todo esto? ¿Los tuyos o los de tu pareja? Y tus hijos ¿tienen que cumplir con nuestros plazos o con los suyos? Creo que todos sabemos la respuesta. Y aunque sin duda puede ser agotador ofrecer el apoyo emocional constante que un niño tímido necesita cuando tiene dificultades para separarse de ti o unirse a la multitud —una fatiga que puede desempeñar un papel en las reacciones precipitadas o negativas a su comportamiento—, criar a un niño es un ejercicio de paciencia. Consiste en ver a nuestros hijos por lo que son y lo que necesitan, y en verlo como algo separado de lo que somos y necesitamos nosotros.

A la mayoría de nosotros se nos enseñó en algún momento de nuestras vidas que la confianza en uno mismo quería decir unirse al resto, más que esperar, y atreverse a hacer, más que hacer una pausa y evaluar. No sé muy bien por qué. Hay una profunda ironía en todo ello, porque hablo con muchos padres que me dicen que sus adolescentes parecen no ser capaces de pensar por sí mismos y son reacios a diferenciarse de la multitud. No olvidaré nunca el día, en mi consultorio, en el que tuve una sesión con los padres de un niño muy tímido de seis años, seguida de una sesión con los padres de un impresionable adolescente de dieciséis. Los padres del primero me dijeron: «Chase ve cómo sus amigos juegan y él se queda atrás. ¡Incluso cuando sus amigos le piden que juegue con ellos, a veces dice que no! Es muy tímido. Ojalá estuviera más seguro de sí mismo». Una hora después, los padres del adolescente me dijeron: «Es como si Alex se limitara a hacer lo que hacen sus amigos, sea lo que sea. Parece incapaz de pensar por sí mismo; es muy influenciable. Ojalá estuviera más seguro de sí mismo».

¿Qué es, por tanto, la seguridad en uno mismo, y cómo se relaciona con la timidez o la indecisión? Para mí, la seguridad en uno mismo es saber cómo te sientes y creer que está bien ser tú mismo, y sentirse así, en ese instante. Un niño que no sabe si quiere unirse a los demás y se queda un rato observando a un lado puede estar ejerciendo un tipo de seguridad en sí mismo. Y lo que desarrolla la confianza de los niños indecisos es que sus cuidadores les digan: «Estoy aquí. Tómate tu tiempo». Ese tipo de mensajes dejan claro que entendemos que el niño sabe cuáles son sus sentimientos mejor que nosotros. Les transmiten a nuestros hijos: «No pasa nada por ser tú ahora mismo». Estar seguro de uno mismo no consiste necesariamente en unirse a un grupo o sumarse a una actividad sin vacilar. Podría serlo en el caso de que el niño se sienta preparado por dentro, pero no lo es si se siente coaccionado. La seguridad en uno mismo no es estar listo, sino saber cuándo lo estás.

Estrategias

Pasa revista a la reacción que provoca en ti

La timidez es algo que saca de quicio a muchos padres, sobre todo si son personas muy extravertidas o que crecieron en una familia que valoraba mucho participar en todo, unirse a cualquier actividad y actuar en lugar de detenerse y pensar. Imagínate que ahora mismo tu hija es la única que está sentada en tu regazo en un encuentro en el que los demás niños están jugando muy felices lejos de sus padres. Presta atención a cómo te sientes. ¿Sientes el impulso de alejarla de ti? No hay ni sentimientos ni impulsos erróneos aquí —se trata solo de recopilar información—, así que recuérdate: «Darme cuenta de cómo me siento no me convierte en un mal padre o en una mala madre. Todos los sentimientos están permitidos, como les digo a mis hijos. Ser consciente de que esto es un disparador psicológico para mí me ayudará a separar mi vivencia de la de mi hija». Si notas que la timidez, la indecisión o la dependencia de tu hija te molestan, recuérdate que el hecho de que se muestre reacia a unirse a la multitud es un rasgo que probablemente agradecerás más adelante. Intenta darle un giro de 180 grados a tu interpretación de la timidez y prueba a repetirte: «Mi hija sabe quién es, y lo que es y no es cómodo para ella, incluso aunque los demás actúen de forma diferente. ¡Qué valiente, qué impresionante, cuánta seguridad en sí misma!».

Valida + «cuando estés listo, lo sabrás»

Cuando tu hijo se muestre indeciso o tímido, empieza por validar ese sentimiento, en lugar de tratar de convencerlo de que no lo tenga. Da por sentado que la vacilación de tu hijo viene de un lugar real, aunque tú no lo entiendas; validar los sentimientos que hay tras esa reticencia es lo que más ayuda a los niños a sentirse a gusto consigo mismos, y cuanto más a gusto se sientan consigo mismos más se abrirán a un abanico mayor de respuestas (algo que también vale para los adultos).

He aquí una frase muy útil que puedes usar con tus hijos: «Cuando estés listo para ___, lo sabrás». Es una frase que le hace saber a tu hijo que confías en él. Eso lo ayudará a creer en sí mismo, lo que es la esencia de la seguridad en uno mismo. Pero esa frase también sugiere la idea de que las cosas evolucionan: da a entender que llegará un momento en que tu hijo se sentirá más a gusto con la situación. Queremos que nuestros hijos interioricen que nadie puede saber mejor que ellos cómo se sienten, porque eso es lo que los capacitará para tomar buenas decisiones. Si tu hija no quiere hablar con nadie en una fiesta vecinal, la estrategia podría sonar así: «¿Necesitas un minuto? Tómate tu tiempo. Cuando estés lista para hablar, lo sabrás». O, si a tu hijo lo pone nervioso la idea de unirse a los demás niños en una fiesta de cumpleaños en la que todos bailan, puedes decirle: «Es tu primera vez aquí. No pasa nada por mirarlo todo primero. Puedes quedarte a mi lado mientras lo haces. Cuando estés listo para unirte a los demás, lo sabrás».

¿Y si tu hijo nunca se siente preparado? Ahora mismo puede que estés pensando: «Ya hago todo eso y, aun así, en todas las reuniones familiares mi hijo se esconde detrás de mí y se niega a hablar con los demás». Eso no significa que estés utilizando la estrategia de forma incorrecta. Recordemos nuestra IMG: un niño que siempre se mantiene al margen y al que le cuesta separarse debe de sentirse paralizado, ansioso y fuera de su elemento hasta extremos inimaginables. Puede que necesite no participar durante un tiempo en reuniones con muchas personas. No hay mala intención, no estás «animándolo» a ser tímido: tal vez no sea más que un intento de ver dónde está tu hijo y utilizarlo como punto de partida. Otras estrategias que podrían ayudar en esta situación serían eliminar los sentimientos de vergüenza contándole a tu hijo una historia sobre lo que te costaban las separaciones cuando tenías su edad; la vacunación emocional, es decir, hablar de antemano sobre los sentimientos que podrían surgir en esas situaciones, y la preparación, que explicaré a continuación.

Preparación

A los niños indecisos va bien prepararlos para lo que está por venir, en términos tanto logísticos como emocionales. Antes de ir, por decir algo, a un encuentro familiar, explícale los detalles a tu hijo: «Hoy veremos a gran parte de la familia. Iremos a comer a casa de la tía Marsha y allí estarán la tía Marsha y el tío Rex, con sus hijos Piper y Evan, y luego también verás a la tía Fiona y a la tía Lauren con su recién nacido, Jasper. Puede que los abuelos también se pasen un rato. Mmm... ¿Cómo será eso de estar con tanta gente... en una casa distinta... con primos a los que hace tiempo que no ves? ¿Crees que se te hará difícil que los adultos se acerquen a ti enseguida y te hagan un montón de preguntas?». Luego limítate a esperar. Predecir los sentimientos suele ser muy útil: cuando los nombras y los identificas por anticipado, es como si le dieras permiso a tu hijo para sentirlos, lo que es tener ya medio trabajo hecho a la hora de regularlos. Intenta preparar a tu hijo para un sentimiento concreto sin añadir acto seguido una solución o un mecanismo para enfrentarse a él; limítate a hacer una pausa, como si eso fuera suficiente. Espera a ver lo que hace tu hijo a continuación.

Evita poner etiquetas

Nuestros hijos siempre responderán a las versiones de ellos mismos que les transmitimos. Cuando etiquetamos a los niños diciendo cosas como «oh, es muy tímida» o «no le gusta hablar con los adultos, es muy reservado», los encajonamos en ciertos papeles con un tipo de rigidez que dificulta su crecimiento. En lugar de eso, propón una interpretación generosa del comportamiento de tu hijo o hija, sobre todo si es otra persona la que los etiqueta. Si un miembro de la familia dice «Aisha, no seas tímida», respira hondo, salta a la palestra y di: «Aisha no es tímida. Aisha está averiguando lo que le resulta cómodo hacer, y eso es estupendo. Nos contará más cosas sobre el curso escolar cuando esté lista para hacerlo». Quizá quieras frotarle la espalda a tu hija mientras lo dices para que sepa que estás en su equipo.

¿Cómo les funciona a Jai y Nala?

Después de la fiesta, Nala se siente fatal por lo que le dijo a Jai. Pero se recuerda que nunca es demasiado tarde, así que respira hondo para recobrar la calma y se repite que es «una buena madre que pasó por un mal momento». Luego habla con Jai de lo nerviosa que se puso. Se disculpa con él por presionarlo para que se uniera a los demás y por llamarlo tonto y decirle que la estaba haciendo pasar vergüenza, y le dice que la próxima vez que tengan una actividad de grupo, ellos dos hablarán primero y ella le hará saber que no pasa nada porque necesite tomarse su tiempo. El fin de semana siguiente, antes de ir a una cita para jugar, Nala habla con Jai del parque al que van a ir, de cuántos niños habrá y de cómo podría sentirse él con tanta gente. Nala prevalida los sentimientos que Jai pueda tener porque se da cuenta de que puede hacer parte del trabajo por adelantado, lo que parece prometedor y eficaz. Nala le dice a Jai: «A algunos niños les gusta unirse a los demás enseguida. A otros les gusta mirar primero. Las dos son formas válidas de ser un niño. Solo tú conoces tu cuerpo, solo tú sabes lo que hará que te sientas bien». Como era de esperar, Jai prefiere quedarse con su madre en el banco al principio, y es el único niño que lo hace.

Nala ve la valentía y la audacia que requiere esa actitud y le susurra: «Está muy bien que sepas quién eres y que sepas cuándo estás preparado para algo. Tómate tu tiempo y haz lo que te haga sentir bien. Estoy aquí». Nala nota un cambio en el cuerpo de Jai y se da cuenta de que mira a su alrededor con mayor curiosidad. Cuando su amiga Raya lo invita a unirse a ellos, Jai sale corriendo a jugar.

CAPÍTULO 21

Intolerancia a la frustración

Braeden tiene cuatro años y está armando un rompecabezas de doce piezas. Su padre, Ethan, está cerca. Braeden ha unido tres piezas y está maniobrando con una cuarta, pero es incapaz de colocarla. Al ver lo que hace su hijo, Ethan pierde la paciencia y dice: «Braeden, esa pieza no puedes colocarla aún. ¿No lo ves que no encaja? ¡No son ni del mismo color!». Braeden mira a su padre, tira la pieza y dice: «¡No sé armar rompecabezas! ¡Los odio!». En nuestra sesión, poco después de que esta interacción se produzca, Ethan me cuenta que ese es uno de los muchos ejemplos de situaciones en las que Braeden actúa con normalidad hasta que algo se complica, momento en el que tiende a salir huyendo o a pedirle a su padre o a su madre que lo hagan por él.

He aquí una paradoja profunda sobre el aprendizaje: cuanto más aceptamos el desconocimiento, los errores y las dificultades que se nos presentan, más preparamos el camino para el crecimiento, el éxito y los logros. Vale tanto para los adultos como para los niños, y es un recordatorio fundamental sobre la importancia de normalizar las dificultades y de ver los errores como una oportunidad para aprender y desarrollar la tolerancia a la frustración. Después de todo, cuanto mejor tolere un niño la frustración, más perseverará con el rompecabezas que no le sale, más se esforzará en el problema de matemáticas que le cuesta o más tiempo mantendrá la concentración al escribir una redacción. Y, por supuesto, esas habilidades se trasladan también más allá de lo académico, porque tolerar la frustración es clave para gestionar las decepciones, comunicarse de forma eficaz con personas con opiniones diferentes y no perder de vista los objetivos personales.

Si queremos que nuestros hijos desarrollen tolerancia a la frustración, tenemos que desarrollar tolerancia a su frustración. Es una verdad inoportuna, lo sé. A veces, cuando a mi hija le cuesta algo, me recuerdo que ella me está mirando y absorbiendo el modo en que me relaciono con su frustración, y que con ello sienta las bases de su propia relación con su frustración. En otras palabras: cuanto mejor lleve yo que a ella le cueste algo —o sea, si soy capaz de dejar que ella llegue a una solución por su cuenta en lugar de ofrecerle yo una—, mejor lo llevará ella. Si puede ver que creo que no pasa nada porque las matemáticas me cuesten, creerá que no pasa nada porque a ella le cuesten; si exudo paciencia cuando ella aprende a atarse las agujetas de los zapatos, tendrá paciencia a la hora de practicar su nueva habilidad. Más allá de cualquier estrategia o ejemplo de los que ofrezco en este capítulo, lo que tendrá más impacto en nuestros hijos es que actuemos de un modo calmado, regulado, sin prisas, no culpabilizador y no orientado a los resultados, tanto cuando están llevando a cabo tareas difíciles como cuando nos ven realizándolas a nosotros.

Lidiar con la frustración es, en fin, frustrante. Suele hacernos perder la paciencia y caer, tanto niños como adultos, en una espiral de «¡no puedo hacerlo!», «¡ya no quiero intentarlo más!» y «¡hazlo por mí!». Lo que hace que tolerar la frustración sea tan difícil es que requiere que nos desprendamos de nuestra necesidad de llegar hasta el final, de ir rápido, de tener razón y de que las cosas estén hechas a la de ya; la tolerancia a la frustración requiere que nos concentremos en lo que está pasando en el momento, que nos sintamos bien incluso aunque no sepamos cómo hacer algo y que pensemos más en el esfuerzo que en el resultado. Todo ello es mucho más fácil de conseguir cuando vamos por el mundo con una «mentalidad de crecimiento», es decir, cuando creemos que las capacidades pueden cultivarse a través del esfuerzo, el estudio y la perseverancia, y que los fracasos y dificultades no son enemigos del aprendizaje, sino elementos clave en el camino que lleva a ese aprendizaje. La mentalidad de crecimiento, un concepto introducido por la psicóloga Carol Dweck, proporciona un marco mental para que los niños acepten los retos con entusiasmo y desarrollen la tolerancia a la frustración. Lo que nos dice es que cualquiera puede mejorar en algo si se esfuerza en ello y que debe hacerlo pese a los reveses. Las personas con una «mentalidad fija», en cambio, creen que las capacidades son innatas, que o bien puedes hacer algo o no puedes, y que, si no puedes, eso quiere decir que nunca serás capaz de hacerlo. Sin duda, los niños (¡y adultos!) que adoptan una mentalidad de crecimiento dan la bienvenida a los cambios, aprenden de los errores y son capaces de perseverar durante más tiempo ante algo difícil; al fin y al cabo, creen que el trabajo duro conduce al crecimiento. La mentalidad de crecimiento nos enseña que trabajar duro y superarse está en nuestras manos, mientras que obtener resultados concretos no. En resumidas cuentas: cuanto menos obsesionados estemos con el «éxito», más dispuestos estaremos a intentar cosas nuevas, evolucionar y crecer; tres ingredientes fundamentales, por supuesto, para alcanzar cualquier tipo de éxito.

Una de las mejores cosas sobre la mentalidad de crecimiento es que fomenta la tolerancia por el aprendizaje. Quizá suene raro hablar de «tolerancia por el aprendizaje»; aprender es algo bueno, así que, ¿por qué debería ser difícil de tolerar? Pero ten en cuenta que nuestros hijos están aprendiendo a todas horas, cada día..., y que aprender no es fácil. Quiero que visualices una línea temporal en la que el punto de partida sea «no saber» y el punto final «saber». Todo el espacio entre esos dos puntos es «aprendizaje», y puede resultar muy incómodo, especialmente en los primeros años. Las personas suelen verse en ese espacio de aprendizaje durante mucho más tiempo de lo que querrían; es natural desear que el saber llegue de una vez o sentir el impulso de retroceder a la comodidad del no saber, ese lugar donde no tenemos que hacer ningún esfuerzo ni nos arriesgamos al fracaso o a la vergüenza. El aprendizaje pone de manifiesto nuestras debilidades y nos hace sentir vulnerables. Nos exige ser valientes.

Para que a nuestros hijos se les dé bien aprender (lo que diría que es más importante que ser «listo» o «hacer las cosas bien»), tenemos que ayudarlos a quedarse en el espacio de «aún no lo sé, pero estoy trabajando en ello». Y eso viene de cómo respondemos a la frustración de nuestros hijos. Suelo recordarme a mí misma que mi trabajo como madre no consiste en ayudar a mis hijos a pasar del espacio de aprendizaje al del saber..., ¡sino en ayudarlos a aprender a no moverse de ese espacio de aprendizaje y a tolerar no saber! Así que en lugar de resolver los problemas de los niños por ellos, de restar importancia a sus dificultades o de perder la paciencia cuando se esfuerzan por entender lo que a un adulto puede parecerle simple, tenemos que permitir que nuestros hijos hagan las cosas por sí mismos. Cuanto más tiempo permanezcan en ese espacio intermedio, más curiosos y creativos podrán ser, más tolerarán el trabajo duro y más se expondrán a una amplia variedad de ideas.

Estrategias

Respira hondo

Cuando nos sentimos frustrados, una de las mejores cosas que podemos hacer es respirar hondo. Las respiraciones profundas calman nuestro sistema nervioso, lo que prepara el terreno para que accedamos al resto de los mecanismos que nos ayudan a lidiar con las dificultades. Cuando notes que tu hija está cayendo en las garras de la frustración, en lugar de decirle «respira hondo», hazlo tú a modo de demostración. Cuando tu hijo de tres años se enoje porque no consigue picar la comida con el tenedor, mira hacia otro lado e inhala y exhala de forma audible. Cuando a tu hija de seis años se le atasquen los sonidos de las letras, respira hondo varias veces en su presencia. Recuerda: nuestros hijos aprenden a autorregularse a través de la corregulación; respirar hondo hace que tu hijo vea que puede haber seguridad y calma en medio de la frustración. Por no mencionar que las respiraciones profundas nos calman, lo que hace que sea menos probable que reaccionemos con rabia o reactividad.

Mantras

Me encantan los mantras. En los momentos en los que las emociones son intensas y nos sobrepasan —como durante los episodios de frustración— nos dan algo pequeño y manejable en lo que centrarnos. Pueden, por lo tanto, serles muy útiles a los niños. Pero en lugar de proponerle a tu hijo o hija directamente un mantra para que lo repita, intenta plantearlo como algo que aprendiste y que no haces más que transmitirle. Podría sonar así: «¿Sabes? Cuando yo tenía seis años, llevaba fataaaal que las cosas no me salieran. ¡Qué mal lo pasaba! Y aún recuerdo algo que mi padre (¡sí, el abuelo Harry!) me contaba. Decía que, cuando algo no le salía, ponía una mano en el corazón, respiraba hondo y se repetía: "Esto me parece difícil porque es difícil, no porque yo esté haciendo algo mal". ¡Así que empecé a decírmelo yo también! ¿No te gustaría intentarlo? Parece una tontería, pero ayuda mucho. Mira, lo hago así...». En el caso de niños muy pequeños, un mantra podría ser «puedo hacerlo» o «me gustan los retos» o «soy capaz de hacer cosas difíciles» o «esto no es fácil de hacer y soy capaz de seguir intentándolo».

Enmarcar la frustración como un signo de aprendizaje, no de fracaso

Esto es algo que les digo a mis hijos desde que son muy pequeños: «¿Sabías que aprender es difícil? ¡Lo digo de verdad! ¡Cada vez que cualquiera de nosotros (tú, yo, quien sea) aprende se siente frustrado!». Si mi hijo parece estar asimilando lo que digo, continúo: «Y escucha esto, porque es muy curioso... La frustración, esa sensación de "uf, no puedo hacerlo" o "uf, ¡quiero acabar ya!"..., es una sensación que intenta engañar a nuestro cerebro para que nos diga que estamos haciendo algo mal, pero, en realidad, ¡es una señal de que estamos aprendiendo y haciendo algo bien! Increíble, ¿eh? Tenemos que estar atentos a esa sensación, para que podamos recordarnos a nosotros mismos que estamos aprendiendo y que eso es lo que se siente cuando aprendes». ¿Cómo podría usar esa perspectiva en el momento? Bueno, imaginemos que mi hijo se está vistiendo solo, algo que sé que le cuesta; antes de que empiece, yo podría decir: «Oh, vas a vestirte, ¿verdad? Preparémonos para ese sentimiento de frustración...». Y luego podría murmurar para mí misma, de manera que mi hijo pueda oírlo: «Becky, las cosas nuevas cuestan..., siempre cuestan..., no pasa nada..., soy capaz de hacer cosas difíciles».

Valores familiares de la mentalidad de crecimiento

Puede ser muy útil que, como familia, fijen una serie de valores familiares de la mentalidad del crecimiento a los que volver cuando se enfrenten a algún reto (tanto de tus hijos como tuyos). He aquí cuatro valores de ese tipo que me encantan y que escribo a menudo en las zonas de trabajo de mi casa o en la cocina para que estén a la vista de toda la familia:

1. En nuestra familia nos gustan los desafíos.
2. En nuestra familia el esfuerzo es más importante que dar con la respuesta correcta.
3. En nuestra familia sabemos que no saber va de la mano de aprender algo nuevo. Nos encanta aprender cosas nuevas, así que damos la bienvenida a los momentos de «no lo sé».
4. En nuestra familia intentamos recordar que perseverar en algo que nos cuesta hace crecer nuestro cerebro. Y estamos muy a favor del crecimiento cerebral.

Habla de los valores que hayan establecido a menudo, sobre todo cuando cometas un «error» o no sepas algo. Yo tengo fama de hablar de los valores de la mentalidad de crecimiento en voz alta mientras cocino. («Uf..., ¡creo que hice mal esta receta! Pero, bueno, era nueva y no era fácil. En nuestra familia nos gustan los desafíos. ¡Y ahora sé cómo hacerla mejor la próxima vez, es genial!»). La frustración puede hacer que un niño se sienta muy «solo» y que crea que no es «lo bastante bueno», así que cuanto más lo dejes ver tus propias dificultades y más hagas gala de la tolerancia a la frustración que quieres que aprenda, mejor las absorberá.

Piensa en términos de cómo afrontar algo, no de superarlo con éxito

La tolerancia a la frustración es ser capaz de situarse en el espacio entre el no saber y el saber, o entre el empezar y el acabar, lo que significa que deberíamos querer desarrollar la capacidad de nuestro hijo de lidiar con los sentimientos difíciles, más que la de encontrar el éxito. De esa manera, nuestros hijos podrán sentirse bien consigo mismos mientras se esfuerzan, es decir, antes del éxito. Pero, para lograrlo, hay que partir de un cambio de mentalidad por parte de los padres. Repítete: «No tengo que enseñar a mi hijo a ponerse la camiseta a la primera… Tengo que enseñar a mi hijo a tolerar que no siempre va a conseguirlo. No tengo que enseñar a mi hija cómo hacer bien el problema de matemáticas, sino cómo regular su cuerpo mientras trabaja en el problema de matemáticas».

Vacunación emocional, simulacros y «¿te he contado lo de la vez que...?»

La vacunación emocional es una estrategia clave para desarrollar la tolerancia a la frustración porque predecir de antemano la frustración ayuda al cuerpo de tu hijo a prepararse. Los simulacros también ayudan, porque permiten ensayar una capacidad por adelantado. Por ejemplo, puedes predecir la frustración que sentirá tu hijo o hija cuando haga una pulsera de cuentas y, para afrontarlo, fingir que la haces, hacer una pausa y ensayar una respiración profunda y un mantra («soy capaz de hacer cosas difíciles»). De este modo, habrás preparado su sistema nervioso para el momento difícil que se avecina y le habrás enseñado un mecanismo para enfrentarse a él que puede serle de ayuda. Por último, hablarle de una situación que haya sido frustrante para ti —o incluso fingir en ese momento una frustración— contribuirá a que se sienta menos solo en su situación. Es muy difícil desarrollar la tolerancia a la frustración cuando estás aprendiendo en un entorno en el que a nadie más parece que le cuesten las cosas. Hay más sobre la vacunación emocional y «¿te he contado lo de la vez que...?» en el capítulo 11, y podrás leer sobre los simulacros en el capítulo 19.

¿Cómo les funciona a Braeden y Ethan?

Ethan empieza por tranquilizar su cuerpo. Pone una mano en el corazón, respira varias veces y se repite a sí mismo que está a salvo y que puede empezar de nuevo. Comienza con la reparación diciendo: «Oye, cariño, reaccioné muy mal antes, pero eso fue cosa mía, no tuya. Siento haber contestado así». Unos minutos después, cuando le parece que el momento es propicio, Ethan prosigue: «Hay una cosa que no te dije nunca: ¡los rompecabezas son muy difíciles! ¡Y se supone que tienen que serlo! Creo que no te lo digo lo suficiente. A veces pensamos que si algo nos resulta difícil es porque estamos haciéndolo mal, pero ¡en realidad lo que pasa es que estamos haciéndolo bien!».

Aunque Braeden le dice que le da igual y que no va a hacerlo, Ethan no muerde el anzuelo, sino que se acuerda de que se trata de enseñar a lidiar con los problemas, no de resolverlos. Intenta otra cosa: sin decir nada, agarra unas cuantas piezas del rompecabezas y empieza a juntarlas por su cuenta. Hace como que le cuesta, no las pone bien a la primera, suspira un poco y dice en voz alta: «¡No es fácil!». Espera que el niño se dé cuenta de lo que está haciendo y le diga: «Papá, sé que estás fingiendo», pero no lo hace. En lugar de eso, empieza a espiarlo con interés. Ethan sabe que no puede ser demasiado directo, así que continúa; canta un mantra en voz baja para sí mismo: «Si no encaja, déjala a un lado... y prueba con otra...». Da ejemplo de flexibilidad al hacer justo eso, apartar una pieza y agarrar otra. Al cabo de un rato, Braeden se acerca y lo pide que le deje poner la última pieza del rompecabezas. Su padre lo considera una victoria en toda regla.

CAPÍTULO 22

Comida y hábitos alimenticios

> Gia tiene cinco años y le encanta picar entre comidas. A sus padres les cuesta que coma comida de verdad. Un día, a las cuatro de la tarde, Gia le dice a su madre, Eva:
>
> —¡Me muero de hambre! Quiero algo de comer. ¡Galletas saladas! ¡Galletas saladas!
>
> —Es mejor esperar a la cena —responde Eva, lo cual solo sirve para que Gia salga corriendo en dirección al armario donde las guardan. Eva no soporta la idea de que su hija pase hambre, así que le dice—: De acuerdo, pero prométeme que luego cenarás bien.
>
> Gia se lo promete, se tranquiliza, toma unas cuantas galletas saladas y luego, a la hora de la cena, se niega a comer. Eva se desespera.

Los hábitos de alimentación de los niños pueden causar mucha ansiedad en los padres: a menudo sacan a relucir inseguridades sobre nuestra forma de criar a los hijos o hacen que nos enzarcemos en luchas de poder con ellos. Una de las razones por las que el proceso de alimentación puede resultar tan emocional para los padres es porque, en cierto sentido, simboliza nuestra capacidad para mantener a nuestros hijos vivos y de proveerlos de aquello que necesitan para sobrevivir y prosperar. Al fin y al cabo, el principal trabajo de un padre y una madre es mantener a sus hijos con vida. En las interacciones en torno a la comida es como si hubiera mucho en juego, como si lo que comiera y cuánto comiera nuestro hijo fuera un barómetro de lo bien o lo mal que lo estamos haciendo como padres. Ver a tu hijo rechazar la comida que le preparaste puede hacer que sientas que te está diciendo: «No pienso aceptar lo que me ofreces. Estoy rechazando la comida y te estoy rechazando a ti. ¡Eres una mala madre/un mal padre!». Verlo comer brócoli, en cambio, puede hacer que sientas que te está diciendo: «Acepto el esfuerzo que haces para mantenerme con vida. Estoy aceptando la comida y te estoy aceptando a ti. ¡Eres una buena madre/un buen padre!». Cuando un grupo de padres empieza a hablar de lo que sus hijos comen o no comen, lo que en realidad parecen estar evaluando es si están haciendo un buen trabajo, si están haciendo lo suficiente y si sus hijos están dispuestos a «aceptar» lo que quieren ofrecerles. Entender esa conexión profunda entre la crianza y la alimentación es, de hecho, el primer paso para rebajar la intensidad a la hora de la comida. Ayuda a separar lo que está pasando de los sentimientos más profundos que nuestro cuerpo evoca en torno a esta cuestión y nos ayuda a intervenir con base en lo que está ocurriendo en ese momento, y no en nuestros miedos e inseguridades.

Las interacciones con nuestros hijos en torno a la comida tocan también asuntos más profundos: cuestiones como la soberanía del cuerpo, quién tiene el control y si un niño puede tomar sus propias decisiones saltan a la palestra en los episodios relacionados con la alimentación entre padres e hijos. Cuando los niños protestan a la hora de comer y dicen «no tengo hambre» o «no, no quiero eso» o «solo comeré si me haces pasta», en realidad están preguntando «¿de qué están a cargo los padres y de qué están a cargo los hijos?», «¿cuándo puedo tomar mis propias decisiones?», «¿confías en mí?». Los niños ponen a prueba los límites, protestan contra las decisiones de los padres y piden opciones no disponibles para saber hasta dónde llega su independencia... Cosas, todas ellas, que también hacen fuera de las horas de las comidas, claro.

Esos dos conflictos —el interno de la inseguridad de los padres y el externo de la soberanía del cuerpo— acaban entrecruzándose. Cuando un niño pone a prueba un límite en torno a la comida o la rechaza por completo, su padre o su madre se sienten un «mal padre» o una «mala madre», lo que hace que se concentren sus esfuerzos en controlar a su hijo en un intento de sentir de nuevo que lo hacen bien. Pero, cuanto más controlado se siente un niño, más se empecina en rechazar lo que le ofrecen o en poner a prueba los límites para reivindicar su independencia, lo que conduce a una mayor desesperación de los padres, a más luchas de poder y a que todo el mundo se sienta frustrado.

Entonces, ¿qué hacemos al respecto? ¿Cómo podemos acabar con ese ciclo negativo y establecer patrones de comida y de horarios de alimentación mejores para el sistema familiar? Creo que la respuesta empieza con el trabajo pionero de la dietista, psicoterapeuta y escritora Ellyn Satter, que creó lo que se conoce como la «división de responsabilidades» en torno a la alimentación. He aquí un resumen rápido del marco de trabajo de Satter:

- **Trabajo de los padres**: decidir qué alimentos se ofrecen, dónde se ofrecen y cuándo se ofrecen.
- **Trabajo del niño**: decidir si quiere comer lo que se le ofrece y qué cantidad.

Lo mejor del marco de trabajo de Satter es que permite el desarrollo de patrones de alimentación saludable, pero también fomenta la autorregulación, la seguridad en uno mismo, el consentimiento y mucho más.

Puede que te hayas dado cuenta de que la división de responsabilidades de Satter guarda cierto parecido con el principio de los distintos trabajos dentro del sistema familiar que enuncié en el capítulo 3. Igual que yo creo que los sistemas familiares funcionan mejor cuando todo el mundo conoce su trabajo, Satter considera que, cuando el papel de cada miembro de la familia en relación con la comida está claro y cada uno se queda «en su carril», emerge una relación saludable con la alimentación y con el propio cuerpo. Satter dice que los padres deberían estar a cargo de los límites en torno a la comida (el qué, dónde y cuándo). Los padres, a efectos prácticos, intervienen primero. Toman las decisiones básicas y establecen las opciones y los límites; después de eso, la responsabilidad es del niño. Puedes incluso pensar en los padres como en un recipiente: ellos establecen los bordes exteriores, pero, dentro del recipiente, el niño es libre de explorar y expresarse. Me has oído decir que el trabajo de un niño en el sistema familiar es explorar y expresar sentimientos; en el modelo de Satter, los niños exploran y se expresan a través de sus decisiones en torno a la alimentación: lo que entra en su boca, si lo tragan, cuánto de cada alimento quieren comer y qué dejan a un lado.

Hay otra cosa que me encanta de la división de responsabilidades de Satter: permite que los padres sientan que están haciendo bien su trabajo al margen de lo que coma o deje de comer su hijo. Los padres pueden decirse a sí mismos: «Mi trabajo es el qué-cuándo-dónde. ¿Hice bien mi trabajo? Serví pollo, pasta y brócoli. Decidí que la cena es a las siete y media y que se servirá solo en la mesa del comedor. Guau, sí. Hice todo eso… ¡Buen trabajo!». Sin duda, la mente de un padre o de una madre no podrá evitar preguntarse cosas como: «Solo se comió la pasta... ¿Por qué no comió nada de verdura? ¿Qué estoy haciendo mal?». Pero, con suerte, en ese momento saltará una alarma interna: «Oh, espera, ¡ese es el trabajo de mi hijo! Esas decisiones tiene que tomarlas él. Mi papel es otro. Yo seguiré haciendo mi trabajo y confiaré en que él haga el suyo... Estoy haciendo bien mi trabajo».

He aquí la que creo que es la idea principal en torno a los niños y la comida: reducir la ansiedad con relación a la alimentación es más importante que el consumo de alimentos. ¿Hay excepciones? Claro. Si tu hijo tiene una enfermedad o un médico le diagnosticó problemas de salud, estamos, sin duda, ante una situación especial. Pero, incluso en esos casos, prestar atención a las emociones de un niño durante las comidas es fundamental. Al fin y al cabo, la mesa es un espacio más en el que observar su comportamiento (en este caso, respecto a la comida) como una ventana a sus sentimientos; como en cualquier otra situación, los niños necesitan que los padres establezcan límites y transmitan confianza y respeto por la individualidad para que ellos puedan explorar, experimentar y desarrollarse. Recuerda que los niños están a cargo de muy pocas cosas: a menudo, lo único que de verdad controlan es lo que entra en su cuerpo. La alimentación y el control de los esfínteres son dos áreas en las que los padres tienen que controlar su deseo de fiscalizar para poder darles a sus hijos la libertad que necesitan.

Estrategias

Mantras

Ya dije más arriba que los mantras ayudan a los niños a mantener el foco en los momentos en los que la ansiedad los acecha, pero lo mismo vale para los padres. Si sabes que todo lo relacionado con la comida de tus hijos te produce ansiedad o que te cuesta ceder el control cuando se trata de su alimentación, usa un mantra para recordarte cuál es tu trabajo y tu enfoque. Podrías probar a decirte: «Mi único trabajo es el qué-cuándo-dónde. Puedo hacerlo. Puedo hacerlo». O bien: «Lo que mi hijo come no es lo más importante. Estoy haciendo un buen trabajo. Mi hijo va a estar bien». O tal vez: «Lo que mi hijo come no es un barómetro de lo buena madre o buen padre que soy».

Explica los roles

Me encanta tener conversaciones sinceras y directas con mis hijos sobre mi trabajo y el suyo en torno a la comida y la alimentación. Háblales de la división de responsabilidades de Satter; es una manera de responsabilizarte de la parte que te corresponde y de que tus hijos sepan de lo que están a cargo y de lo que no. Podría sonar así: «Oye, leí algo interesante hoy y quería compartirlo contigo. En relación con la comida, tú tienes un trabajo y yo otro, y los dos son totalmente diferentes. Mi trabajo es decidir lo que comemos, cuándo lo comemos y dónde lo comemos. Y, solo para que lo sepas, siempre te pondré en el plato al menos una cosa que te gusta, para que comer no sea nunca un motivo de estrés. Tu trabajo es decidir si te comes lo que te sirvo y cuánto. Es interesante, ¿verdad? Significa que puedes decidir lo que entra en tu cuerpo, pero también significa que no puedes pedirme que prepare otra cosa si no te apetece lo que hice ese día. Yo puedo decidir lo que comemos ese día, pero no puedo hacer que comas más cantidad de nada ni decirte lo que tienes que terminarte. ¿Qué te parece?».

Estrategias específicas para el postre

No hay una única forma correcta de abordar la cuestión del postre; la clave está en que tomes tu decisión sin olvidar tu papel. Recuerda que tú decides si se sirve, lo que se sirve y a qué hora se sirve. A partir de ahí, es cosa de tu hijo. Pero eso significa que los padres no pueden establecer ninguna relación entre el postre y la cantidad del resto de los alimentos que comió el niño, porque esa es competencia del niño, no de sus padres. Sé lo que estás pensando...: «Pero mi hijo solo quiere postre, ¡no cenaría nada si no le dijera que tiene que comer más si quiere tener postre!». Ese es un buen momento para reflexionar y ver si el modelo de la división de responsabilidades tiene sentido para ti; si lo tiene, he aquí varias cosas que puedes hacer en relación con el postre. Puedes servir un pequeño postre con la comida; y con ello quiero decir al mismo tiempo, incluso en un plato junto al brócoli, el pollo y la pasta. Desde una perspectiva práctica, yo no haría el postre tan grande que un niño pudiera llenarse con él, pero tampoco me gusta la idea de retrasar tanto el postre que se erija en un premio codiciado. Servir el postre con la comida elimina parte de su interés. Transmite el mensaje de que crees en tu hijo y hará que, con el tiempo, él esté menos centrado en el postre. Otras familias con las que he trabajado sirven un «postre» a media tarde, a modo de merienda, para desvincularlo del todo de la cena.

Estrategias específicas para el picoteo

Ah..., los tentempiés. Esos alimentos crujientes, salados y deliciosos que tenemos en la despensa. El tipo de comida que nuestros hijos más desean, el tipo de comida que nos prometemos que no volveremos a comprar, pero acaba igualmente en las bolsas del supermercado. No hay una manera correcta de abordar el picoteo. Algunos padres deciden que no se pica nunca, otros dan barra libre y otros adoptan una postura intermedia. No hay una superioridad moral en las decisiones sobre esta cuestión, así que toma nota de cualquier sentimiento de culpa que estés experimentando y luego hazte esta pregunta: «Mi forma de abordar este asunto ¿le funciona a mi familia?». Si estás pensando «no mucho, porque quiero que mis hijos coman más a la hora de las comidas» o «no mucho, porque mis hijos ya solo pican», entonces esa es la única respuesta que necesitas. En cambio, si lo que pican tus hijos no te preocupa, es que tu planteamiento actual te funciona. Si quieres hacer un cambio, es importante recordarte que tu trabajo es el qué, cuándo, dónde. No tienes que pedirles permiso a tus hijos, limítate a anunciar el cambio y deja que tengan la reacción y los sentimientos que quieran. He aquí un ejemplo rápido: «Voy a hacer un cambio en cómo se pica entre horas en casa. Picamos demasiado, lo que significa que no comemos suficiente comida real, que es la que ayuda a crecer. Cuando llegues a casa de la escuela, lo único que podrás picar es _____ y ____. Sé que es un gran cambio y que no será fácil acostumbrarse».

Tolera las protestas

Tomar decisiones con nuestros hijos en torno a la comida requiere que nos mantengamos firmes, que digamos que no y que toleremos sus quejas y su angustia cuando surjan. Es una parte fundamental de la puesta en práctica de la división de responsabilidades de Satter porque, además de saber cuál es nuestro papel, tenemos que estar dispuestos a cumplir con lo que requiere y eso depende de que seamos capaces de soportar que nuestros hijos no estén contentos con nosotros. Suena fácil en teoría —«okey, mi hijo no está contento conmigo, ¿y qué?»—, pero aguantar a un niño insatisfecho que dice que tiene hambre y que no hace más que tener rabietas a la hora de la comida... ¡no es poca cosa! He aquí varias frases que pueden ayudar:

- Recuérdate lo que sabes que es cierto: «Sé que mi hijo se siente seguro con una de las opciones que le ofrezco. No es su comida favorita, pero es una opción legítima. Mi trabajo es servir la comida y el suyo es decidir; nada de esto es agradable, pero los dos estamos haciendo nuestro trabajo».
- Recuérdate que no necesitas un consenso: «No necesito que mi hijo esté de acuerdo conmigo».
- Dale permiso a tu hijo para estar enojado: «Tienes derecho a que te moleste».
- Pon en palabras lo que él querría: «Te gustaría que hubiera ____ para cenar en lugar de ____» o «te gustaría poder decidir siempre lo que comes».
- Separa las protestas de tu hijo de tu decisión: «La protesta/rabieta de mi hijo no significa que esté tomando una mala decisión. Y no significa que sea un mal padre/una mala madre o que no me importe».
- Recuérdate tu trabajo y recuérdaselo a tu hijo: «Mi trabajo como padre/madre es tomar decisiones que creo que son buenas para ti, incluso cuando sé que no van a gustarte».

¿Cómo les funciona a Gia y Eva?

Eva se da cuenta de que ha estado pidiéndole permiso a Gia, en lugar de erigirse como una figura de autoridad ante ella, en todo lo relacionado con su alimentación, así que se recuerda a sí misma cuál es su trabajo y cuál el de Gia y habla con su hija una mañana del fin de semana, cuando las cosas están tranquilas: «Gia, vamos a hacer algunos cambios sobre lo que picas entre horas, para que tu cuerpo tenga hambre a la hora de la cena. Puedes seguir comiendo galletitas saladas; de hecho, te pondré unas cuantas en el plato a la hora de la cena, para que estén junto al resto de la comida que comeremos. Por la tarde te ofreceré un poco de fruta y queso, y a partir de las cinco no se podrá picar nada. Sé que estos cambios pueden parecer difíciles, pero estoy segura de que al final nos acostumbraremos a ellos». Eva se nota nerviosa pero segura de sí misma al anunciar el cambio. Esa tarde, Gia hace un berrinche a la hora de la merienda y exige comer galletas saladas. Eva se mantiene firme y le dice a Gia: «Sé que eso es lo que se te antoja. Puedes comer unas rodajas de manzana y un poco de queso ahora o, te parece, esperar a la hora de la cena para comer. Tienes derecho a estar enojada. ¡Sé que te gustaría decidirlo todo! Es difícil ser una niña. Te quiero. Estoy aquí». Eva se recuerda a sí misma que, si Gia decide no merendar, puede adelantar la hora de la cena para que la niña no pase hambre. Eva se siente segura de sí misma durante todo el proceso y se recuerda: «Vaya, así es como manejo muchas otras de sus protestas, como cuando quiere más tiempo de pantallas o pide juguetes nuevos. Pongo un límite y dejo que Gia sienta lo que quiera sentir. También funciona con la comida».

CAPÍTULO 23

Consentimiento

Kiki, que tiene cuatro años, y su hermano Lex, de siete, fueron a ver a sus abuelos. Cuando llegan, el abuelo de Kiki abraza a Lex y luego se acerca a ella. Esta sale corriendo y dice:

—¡Abrazos no!

—¡Hace meses que no te veo! —exclama su abuelo caminando hacia ella—. ¡Dale un abrazo a tu abuelo! Me pondré muy triste si no lo haces. ¿Quieres que me ponga triste, corazón?

La madre de Kiki, Tasha, se siente a la vez molesta y culpable; su padre está visiblemente dolido y su hija muestra una clara resistencia. No sabe cómo reaccionar.

Repítelo conmigo: «Soy la única persona que está en mi cuerpo. Soy la única persona que sabe lo que quiero, para lo que estoy preparada y lo que me resulta cómodo hacer».

Sigamos: «Estoy a cargo de mi cuerpo. Estoy a cargo de los límites personales de mi cuerpo. Estoy a cargo de quién me toca, durante cuánto tiempo y en qué momento. Puede gustarme algo un día y despreciarlo al siguiente. Puede resultarme cómodo tocar a determinadas personas y a otras no. Soy la única persona que puede tomar esas decisiones».

Y una más: «Habrá momentos en los que me mantendré firme en relación con lo que quiero y a otras personas eso no les gustará. Protestarán. Me dirán lo que quieren de mí en lugar de respetar lo que les estoy diciendo que a mí me es cómodo. No es mi trabajo hacer felices a los demás. Su incomodidad es una sensación de su cuerpo y no es culpa mía ni mi responsabilidad hacer que esa sensación desaparezca».

Bien, una pausa. Observa cómo reacciona tu cuerpo ante esas afirmaciones. ¿Qué te hacen sentir? ¿Se ajustan a lo que te enseñaron en tu infancia? ¿Están en sintonía con el modo en que abordas en la actualidad las decisiones sobre tu cuerpo? ¿Y cuando eras un niño, un adolescente o un adulto joven? Antes de ponernos a pensar en la soberanía de los cuerpos de nuestros hijos, tenemos que pasar revista a nuestra propia programación mental y ver qué evocan en nosotros esas cuestiones.

La manera en que nos relacionemos con la idea de la soberanía de nuestro cuerpo —la noción de que cada uno de nosotros tiene derecho a controlar plenamente su cuerpo— y la apliquemos repercutirá de forma inevitable en nuestros hijos. Sentir que tienes derecho a tomar decisiones sobre tu cuerpo no es algo que se transmita en un aula o en un libro; sentir que tienes derecho a tomar decisiones sobre tu cuerpo lo aprendes a partir de lo que has vivido en tus primeros años en relación con... si sentías que tenías derecho a tomar decisiones sobre tu cuerpo. Todo se reduce a una pregunta, cuya respuesta los niños deducen no a partir de nuestras palabras, sino de cómo manejamos las situaciones difíciles: «¿Puedo negarme a lo que los demás me pidan, aunque eso haga que se enojen?».

Personalmente, quiero que mis hijos tengan palabras como «no», «eso no me gusta» y «basta» en su vocabulario. También quiero que tengan algo quizá más importante: la capacidad de utilizar esas palabras. ¿Cuál es la diferencia? Bueno, todos nuestros hijos conocerán la palabra «no» o la frase «no quiero» al entrar en la adolescencia, pero la seguridad en sí mismos para imponer los límites en torno a esas palabras emanará de lo que hayan vivido en sus primeros años con nosotros. Dependerá en gran parte de si se les animó a prestar atención a las sensaciones de su cuerpo, de si se sentían preparados o cómodos con una determinada situación, o si se les animó a dejar de lado esas sensaciones a favor de hacer felices a otras personas.

Ten en cuenta que no solo estoy hablando de permitir que nuestros hijos decidan si abrazan o no a sus abuelos. El ejemplo de Kiki llama más la atención porque encarna el conflicto entre complacer a los demás y actuar de acuerdo con las señales de nuestro cuerpo, pero hay otros muchos momentos que desarrollan nuestra programación para el consentimiento. Cuando un niño se muestra reacio a jugar con los demás en una fiesta de cumpleaños o se enoja por una broma bienintencionada o dice que está lleno después de una cena ligera o sostiene que un sótano oscuro le da miedo, vive un momento que servirá para programar su cuerpo.

Recuerda que los niños están siempre haciéndose preguntas y una de ellas es: «¿Conozco las señales de mi cuerpo mejor que nadie u otras personas saben más que yo sobre lo que está pasando en mi interior? ¿Interpreto las sensaciones de mi cuerpo correctamente o dependo de los demás para hacerlo bien?». Ahora observa los ejemplos siguientes y fíjate en las dos respuestas de los padres, una que programa para el consentimiento y para ser capaz de decir que no, y otra que programa para dudar sobre las propias decisiones.

Un niño se muestra reacio a jugar con los demás en una fiesta de cumpleaños

- Programar para el consentimiento: «No estás seguro de si quieres jugar con los otros niños ahora mismo. No pasa nada. Tómate tu tiempo».
- Programar para dudar de uno mismo: «No seas tonto, ve con tus amigos».

Una niña se siente dolida por una broma bienintencionada

- Programar para el consentimiento: «Veo que no te sentó bien. Te creo. No volveré a decirlo».
- Programar para dudar de uno mismo: «Oh, por favor, qué sensible eres. Vamooos».

Un niño dice a la hora de la cena que está lleno

- Programar para el consentimiento: «Solo tú conoces tu cuerpo, así que eres el único que puede saber si estás lleno. Ten en cuenta que, en cuanto acabe la cena, la cocina estará cerrada. Así que escucha a tu cuerpo para ver lo que te dice y asegúrate de que no querrá nada más hasta mañana».
- Programar para dudar de uno mismo: «Es imposible que estés lleno. Casi no has comido. Si quieres levantarte de la mesa, tienes que comer ocho bocados más».

Una niña dice que le da miedo el sótano cuando está oscuro

- Programar para el consentimiento: «Hay algo del sótano oscuro que te asusta. Estás segura y te creo. Me alegro de que me lo cuentes».

- Programar para dudar de uno mismo: «Qué exagerada eres. Vamos, no es más que el sótano».

En cada ejemplo de programar para el consentimiento, el adulto le cree al niño. Eso no significa que el adulto le permita que se comporte de una manera determinada, sino que la vivencia del niño es vista como real y como una fuente de verdad. En cada ejemplo de programar para dudar sobre las propias decisiones, el adulto interviene como si su sensación sobre cómo debería reaccionar el niño fuera más «verdad» que la vivencia real manifestada por él. Si un niño acaba dudando de sí mismo es porque le han dicho una y otra vez «no te conoces a ti mismo». Por eso recomiendo a todos los padres que eliminen las palabras siguientes de su vocabulario cuando interactúen con sus hijos (aunque tampoco estaría mal eliminarlas de cualquier otra interacción, haya niños de por medio o no): «dramático», «exagerado», «demasiado sensible», «histérico», «desproporcionado», «ridículo». Son palabras con las que hacemos *gaslighting* y les dicen a nuestros hijos que no confiamos en ellos, lo que los programa para no confiar en sí mismos.

Bien, hagamos una pausa. ¡Chequeo de vergüenza parental! Toma nota de cualquier pensamiento del tipo «oh, no, lo he hecho todo fatal» o «soy la peor madre/el peor padre del mundo». Yo también me he sentido así, lo prometo, y sé lo que duele. Con los pies en el suelo, pon una mano en el corazón y respira hondo varias veces. Repítete: «No es demasiado tarde... ni para mí ni para mi hijo. Mi reacción es una señal de que me importa, no de que soy un mal padre/una mala madre. Mi predisposición a reflexionar y a probar algo nuevo me dice que soy un rompeciclos valiente».

Estrategias

«Te creo»

Programar para el consentimiento pasa por programar para la confianza en uno mismo. Si un niño no confía en sí mismo y en sus sentimientos, no creerá en su capacidad para tomar decisiones sobre lo que le afecta. Cuando tu hija te diga que tiene frío aunque a ti te parezca que la temperatura es agradable, no lo pongas en duda: «Tienes frío, ¿eh? Te creo. Veamos qué podemos hacer para solucionarlo». Cuando tu hijo te diga que no le gusta que le hagan cosquillas, no lo pongas en duda: «De acuerdo. Las cosquillas te resultan desagradables. Te creo, me alegro de que me lo hayas dicho y no volveré a hacértelas». Cuando tu hija te diga que una película de dibujos animados la asusta, no lo pongas en duda: «Esto te da miedo. Te creo».

«Hay algo en...»

A veces no sabemos lo que le está pasando a nuestro hijo; puede que veamos que algo le molestó, pero no tenemos ni idea de lo que ocurre ni de por qué no está bien. Tal vez tu hijo haga un berrinche por una camiseta roja, pese a que el rojo es su color favorito; tal vez tu hija de repente no pueda soportar que te vayas a trabajar, pese a que has ido a trabajar cinco días a la semana durante sus nueve años de vida. Esos momentos a menudo incitan a la invalidación y el *gaslighting*, y a usar todas esas palabras que he sugerido que elimines de tu vocabulario cuando les hables a tus hijos. En esas situaciones, me gusta utilizar la frase «hay algo en...». Pone de manifiesto que crees a tu hijo y que validas su vivencia aunque no entiendas del todo lo que está pasando. Podría sonar así: «Hay algo en esta camiseta roja que no te gusta...» o «hay algo en que me vaya hoy que no te gusta...». Que no entiendas la vivencia de tu hijo no significa que no sea real, y esa frase ayuda a salvar esa distancia.

«Tú eres el único que está en tu cuerpo»

Esto es algo que les digo a mis hijos muy a menudo: «Tú eres el único que está en tu cuerpo, así que solo tú puedes saber lo que te gusta». El consentimiento, en el fondo, tiene que ver con la certeza de que solo nosotros sabemos lo que nos está pasando, solo nosotros sabemos lo que queremos, solo nosotros sabemos con lo que estamos a gusto en un momento dado. Cuando tu hijo diga «me gusta la camiseta al revés» prueba a decir «tú eres el único que está en tu cuerpo, así que solo tú puedes saber lo que te gusta»; cuando tu hija te diga «¡no me gusta nada el rosa, me gusta el verde!», refuerza su confianza en sí misma contestando «tú eres la única que está en tu cuerpo, así que solo tú puedes saber lo que te gusta». Tal vez puedas añadir incluso «es genial que sepas quién eres y lo que te gusta» o «te conoces muy bien a ti misma y eso está muy bien».

Preguntas socráticas

Me encanta hacerles a mis hijos preguntas que los hagan pensar sobre la cuestión del consentimiento. También se las hago en relación con otros temas, porque los niños aprenden mejor cuando se les anima a pensar y a plantearse cosas, que es algo que se consigue haciendo preguntas. Pero tengo la sensación de que las preguntas relacionadas con el consentimiento dan mucho más que pensar que otras, así que esta estrategia es particularmente eficaz en este contexto. La próxima vez que te parezca que la situación se preste con tus hijos —en un momento tranquilo en que los notes receptivos— explora cuestiones como la toma de decisiones, la reivindicación de los deseos y necesidades de cada uno y la tolerancia por el malestar ajeno. Yo empezaría diciendo «ooooh, tengo una pregunta interesante...» y luego añadiría algo (¡pero no todo!) de lo siguiente: «¿Qué es más importante, hacer lo que te hace sentir bien o hacer felices a los demás? ¿Y si las dos cosas no son posibles? ¿En qué situaciones te parece que está bien hacer felices a los demás en lugar de lo que te hace sentir bien? ¿En qué situaciones sería especialmente importante escoger aquello que te hace sentir bien, incluso si eso hace que la otra persona no esté nada contenta? ¿Qué pasa si haces algo que tú quieres y alguien se enoja contigo..., significa eso que eres una mala persona? ¿Por qué sí o por qué no?».

¿Cómo les funciona a Kiki y Tasha?

Tasha se recuerda la programación del consentimiento: quiere que sus hijos sean capaces de reivindicar sus deseos y necesidades incluso si a los demás no les parece bien, y sabe que esa programación, que está activa durante toda la edad adulta, se desarrolla en la infancia. Tasha le dice a Kiki: «No quieres abrazar al abuelo, ¿eh? Está bien. Eres la única que está en tu cuerpo, así que eres la única que puede saber lo que te hace sentir bien. Y otra cosa: estás viendo que el abuelo está triste porque quiere un abrazo. No pasa nada. Los demás tienen derecho a tener sentimientos cuando les decimos que no. No tienes que cambiar de opinión porque alguien no esté contento».

Luego Tasha va hacia su padre y le dice: «Es muy importante para mí que mis hijos sepan que son dueños de su cuerpo. Sé que quizá no estés de acuerdo con mi forma de educarlos en este momento; me parece bien. Pero, por favor, no le envíes a Kiki mensajes contradictorios sobre este asunto».

CAPÍTULO 24

Lágrimas

> Abdullah, el padre de Yusuf, de siete años, acaba de recibir un email en el que se le informa de que Yusuf no fue seleccionado para formar parte del equipo de beisbol al que aspiraba a entrar. Abdullah va a donde está su hijo y le dice: «Cariño, no entraste en el equipo de beisbol que querías. Sigues pudiendo jugar con el equipo de siempre, lo que está muy bien, ¿verdad? Allí están todos tus amigos». Abdullah se da cuenta de que al niño le asoman las lágrimas y no sabe qué decir ni si distraer a Yusuf con algo positivo para aliviar el dolor.

Vamos con una rápida comprobación de respuesta múltiple: imagina que estás hablando con una amiga y que te das cuenta de que estás a punto de echarte a llorar, sin saber por qué. ¿Cómo te hacen sentir tus lágrimas? ¿Qué te viene a la cabeza?

a. «¿Por qué estoy llorando? Esto es ridículo».
b. «Esto va a hacer que mi amiga se sienta muy incómoda».
c. «¿Qué está intentando decirme mi cuerpo? Debe de ser importante».

Aquí no hay respuestas correctas, solo se trata de recabar información. ¿Qué es lo que notas? ¿Estás juzgándote por llorar? ¿Te preocupa la reacción de tu amiga? ¿O sientes curiosidad, respeto y compasión?

Podemos aprender mucho sobre nuestras historias personales a partir de lo que nos hacen sentir nuestras lágrimas. Solo con esta reflexión ya empezamos a entender cómo se gestionaba el llanto en nuestra propia familia. Al fin y al cabo, aunque las lágrimas son universales, nuestra reacción a ellas es muy específica y se basa en la forma en que nos programaron en nuestros primeros años.

Las lágrimas operan en nuestro sistema de apego como una señal de que necesitamos apoyo emocional y establecer un vínculo con los demás. Indican cómo nos sentimos y de la fuerza de ese sentimiento. A veces me imagino que mis lágrimas me hablan y me dicen: «Está pasando algo tan grande en tu interior que soy literalmente un líquido que sale de tus ojos en un intento de conseguir que pares y te des cuenta». Pero las lágrimas son también una manifestación visceral de la vulnerabilidad de un niño, y eso puede desencadenar todo tipo de sentimientos en los padres. Recuerda que nuestros disparadores psicológicos nos dicen mucho de lo que aprendimos, en nuestros primeros años, a reprimir en nosotros mismos, así que la «vergüenza en torno al llanto» es algo que a menudo pasa de generación en generación: un niño llora porque necesita el apoyo emocional de sus padres, a ellos ese llanto les provoca una reacción porque aprendieron a dejar de lado sus propias necesidades emocionales cuando eran pequeños, los padres responden a su hijo de la manera en que les respondieron a ellos y el ciclo de la vergüenza se perpetúa. O, alternativamente, las lágrimas pueden despertar sentimientos de culpa en los padres, que se sienten responsables de la angustia de su hijo o interpretan que es una señal de sus carencias como padres. Seamos la generación que cambia eso. Seamos el punto de inflexión. Recordémonos esta verdad: «El cuerpo nunca miente. Las lágrimas son la manera que tiene el cuerpo de enviar un mensaje acerca de cómo se está sintiendo alguien. No tienen que gustarme mis lágrimas o las de mi hijo..., pero tengo que respetarlas».

Siempre que hablo de lágrimas me hacen la misma pregunta: «¿Qué pasa cuando solo finge estar llorando?». Deja que conteste a esa pregunta con otra pregunta: ¿por qué decimos que esas lágrimas son fingidas? Necesitamos poner un poco de perspectiva y reflexionar sobre cómo nuestra forma de plantear una situación hace que nos sintamos respecto a nuestro hijo. Cuando decimos que nuestro hijo solo «finge que llora», lo estamos juzgando. Marcamos una distancia entre nosotros y él, y lo vemos como alguien que quiere manipularnos, como «el enemigo». Me produce escalofríos pensar en el impacto de algo así, porque como padres queremos hacer lo opuesto, queremos acercarnos a nuestros hijos con una curiosidad compasiva y abierta, basada en la idea de que los niños (¡y los adultos!) lo hacen siempre todo lo mejor que pueden con los recursos que tienen disponibles. En otras palabras, los niños son buenos por dentro... Así que ¿qué pasa cuando su expresión emocional aumenta de intensidad? Esa sí es una pregunta que quiero responder, porque es una pregunta que se acerca al niño con asombro, con una actitud de vinculación, no de crítica, y de ver a nuestro hijo como un compañero de equipo.

Pensemos por un momento en el llanto fingido. ¿Qué me llevaría a mí, a un adulto, a intensificar la expresión de mis emociones? Al fin y al cabo, ninguno de nosotros está por encima de algo así. Bueno, si quiero que se reconozca la gravedad de mis sentimientos o que se conozcan mis necesidades y noto que alguien me está respondiendo con desinterés o invalidando o minimizando lo que siento, entonces mi cuerpo sin duda pasaría a expresarse de una forma más intensa. Estaría desesperada porque me vieran y me entendieran. Cuando contemplamos el llanto fingido desde esa perspectiva, nos quedamos no tanto en la expresión superficial como en las necesidades subyacentes insatisfechas. Expresiones como «me doy cuenta de que te está pasando algo que te afecta; eso me importa; estoy aquí» o «puedo ver que algo te molestó; te creo, te creo de verdad» pueden servirte en esos momentos. Ahora bien, recuerda que eso no significa que tengas que «ceder» a lo que sea que tu hijo quiera en ese momento; después de todo, sabemos, por el trabajo que nos corresponde en nuestra familia, que dos cosas pueden ser ciertas: podemos hacer respetar un límite y al mismo tiempo acercarnos a un niño con empatía y validación.

Estrategias

Habla de las lágrimas

Habla con tu hijo de las lágrimas, pero en un momento en el que no están llorando. Una posibilidad es hacer una pausa si, mientras están leyendo un libro, ves que uno de los personajes muestra signos de tristeza y decir: «Parece triste. Puede que llore. Yo a veces lloro cuando estoy triste. A veces no. Las dos cosas están bien». Otra posibilidad es hablar de una ocasión en la que lloraste: «Aún recuerdo que, cuando tenía tu edad, una vez me dieron permiso para ir a comprar un helado al camión de los helados. Me moría de ganas de comerme un helado de esos que viene entre dos galletas... ¡y se habían acabado! ¡OH, NO! Me puse a llorar. Vaya decepción». Al hacer esto, eliminamos parte de la vergüenza de la experiencia de llorar; al fin y al cabo, cuando compartes de forma explícita con tu hijo que tú también has llorado, incluso por cosas en apariencia «pequeñas», él se siente menos solo en sus lágrimas.

Haz que entiendan que las lágrimas quieren decir que pasa algo importante

Yo a mis hijos les digo: «Las lágrimas nos dicen que algo importante está pasando en nuestro cuerpo». Podría añadir a continuación: «El otro día estaba viendo una serie y me puse a llorar, ¡y no sé ni por qué! ¿Sabes que el cuerpo a veces sabe cosas antes de que las sepa el cerebro? Mi cuerpo debía de estar pensando en algo importante. Y, aunque no entendía por qué se me saltaban las lágrimas, yo sabía que estaba bien». Ese es un mensaje enormemente importante que transmitirles a nuestros hijos: a veces el cuerpo sabe cosas que la mente aún no entiende. He visto a muchos adultos enfrentarse a sus lágrimas desde la culpa, diciéndose «esto no tiene ningún sentido, por qué estoy llorando, ¿qué me pasa?»; es muy bueno para la salud mental de nuestros hijos enseñarles desde muy temprano que necesitamos paciencia para entender nuestras lágrimas y los mensajes de nuestro cuerpo.

Preguntas socráticas

Dedica un tiempo a hacerles preguntas a tus hijos sobre las lágrimas para animarlos a pensar en profundidad y a cuestionarse la narrativa habitual de que las lágrimas son una muestra de debilidad. He aquí varias preguntas con las que iniciar el debate, todas ellas pensadas para promover la reflexión, no para buscar una respuesta: «¿Qué crees que nos dicen las lágrimas? ¿Son buenas, malas o ni buenas ni malas; quizá solo son? ¿Sabías que las lágrimas liberan estrés de nuestro cuerpo? ¿Verdad que es interesante? Hay personas a las que no les gusta llorar. ¿Por qué será? ¿Pueden llorar tanto los niños como las niñas? ¿Pueden llorar tanto los adultos como los niños? ¿Pueden llorar tanto los hombres como las mujeres? ¿Es más aceptable que lloren las chicas o los chicos, o las dos cosas son aceptables? ¿Por qué? ¿Dónde lo aprendiste?».

¿Cómo les funciona a Abdullah y Yusuf?

Abdullah respira hondo y se recuerda que las lágrimas no son el enemigo, que la pena no es el enemigo, que la vulnerabilidad no es el enemigo... Sentirte solo en los propios sentimientos, ese es el verdadero enemigo; eso es lo que de verdad duele. Así que Abdullah pone en palabras lo que le acaba de ocurrir, recordando que es su presencia, y no las soluciones que pueda aportar, lo que consolará a Yusuf: «Querías entrar en ese equipo; lo querías mucho. Estás decepcionado, lo sé». Luego hace una pausa y le dice a la voz interior que aprendió a juzgar sus propias lágrimas: «Llorar está bien. Las lágrimas son importantes». Luego, con más naturalidad, le dice a Yusuf: «Nuestras lágrimas nos dicen que algo importante está pasando en nuestro cuerpo. En esta familia nos gusta saber las cosas importantes, o sea que deja salir esas lágrimas. Estoy aquí contigo. No me voy a ningún sitio». Yusuf llora y Abdullah nota que a él también se le humedecen los ojos. Es un momento lleno de significado entre ellos dos, del tipo que a Abdullah le hubiera gustado haber tenido más con su propio padre.

CAPÍTULO 25

Seguridad en uno mismo

Charlie, de seis años, corre por el patio trasero jugando a atraparse con sus amigos. Su madre, Clara, se da cuenta de que lo atrapan todo el tiempo y de que es un poco más lento que sus amigos, que son más atléticos. Cuando los demás se van, Charlie se echa a llorar y le dice a su madre: «Son todos más rápidos que yo. Y siempre me atrapan. ¡Soy el más lento de mi grupo!». Clara odia ver sufrir a su hijo. Se pregunta si debería decirle a Charlie que solo tuvo un mal día o recordarle que se le dan muy bien el ajedrez y el dibujo.

A los niños se les enseña a menudo que la seguridad en uno mismo significa sentirse bien, orgulloso o feliz con lo que uno es. Y no es así. Sé que puede parecer una afirmación atrevida, pero creo firmemente que ha llegado el momento de replantear el debate en torno a lo que significa estar seguro de uno mismo. Cuando lo definimos como «sentirse bien con uno mismo», acabamos tratando de convencer a nuestros hijos de que no sientan la angustia o la decepción que sienten o de que no es cierto que no se les den bien ciertas cosas; lo cual es desafortunado, porque creo que esa vía de consolar y levantar los ánimos acaba en realidad con la seguridad en uno mismo.

Escúchame bien. Para mí, la seguridad en uno mismo no va de sentirse «bien», sino de saber lo que estás sintiendo ahora mismo: «Sí, este sentimiento es real, y sí, tiene derecho a estar aquí, y sí, soy una buena persona aunque me sienta así». La seguridad en uno mismo es la capacidad de sentirnos a gusto con nosotros mismos en el más amplio abanico de sentimientos posible, y se fomenta a partir de la creencia de que está bien ser quien eres al margen de lo que sientas.

Empecemos con un ejemplo en un contexto adulto. Imaginemos que estás en una reunión importante con tu jefa. Tú asientes e intentas seguir lo que está diciendo, pero te das cuenta de que no sabes de qué está hablando. La seguridad en uno mismo en este caso tiene que ver con creer en ti; con ser capaz de estar en esa reunión y decirte internamente «no tengo ni idea de lo que me está pidiendo que haga ahora mismo..., no entiendo nada; confío en lo que siento y esto no dice nada malo de mí» y luego externamente: «Un segundo, estoy confundida y quiero asegurarme de que lo estoy entendiendo bien. ¿Podemos empezar otra vez desde el principio para que quede todo claro?». La seguridad en uno mismo, en esa reunión, no consiste en intentar convencerte a ti misma de que no estás confundida, sino en permitir ese sentimiento y asumirlo.

Es muy habitual que los padres, con la mejor intención, vean que su hijo la está pasando mal e invaliden ese sentimiento. Quizá no diciendo «¡no seas tonto!», sino de una manera más solapada, como tratando de convencer al niño de que se sienta feliz cuando está triste u orgulloso cuando está decepcionado. Cuando intentamos convencer a un niño de que se sienta de un modo que no se siente, lo que el niño aprende es lo siguiente: «Supongo que no se me da bien identificar mis sentimientos... Pensaba que algo me había molestado, pero aquí está mi adulto de confianza diciéndome que no es para tanto. No puedo confiar en lo que siento por dentro; después de todo, he aprendido que otras personas saben mejor que yo cómo me siento». Uf. Eso da miedo. Cuando pensamos en el tipo de adulto en el que queremos que se conviertan nuestros hijos, estoy segura de que la mayoría de nosotros piensa en una persona con una brújula interior fuerte, con un «instinto» que sepa localizar dentro de su cuerpo. Eso es lo que permite a los adultos tomar decisiones en medio de la incertidumbre; optar, por ejemplo, por no quedar con tus amigos porque estás exhausto y necesitas una buena noche de sueño, o reclamar a un compañero de trabajo que no te haya incluido en una reunión importante a la que deberías haber atendido. Ese tipo de seguridad en uno mismo procede de confiar en tu instinto, de una fe en ti que declara: «**He aprendido a confiar en lo que siento**». Y, si hablamos de niños, yo quiero que los míos sean capaces de decir: «Sé que no me gustó lo que pasó con mi amiga, pero está intentando convencerme de que exagero y de que no es para tanto. Pero, a ver, ¿cómo puede saber ella cómo me siento? ¡Yo sé cómo me siento! Soy el único que puede saberlo». La seguridad en uno mismo surge cuando los padres permiten los sentimientos que su hijo ya está teniendo y se vinculan con ellos. Y, cuando el vínculo se produce ante emociones difíciles —como la tristeza, la decepción, los celos o la rabia—, el retorno a tu inversión en el desarrollo de su seguridad es aún mayor, porque estás preparando a tu hijo para que sienta que puede ser «él mismo» en cualquier circunstancia, a lo largo de un amplio abanico de sentimientos. Es todo un regalo.

Desarrollar la seguridad en uno mismo no consiste únicamente en decir lo adecuado cuando las cosas les salen mal a nuestros hijos. Tiene que ver también con lo que decimos cuando las cosas les salen bien. Porque hay un tipo de comentario que solemos pensar que desarrollará la seguridad en sí mismos de nuestros hijos, pero que en realidad la torpedea, y estoy hablando del elogio. Frases como «¡bien hecho, cielo!» y «¡qué inteligente eres!» y «¡estás hecho un artista increíble!» se dicen con la mejor intención, pero fomentan la dependencia del niño de la validación externa o de la aprobación de otras personas. La validación interna, en cambio —que es lo que queremos fomentar en nuestros hijos—, es el proceso de buscar aprobación en uno mismo. Es la diferencia entre mirar hacia fuera en busca de buenos sentimientos y mirar hacia dentro. He aquí un ejemplo: una niña de seis años acaba de hacer un dibujo; buscar validación externa sería ir en busca de sus padres y preguntarles: «¿Les gusta, les gusta? ¿Les parece bonito?». Buscar la validación interna sería hacer una pausa, mirar el dibujo y explicarles lo que opina de él. Otro ejemplo: una adolescente está enojada con su novio por algo que le dijo; buscar validación externa sería preguntarles a cinco amigas si creen que es «para tanto»; buscar validación interna sería darse cuenta de su propio malestar y decidirse a responderle algo.

Ahora bien, pasa lo siguiente: todos buscamos validación externa y a todos nos gusta recibirla. No pasa nada por eso. El objetivo no es hacer que el niño sea inmune a la aprobación o a las opiniones de los demás, sino desarrollar su interioridad —quién es por dentro— para que no se sienta vacío y confuso en ausencia de opiniones externas. Además, la seguridad en uno mismo no puede desarrollarse a partir de la validación o el elogio externo. Ese tipo de comentarios son agradables, claro, pero duran poco; de hecho, desaparecen casi tan rápido como llegaron, dejándonos ansiosos por el siguiente pedacito de halago que haga que nos sintamos bien de nuevo con nosotros mismos. Eso no es seguridad en uno mismo..., es vacío.

Acabo con una rápida advertencia sobre el elogio: hablar sobre lo que ocurre en el interior de un niño o sobre el proceso que sigue y no sobre el resultado final orienta a ese niño a mirar hacia dentro en lugar de hacia afuera. Comentarios como «estás esforzándote mucho en ese proyecto» o «veo que estás utilizando colores diferentes en ese dibujo, explícame por qué» o «¿cómo se te ocurrió hacer eso?» ayudan a fomentar la seguridad en sí mismo del niño, porque en lugar de enseñarle a desear el elogio de los demás, le enseñamos a fijarse en lo que está haciendo y aprender más sobre sí mismo.

Estrategias

Lo primero, validar

Puesto que la seguridad en uno mismo nace de saber que no pasa nada por sentirnos como nos estamos sintiendo, podemos fomentar la seguridad en sí mismos de nuestros hijos mostrándoles que sus sentimientos son reales y manejables. Cuando les ponemos nombre a los sentimientos y los validamos, le demostramos al niño o niña que esos sentimientos están bien. Podría ser algo así:

Situación: Tu hijo te dice que se quedó triste cuando lo dejaste en la escuela.

Empieza validando: «Te quedaste triste esta mañana, ¿eh? Tiene sentido, a veces separarse no es fácil». (En lugar de: «Pero el resto del día estuvo bien, ¿verdad?»).

Situación: Tu hija te dice que no quiere ir al entrenamiento de futbol.

Empieza validando: «Algo del entrenamiento no acaba de gustarte ahora mismo, ¿eh? Tiene sentido. Pensemos en qué puede ser». (En lugar de: «¡Pero te encanta el futbol!»).

¿Cómo se te ocurrió...?

«¿Cómo se te ocurrió dibujar eso?».

«¿Cómo se te ocurrió empezar tu redacción así?».

«¿Cómo se te ocurrió la solución a ese problema de matemáticas?».

«¿Cómo se te ocurrió utilizar esos dos materiales juntos?».

Cuando les preguntamos a nuestros hijos por el «cómo» en lugar de elogiar el «qué», los ayudamos a fomentar su tendencia a mirar hacia dentro y a sentir curiosidad por sí mismos, y quizá incluso a maravillarse por las cosas que han hecho. Al fin y al cabo, no hay nada mejor que cuando alguien de nuestro entorno demuestra interés por cómo pensamos sobre las cosas, cómo se nos ocurren las ideas o hacia dónde queremos ir a continuación. Cuando le preguntamos a nuestro hijo «¿cómo se te ocurrió...?», le estamos haciendo saber que nos interesa el proceso, no solo el resultado; eso fomenta una fe en sí mismo que proclama: «Lo que hay dentro de mí es interesante y valioso».

Lo de dentro antes que lo de fuera

Para que un niño se sienta seguro de sí mismo tiene que ser capaz de colocar la identidad por encima del comportamiento observable; eso se consigue creciendo en una familia más centrada en lo que hay «dentro» del niño (las cualidades duraderas, los sentimientos, las ideas) que en lo que hay «fuera» (los logros, los resultados, las etiquetas). Por ejemplo, si hablamos de la práctica deportiva de tu hija, lo de dentro puede ser el esfuerzo que pone en los entrenamientos, su actitud cuando ganan y pierden, y su disposición a probar cosas nuevas; lo de fuera puede ser el número de goles que ha marcado o que la nombren «la jugadora más valiosa del equipo». En materia académica, lo de dentro puede ser prestarse a realizar un problema de matemáticas extra, dedicar tiempo al estudio y mostrar entusiasmo por una materia; lo de fuera puede ser una nota, el resultado de un examen o que le digan a tu hijo que es el «niño más listo de la clase». Cuanto más se centre la familia en lo de dentro, más valorará también el niño lo que hay en su interior, lo que en última instancia se traduce en valorar más quién es que lo que hace.

«Tú sabes cómo te sientes» / «No pasa nada por sentirse así»

Si la seguridad en uno mismo nace de confiar en lo que sentimos, entonces fomentar la seguridad en sí mismos de nuestros hijos pasa por enseñarles a confiar en sus sentimientos. Algo difícil incluso para los adultos. Nos cuestionamos a nosotros mismos constantemente, lo que hace que nos preguntemos cosas como «¿habré exagerado?», «¿está bien sentirse así?» o «¿se sentiría otra persona así en mi lugar?». Son señales de falta de confianza en uno mismo y nos indican que, en algún momento de nuestras vidas, no se validaron nuestros sentimientos o nos dejaron solos con ellos o intentaron convencernos de que no era eso lo que sentíamos. Incorporemos, como padres, la compasión y la confianza en los sentimientos de nuestros hijos. Podemos hacerlo con frases como «tú sabes cómo te sientes ahora mismo» o «vaya, te conoces muy bien». Esas respuestas le enseñan a un niño a mirar hacia su interior con amplitud de miras, no con espíritu crítico. Cuando tu hijo se aferra a ti en el parque, puedes decirle: «No estás preparado para unirte al resto. Está bien. Tú sabes cómo te sientes ahora mismo». Cuando tu hija llora porque no la invitaron a una pijamada, intenta decirle: «Ha sido una gran desilusión. No pasa nada por sentirse así».

¿Cómo les funciona a Charlie y Clara?

Clara se recuerda que la seguridad en uno mismo nace de estar a gusto con lo que se siente, no de eliminar los sentimientos de angustia o de tratar de no pensar en ellos. Le dice a Charlie: «Correr de un lado a otro jugando a atraparse no fue fácil hoy. Y que te atraparan todo el rato…, uf, eso es un fastidio. Lo sé, cariño. Estoy aquí». Clara hace una pausa. Charlie se acerca a ella y llora un poco. Al cabo de un rato, Clara ve la posibilidad de añadir algo más y dice: «Cuando yo tenía tu edad, no se me daba nada bien jugar básquet. Los demás niños encestaban y yo no conseguía ni que la pelota llegara al aro. Uf, la clase de gimnasia me hacía sentir fatal…». Al cabo de un rato, Charlie le pide a su madre que le hable más de aquello, como si la historia de su madre le diera permiso para sentirse como se siente. Tras la conversación, Clara se siente un poco insegura, porque le parece que no han llegado a ninguna solución. Pero también reconoce que las sensaciones han sido buenas, y decide quedarse con eso.

CAPÍTULO 26

Perfeccionismo

Freya, de cinco años, está haciendo la tarea que le dejaron en clase. Tiene que escribir cuatro frases, lo mejor que pueda, sobre cómo se hace algo. La madre de Freya, Aislyn, la observa escribir una palabra; luego la niña se dice a sí misma: «¡No, eso no se escribe así!», lo borra, vuelve a intentarlo y lo vuelve a borrar.

—Cariño, escríbelo como te parezca que es —le dice Aislyn—. Eso es lo que dijo la profesora. ¡No tiene que quedar perfecto!

—¡Odio escribir! —exclama Freya—. ¡No lo haré si no me dices cómo se escribe cada palabra!

Aislyn no sabe cómo ayudarla.

¿Qué les pasa a los niños que necesitan que las cosas salgan perfectas, que no pueden tolerar que estén solo «bastante bien», que se obstinan a menos que todo salga exactamente como lo habían imaginado? Bueno, tras el perfeccionismo siempre hay un problema de regulación de las emociones. Detrás de «¡no sé dibujar!» hay una niña que había visualizado la imagen que quería pintar y a la que el producto final le parece decepcionante; detrás de «las mate se me dan fatal» hay un niño que quiere sentirse capaz y que sin embargo se siente confuso: detrás de «le fallé a mi equipo» hay una adolescente incapaz de recordar los momentos en los que ha jugado bien y obsesionada con el tiro que no encestó. En cada caso, la decepción —o la disparidad entre lo que el niño quería que pasara y lo que de verdad pasó— se manifiesta en forma de perfeccionismo. Y, puesto que el perfeccionismo señala un problema de regulación de las emociones, la lógica no ayudará; no podremos convencer a una niña de que lo que pintó es estupendo o a un niño de que los conceptos de matemáticas le cuestan a todo el mundo o a una adolescente de que un tiro fallado no la define como deportista. El perfeccionismo requiere que veamos los sentimientos enormes e inmanejables de nuestro hijo, los que viven detrás de la hipérbole y de la visión en blanco y negro de lo ocurrido, para que podamos llegar al meollo de lo que está pasando y ayudarlo a desarrollar las capacidades que necesitan.

Los niños que son perfeccionistas también son propensos a la rigidez; tienen reacciones y estados de ánimo extremos, así que a menudo se sienten o bien los mejores o bien los peores en algo. Su concepto de sí mismos es excepcionalmente frágil, lo que significa que la gama de situaciones en la que se sienten a salvo y a gusto consigo mismos no es demasiado amplia, y todo lo que se salga de ahí es aparentemente malo. Por eso son niños que se obstinan cuando las cosas no les salen como quieren. Ese bloqueo («¡no quiero hacerlo!», «¡se acabó!» o «¡soy lo peor!») no es una señal de que sean tercos o de que estén malcriados, sino de que las buenas sensaciones sobre sí mismos están fuera de su alcance en ese momento. Nuestro objetivo, como padres, es ampliar ese rango, ayudar a los perfeccionistas a vivir en la zona gris para que los altos y los bajos de su autoestima no sean tan extremos. Queremos ayudar al niño perfeccionista a sentirse lo bastante bueno y a no aferrarse a la necesidad de ser perfecto.

Parte de esa incapacidad para vivir en la zona gris procede del hecho de que los niños perfeccionistas a menudo no son capaces de tolerar —o entender siquiera— los matices. Para los perfeccionistas, el comportamiento es un indicador de la identidad, porque son incapaces de separar una cosa de la otra; eso es tan cierto cuando los perfeccionistas se sienten bien consigo mismos como cuando se sienten mal. Por ejemplo, leer una página de un libro a la perfección (comportamiento) quiere decir «soy inteligente» (identidad), mientras que pronunciar mal una palabra (comportamiento) significa «soy tonto»; intentar atarse las agujetas de los zapatos y hacerlo bien a la primera (comportamiento) significa «soy el mejor» (identidad), mientras que enredarse con los nudos (comportamiento) quiere decir «soy el peor» (identidad). Eso significa que para ayudar a los niños con tendencias perfeccionistas tenemos que mostrarles cómo separar lo que hacen de lo que son, porque eso es lo que les da a los niños la libertad de sentirse bien en la zona gris; es decir, a sentir que son capaces por dentro cuando su primer intento de atarse los zapatos no sale bien o cuando les cuesta para leer. El perfeccionismo le roba al niño (y al adulto) la capacidad de sentirse bien en el proceso de aprendizaje porque dictamina que la bondad solo se alcanza a través de los buenos resultados. Necesitamos mostrarles a los niños perfeccionistas cómo encontrar su bondad y su valía más allá del éxito.

Otra cosa importante sobre el perfeccionismo: los padres deberían aspirar a ayudar a los niños a ver su perfeccionismo, no a librarse de él. Muchos padres creen que tienen que hacer que sus hijos «no sean perfeccionistas», pero cada vez que reprimimos una parte de un niño (sobre todo si lo hacemos de forma brusca) enviamos el mensaje de que esa parte de ellos es mala o errónea. En cambio, lo que queremos es ayudar a nuestros hijos a tener una mejor relación con su perfeccionismo para que puedan reconocerlo cuando aparezca en lugar de dejar que tome las riendas y dictamine cómo se sienten y lo que hacen. Al fin y al cabo, hay componentes del perfeccionismo —como el empuje, la determinación y la convicción— que producen muy buenas sensaciones, y queremos ayudar a nuestros hijos a aprovechar esas características sin ceder ante la inmensa presión que el perfeccionismo añade en ocasiones.

Estrategias

Comete tus propios errores

Los niños están siempre observando a sus padres y aprendiendo lo que ellos valoran y lo que es más importante en su familia. Si tienes hijos propensos al perfeccionismo, prueba a cometer errores, tener dificultades y «vivir en la zona gris» cuando estén cerca. Puede ser algo como: «¡Oh, no! ¡Le envié un email muy importante a mi jefe con muchas erratas! ¡Oh, no, no, no, pensaba repasarlo y no lo hice!». Luego ensaya en voz alta un diálogo interior que apele a los mensajes más profundos que tu hijo necesita oír. Pon una mano en el corazón y repítete de forma que lo oiga: «No pasa nada porque haya cometido un error. Estoy a salvo. Soy una persona buena por dentro incluso aunque me equivoque por fuera». Eso te ayudará a enseñarle a separar el comportamiento de la identidad y a encontrar la bondad en uno mismo en los malos momentos.

Háblale del sentimiento que hay detrás del perfeccionismo

Cuando tu hijo insista en que algo le salga perfecto o se bloquee cuando algo parezca no serlo, intenta ver el sentimiento que hay detrás y «ponerlo en palabras» o explicarlo en voz alta. El objetivo es que tu hijo deje de centrarse en la perfección y pase a centrar su atención en las emociones que hay dentro de su cuerpo; de este modo desarrollará una conciencia de la propia vivencia, lo que es la base de la regulación. Así, cuando tu hijo diga «soy el único que no sabe agarrarse a las barras del patio; no voy a ir allí en el recreo nunca más, no es divertido», háblale del sentimiento que hay detrás. Podría ser algo como «no poder agarrarte a las barras es importante para ti, ¿eh?» o «a veces algo difícil hace que todo lo demás deje de ser divertido, ¿verdad?; es casi como si nada en el patio pudiera gustarte si no te sientes a gusto en todas sus partes». Aquí estoy poniendo en palabras el problema de regulación emocional subyacente; le estoy mostrando a mi hijo que veo por lo que le está pasando. Es tentador decir «¡no pasa nada si no hay una cosa que no quieres hacer, no es para tanto!» o «¡qué más da, puedes divertirte en cualquier otra zona del patio!», pero recuerda que la lógica no desarrolla la regulación, y regular los sentimientos difíciles es lo que más les cuesta a los niños propensos al perfeccionismo.

Representa la situación con animales de peluche

Utilizando animales de peluche, camiones o cualquier otro juguete con el que a tu hijo le guste jugar, representa una escena en la que haya un personaje perfeccionista. Puede ser una excavadora que llora porque hizo un agujero que no tiene la forma que quiere o un osito de peluche que solo es capaz de trepar hasta medio árbol. Para empezar, di algo como: «No, no, no, ¡no pienso hacerlo más! ¡Si no va a quedar perfecto, no quiero hacerlo!». Luego haz una pausa. Observa cómo reacciona tu hijo. Si te parece que la situación se presta, susúrrale: «A mí también me pasa. A veces, cuando las cosas no salen como quiero, es como si todo estuviera mal». O haz una demostración de cómo lidiar con una situación así; puedes agarrar un camión de volteo de juguete, acercarte a la excavadora y decirle: «Cuando las cosas no salen como quieres es normal sentirse fatal. Lo sé. Estoy aquí». Luego demuestra aún más cómo puede sobrellevarse algo así diciendo, en nombre de la excavadora: «Okey…, sacaré una palada más. Puedo seguir aunque las cosas no sean perfectas…».

Introduce la voz de la perfección

En un momento de calma, introduce la idea de que tanto tu hijo como tú tienen un «niño perfecto» o una «niña perfecta» dentro. Podría sonar así: «¿Sabes que tengo una niña perfecta dentro de mí? ¡Sí! Me dice muchas veces que las cosas tienen que salir perfectas o que, si no, no vale la pena hacerlas. ¡Creo que tú también tienes un niño perfecto! Me pareció verlo cuando estabas haciendo la tarea de matemáticas. De todas formas, no pasa nada por tener una voz de la perfección. ¡Mucha gente la tiene! Pero, a veces, en mi caso, la niña perfecta habla muy alto y me impide concentrarme. Descubrí que hablarle con amabilidad ayuda…». Haz una pausa. Observa cómo responde tu hijo. Lo más probable es que captes su atención de inmediato y diga: «¿Qué quieres decir?». Continúa diciendo: «Bueno, la niña perfecta no es un problema excepto cuando habla tan alto que no puedo oír el resto de las voces que hay dentro de mí. Así que cuando empieza a hacer mucho ruido le digo: "¡Ah, hola, niña perfecta! ¡Otra vez tú! Lo sé, lo sé, tú siempre dices: 'Tiene que estar perfecto, perfecto, perfecto; si no está perfecto tengo que parar'. ¡Te oigo! Pero voy a pedirte que te alejes. Voy a respirar hondo y a encontrar mi voz de 'soy capaz de hacer cosas difíciles' porque sé que también está ahí". Y entonces puedo oír una voz más callada diciéndome que no pasa nada porque las cosas sean difíciles y que soy capaz de hacerlas».

Quizá creas que es imposible que tu hijo acepte el planteamiento de identificar una voz. Muchas veces es nuestro escepticismo frente a intervenciones así lo que nos impide intentarlas. Deja que te asegure que esto no es algo que me haya inventado yo de la nada: la voz de la perfección se inhala directamente en los sistemas de la familia interna y en la idea de la multiplicidad de nuestra mente (véase el capítulo 4 para más detalles). Identificar las diferentes «partes» de nosotros habla de cómo está organizada nuestra mente, y los niños suelen aceptar ese marco mental porque encaja con lo que pasa dentro de su cuerpo. Además, con la estrategia de la voz de la perfección le estás enseñando a tu hijo a sentirse identificado con su perfeccionismo en lugar de rechazarlo; al fin y al cabo, rechazar una parte de nosotros es algo que puede vivirse como autodesprecio. Cuando hablamos sobre la voz de la perfección, el niño deja de ver el perfeccionismo como el enemigo y se siente capacitado para gestionarlo cuando asoma la cabeza. Cuando lo hayas probado, puede que incluso quieras dar un paso más y proponerle a tu hijo que describa al niño perfecto o la niña perfecta e incluso que lo dibuje; muchos niños disfrutan y extraen un beneficio de ello porque personificar a la voz les proporciona calma y hace que se sientan más capaces de entenderse a sí mismos.

Dale la vuelta al perfeccionismo

Un día mi hija me enseñó una palabra que había aprendido en clase de francés y yo contesté: «¡Uno a cero!». Ella me miró sin entender nada, y yo le expliqué: «No saber algo significa que puedo aprenderlo, y aprender cosas nuevas es estupendo. ¡Y como acabo de aprender algo ahora mismo, gano un punto!». En este juego, «ganar» no equivale a hacerlo «perfecto» o a saber algo de antemano, sino al proceso de aprender. Hay algo en convertir la ignorancia en una victoria que da permiso a los niños para esforzarse y aprender. Funciona muy bien con los perfeccionistas. A mi hija le encanta recurrir a este juego cuando está aprendiendo: «Mamá, dos puntos para mí, ¡acabo de aprender otras dos capitales de estado!». Hay muchas maneras de darle la vuelta al perfeccionismo: convertir no saber en un juego, ponerse como objetivo equivocarse, hacer un «choca esos cinco» por cada error...

¿Cómo les funciona a Freya y Aislyn?

Aislyn se recuerda que quiere ayudar a Freya a ver el perfeccionismo, no a librarse de él. «La ortografía es muy difícil, lo sé —le dice—. Tienes la sensación de que, si no escribes una palabra bien, no puedes seguir con el resto, ¿verdad? Recuerdo que yo también me sentía así cuando tenía seis años. Era lo peor». Freya parece un poco más tranquila, pero sigue insistiendo en que no seguirá escribiendo a menos que su madre le diga cómo se deletrean las palabras; Aislyn sabe que esa es una solución a corto plazo y que solo reforzará la creencia de Freya de que las cosas tienen que ser «perfectas» para ser lo bastante buenas. Aislyn decide darle un giro al perfeccionismo y le dice: «Freya, ¿sabes qué? Vas a la escuela infantil y tu profesora me dijo que deberías estar aprendiendo a escribir, no escribiendo bien. Tengo que ir a mi habitación un momento, pero cuando vuelva revisaré lo que hayas escrito. No escribas NINGUNA palabra bien. ¡NI UNA SOLA! Si escribes una sola palabra bien, tendré que escribirle un email a tu profesora para decirle que no estás siendo una buena alumna. ¿De acuerdo?». Tras soltar lo anterior muy seria, Jessica se va segura de que Freya seguirá llorando o lamentándose. Para su sorpresa, se hace el silencio. Cuando Aislyn vuelve, Freya escribió dos frases. Aislyn ve siete palabras mal escritas y tres bien escritas. «Freya —le dice—. No sé qué hacer contigo. Aquí hay DEMASIADAS palabras que están bien escritas. ¡En serio, tu trabajo es aprender! ¡Y con esas palabras no has aprendido nada!». Freya y Aislyn se ríen; en su interior, Aislyn sabe que ese es un momento importante.

CAPÍTULO 27

Ansiedad por separación

> Wesley, de tres años, va a ir a la escuela por primera vez. Tiene muchas ganas, sobre todo porque lleva mucho tiempo viendo a sus hermanos mayores ir al colegio por las mañanas. El padre de Wesley, Jeff, sabe que algunos niños la pasan mal cuando los dejan en la escuela, pero no dice nada porque no quiere meterle ideas a Wesley en la cabeza. Aun así, cuando llega el momento de despedirse, Wesley se aferra a él. Se niega a soltar la pierna de Jeff y grita: «¡No, no, no, papá, quédate! ¡Quédate!». Jeff no sabe qué hacer o cómo llegaron hasta ese punto.

Las separaciones son difíciles. No hay nada malo en un niño que llora cuando lo dejan en la escuela o que se aferra a su madre cuando se va a trabajar o que alarga el momento de salir de casa antes de ir al colegio. Recuerda que esos comportamientos tienen su origen en el apego. Los niños asocian la presencia de los padres con la seguridad porque su cuerpo les dice: «Mientras tu padre o tu madre estén cerca, estás protegido». En los momentos de separación, los niños deben tratar de encontrar sentimientos de seguridad en un entorno nuevo o con un nuevo cuidador o profesor, y eso es mucho pedir. Requiere que se aferren a las sensaciones de seguridad que emanan de una relación de padre/madre-hijo sin tener esa relación delante de ellos. Para que la separación les resulte manejable, los niños tienen que interiorizar —en el sentido de llevar en su interior— los sentimientos que suelen acompañar a la presencia de sus padres, lo que les permitirá creer que están seguros en este mundo incluso cuando ninguno de los dos está a su lado. No es de extrañar que haya lágrimas y emociones difíciles en el proceso.

Yo me imagino la sensación de seguridad como una bola de luz: cuando un niño está cerca de sus padres, la bola de luz brilla sobre él proporcionándole una sensación de seguridad que le permite explorar, jugar y crecer. A medida que nuestros hijos se hacen mayores, esperamos que esa luz no solo brille en presencia de sus padres, sino que lo haga incluso cuando están lejos de ellos; que la luz haya entrado en el cuerpo del niño y forme parte de él.

El concepto de interiorización nos ayuda a entender lo que necesita un niño para separarse sin angustia de sus padres; necesita literalmente «absorber» algo de su padre o de su madre para aferrarse a los sentimientos positivos de su relación incluso cuando le dicen adiós. El pediatra y psicoanalista inglés Donald Winnicott introdujo la idea de que los niños crean una representación mental de la relación padre/madre-hijo para poder acceder a los sentimientos de esa relación también cuando los padres están ausentes. Los objetos transicionales ayudan al niño en ese proceso; una cobijita, un peluche o un objeto de casa se convierten en una representación física del vínculo entre padres e hijos y le recuerdan al niño que los padres siguen existiendo y están «ahí» para él incluso cuando no los tiene delante. Yo siempre recomiendo objetos transicionales a los padres cuyos hijos sufren de ansiedad por separación; sirven para que las transiciones difíciles sean un poco más llevaderas. Al fin y al cabo, para aliviar la ansiedad por separación tenemos que ayudar a nuestros hijos a «aferrarse a nosotros» en nuestra ausencia.

Las reacciones a la separación varían enormemente entre niños, incluso dentro de la misma familia; es de lo más normal tener a un hijo que no tiene problemas con las separaciones y otro al que le produce angustia la mera idea de que pueda producirse una. A la hora de predecir cómo podrían responder tus hijos a estar separados de ti, ayuda pensar en su temperamento. Por ejemplo, a uno de mis hijos le gusta el riesgo, le encanta probar cosas nuevas y es muy estable, mientras que al otro le cuesta acostumbrarse a las cosas, es prudente y altamente sensible (en el sentido de que sus emociones intensas se activan con facilidad y pueden durar más tiempo). Aunque todos los factores externos del momento de la separación en la escuela infantil fueron los mismos, tanto mi marido como yo pudimos predecir que el amante del riesgo probablemente se separaría con más facilidad, lloraría durante menos días y se adaptaría a su nueva rutina más rápido. Lo importante aquí es que no añadamos juicios de valor: no es que uno de mis hijos se separe «mejor» que el otro, sino que uno y otro tienen experiencias distintas. Conocer las particularidades de tu hijo es crucial a la hora de predecir cómo podría ser el momento de la separación y de crear expectativas que te permitan mantener la calma todo lo posible en el momento de la despedida entre lágrimas.

Hablando de despedidas entre lágrimas, es importante recordar que los padres no ven más que una parte del proceso de separación: la despedida. No solemos estar presentes durante la recuperación o el rato de juego que viene después, cuando nuestros hijos pasan de estar angustiados a estar regulados y, luego, felices. De hecho, algunos de los niños más activos en el aula son a menudo los que más lloran a la hora de las despedidas. Una parte vital de la separación es la capacidad de los padres de creer que sus hijos pueden afrontarla. La vivencia de un niño en el momento de la separación no es indicativa de toda su experiencia en la escuela o la guardería. Tenerlo claro permitirá a los padres proyectar un aire de seguridad en sí mismos, y eso es muy importante. Nuestros sentimientos acerca de la separación de nuestros hijos tienen un enorme impacto en su vivencia de la situación; si nuestros hijos notan que estamos indecisos, nerviosos o dudosos, sus reacciones a la separación serán más intensas porque absorberán nuestra ansiedad y por lo tanto magnificarán la suya. En los momentos de separación, nuestros hijos en realidad nos están preguntando: «¿Crees que voy a estar bien?». No hay nada más aterrador para un niño que separarse de un padre o de una madre que transmite miedo en torno a la separación; es como si el adulto les dijera: «Aquí no estás seguro. ¡Adiós!». Eso sería terrorífico para cualquier niño. Así que, recuerda: tú, el padre o la madre, marcas el tono. Las separaciones pueden ser difíciles para cualquiera, pero proyectar confianza es clave para que la transición sea más agradable.

Estrategias

Pasa revista a tu propia ansiedad

Observa qué sensaciones te produce separarte de tu hijo. Puede que sientas tristeza o nerviosismo, ¡y no pasa nada! No tenemos que deshacernos de nuestros sentimientos, pero debemos responsabilizarnos de entender lo que necesitamos, para que en los momentos de separación podamos mostrarnos como un líder firme. Podrías empezar como suelo hacerlo yo, dando la bienvenida a tus sentimientos de incomodidad: «¡Hola, ansiedad, tienes derecho a estar aquí!». O bien: «Hola, tristeza que me asalta porque mi hija está creciendo y va a estar lejos de mí unas horas. Tienes derecho a estar aquí. Voy a saludarte antes de llevarla al colegio y luego otra vez cuando llegue a casa. Te pido que te mantengas a un lado mientras me despido de mi hija para que pueda enseñarle que es seguro ir a la escuela». Consulta el capítulo 10 para más estrategias de aceptación de tus emociones.

Habla de la separación y de los sentimientos

Háblale a tu hijo de la separación antes de que se produzca. En el caso de la escuela, eso puede querer decir que una semana antes del primer día hablen de todo lo que ocurrirá: cómo irán hasta allí, los nombres de los profesores (¡enséñale fotos si puedes!), el aspecto que tendrá el aula y cómo será el momento de dejarlo allí. Puedes decir: «¡En muy pocos días irás a la escuela! La escuela es un lugar en el que puedes jugar y aprender con otros niños, y en el que hay unos adultos a los que llamamos profesores que cuidarán de ti mientras estés allí. Hay juegos de bloques en la escuela... y muñecas... ¡y una alfombra circular en la que te sentarás para cantar canciones! Tienes que saber que la escuela es un sitio al que mamá te llevará cuando empiece y te recogerá cuando acabe. Yo no me quedaré en el aula contigo. ¡Puede que te sea un poco difícil al principio, porque despedirte de mí y estar con otros adultos y niños es algo nuevo para ti!».

La misma estrategia puede aplicarse con niños que no son tan pequeños cuando vayan a una pijamada o de campamento con la escuela. Háblale a tu hijo sobre la separación por adelantado, enséñale fotos del lugar al que va a ir y anticipa los sentimientos que puedan surgir. Podría sonar así: «Estoy pensando en que mañana duermes en casa de Raquela..., ¡qué emocionante, tu primera pijamada! La madre de Raquela me envió varias fotos de su habitación para que veamos exactamente dónde vas a dormir… ¡Oh, mira, un edredón azul, como el de casa! Y tiene una lamparita que le gusta dejar encendida en la esquina por la noche… Mmm, eso aquí no lo tenemos. ¿Cómo crees que será dormir en un sitio nuevo?

Rutina + práctica

Invéntate una rutina que sea fácil de recordar, algo rápido y cariñoso, y practícala. Podrías decirle a tu hijo: «Cuando nos despidamos, te daré un abrazo, diré "¡me piro, vampiro!" y "¡papá siempre vuelve!" y luego me daré la vuelta y me iré. Tú te quedarás con tus profesoras y, si te pones triste, ellas sabrán cómo ayudarte. ¡Practiquémoslo!». A continuación, ensaya la escena de la despedida. Si quieres, haz tú primero de niño y que tu hijo haga de adulto, y luego intercambien los papeles. La práctica hará que la rutina le resulte más familiar y, a la larga, que la domine, lo que contribuirá a que se sienta más seguro durante la separación.

Objetos de transición

Los peluches o las cobijitas pueden serles de ayuda a los niños a los que les cuesta separarse de sus padres, porque los acompañan tanto en casa como en el entorno escolar y actúan, por lo tanto, como un vínculo entre ambos ambientes. Tu hijo quizá quiera llevarse una foto familiar plastificada (¡aunque sea con cinta adhesiva transparente!), que puedes utilizar en su rutina de despedida para recordarle que, después de que tú te vayas, él puede mirar la foto y repetirse: «Mi familia está cerca. Mi familia está cerca». Valora la posibilidad de implicar a tu hijo en la elección de un objeto de transición: «¿Hay algo que te quieras llevar a la escuela para que te recuerde a casa?».

Ponlo en palabras

Podemos aliviar la ansiedad por separación hablando del momento de la despedida cuando recojamos a nuestro hijo al final del día o en el momento en que volvamos a estar con él. Recuérdale la secuencia de los acontecimientos, sobre todo si la separación fue dura. En un momento de calma y de conexión en casa, puedes decirle: «Hoy no fue fácil despedirse, lo sé. Despedirnos en el colegio es algo que hacemos desde hace muy poco y no pasa nada por estar triste. Luego tu profesora me dijo que respiraste hondo varias veces, miraste las fotos de nuestra familia y te uniste al resto de la clase para la hora del círculo. A final del día regresé, justo como te dije que haría, y ahora estamos juntos en casa». O dile lo siguiente cuando vuelva de un campamento de verano: «Fue muy duro despedirnos al principio del verano, lo sé, y hubo lágrimas y momentos complicados…, pero luego te adaptaste al campamento y cada vez me añorabas menos. Y aquí estás ahora, después de las vacaciones, con muchas historias que contar. Volvemos a estar juntos, como te dije que pasaría». Poner palabras a lo ocurrido le recuerda al niño o niña que el momento de la separación es parte de una historia más amplia y que no impregna todo lo que ha vivido.

¿Cómo les funciona a Wesley y Jeff?

Jeff se recuerda que no pasa nada porque a Wesley le cueste la separación y toma nota mental de preparar a su hijo mejor esa noche. Entretanto, Jeff se agacha para ponerse al nivel de Wesley y le dice: «Es nuevo esto de decirle adiós a papá. Sé que vas a tener un gran día en la escuela, aunque despedirse no sea fácil». Le da un gran abrazo y le susurra: «Tu profesora, Terry, va a ayudarte cuando yo me vaya. Voy a decirle que te encanta *Campanita del lugar*; puede cantártela si quieres. Voy a darte un abrazo, a recordarte que volveré y luego voy a decirte adiós. Allá vamos...». Jeff respira hondo, se recuerda a sí mismo que puede con esto y luego hace lo que anunció: le da un abrazo a Wesley, le dice «papá siempre vuelve» y luego lleva a Wesley hasta donde está Terry, que lo ayuda a decir adiós. Más tarde, esa noche, Jeff pone en palabras lo que pasó ese día y ensayan una rutina de separación que incluye el peluche favorito de Wesley. También practican la rutina con las figuras de Lego preferidas de Wesley. A la mañana siguiente, Wesley parece nervioso y Jeff le dice: «Hay niños que lloran cuando se despiden de sus padres. Otros que no. Tú puedes sentirte de cualquiera de las dos formas. Sea como sea, yo sé que estás a salvo y que la pasarás bien, y volveré a recogerte al final del día».

CAPÍTULO 28

Sueño

> Cora tiene cuatro años y ha dormido siempre muy bien... hasta hace poco. Lleva cuatro semanas en las que, a la hora de irse a la cama, protesta, insiste en que quiere leer diez libros en lugar de dos, llora cuando sus padres se van y se levanta a las dos de la madrugada para pedir que uno de los dos duerma con ella en la cama. Los padres de Cora, Ben y Matt, están perplejos y agotados. Han probado con premios y con castigos, y ahora están valorando la posibilidad de seguir el último consejo que les dio un amigo —cerrar la puerta de la habitación de Cora—, pero no les gusta cómo suena. No saben qué más hacer.

No hay nada como pasarse todo el día haciendo de madre o de padre y que luego tu hijo no quiera ir a dormir, alargue hasta el infinito la hora de irse a la cama o se despierte en mitad de la noche, justo cuando con más desesperación deseas ese necesitado descanso. Si las protestas a la hora de ir a la cama te resultan difíciles de gestionar, no estás solo, sobre todo porque se producen en el momento preciso en el que los padres esperan ansiosamente los preciosos momentos sin criaturas del día, en los que poder por fin relajarse, leer o hacer algo por ellos mismos. Es una cruel ironía que al final de un largo día los padres quieran estar un rato sin sus hijos al mismo tiempo que los niños desean seguir cerca de sus padres.

A la hora de valorar los problemas de sueño de tu hijo, es importante recordar esta verdad: los problemas de sueño son, en última instancia, problemas de separación, porque durante la noche a los niños se les pide que estén solos durante una decena de horas y que se sientan lo bastante seguros como para abandonarse al sueño. Y, puesto que la ansiedad por separación está en el origen de los problemas de sueño, las «soluciones» deben formularse en torno a un entendimiento de teoría del apego. Recuerda que el sistema de apego se basa en la búsqueda de la proximidad, porque los niños cuando se sienten más a salvo es cuando sus padres están cerca. Las horas nocturnas pueden parecerles muy peligrosas; equivalen a oscuridad, soledad, desaceleración del cuerpo y aceleración de la mente, a pensamientos que dan miedo e incluso preocupaciones existenciales sobre la permanencia («¿están mis padres de verdad ahí si no puedo verlos?»).

La noche es también un momento en el que quizá los niños expresen ansiedades y dificultades de otras partes de sus vidas. Los niños perciben los cambios en su entorno como amenazas, así que, hasta que cambios como el comienzo de la escuela, un aumento de las discusiones conyugales, el nacimiento de un nuevo hijo o el traslado a una nueva casa se expliquen y un entorno se considere seguro, el niño buscará la proximidad de sus padres. Como consecuencia, esos momentos críticos suelen provocar alteraciones del sueño, porque el cuerpo del niño se siente intranquilo y no puede alcanzar el estado de relajación necesario para dormirse. De hecho, quedarse junto a sus padres y aprovechar al máximo la posibilidad de apego y seguridad en épocas de cambio es una reacción adaptativa en los niños. ¿Y sabes qué? Lo opuesto a estar al lado de un padre o de una madre es separarse por la noche.

Así que… ¿qué podemos hacer? Yo veo los cambios en el sueño como un proceso en dos pasos. En primer lugar, tenemos que ayudar a nuestros hijos a sentirse seguros. Tenemos que ayudarlos a desarrollar mecanismos para sobrellevar las adversidades durante las horas diurnas, cuando hay menos en juego, antes de que el niño se sienta lo bastante seguro para separarse por la noche. Entonces, y solo entonces, podremos poner en marcha estrategias para que la hora de ir a la cama sea más fácil. Con demasiada frecuencia los problemas del sueño nos vuelven miopes y nos hacen perder de vista la visión general de lo que le está pasando a un niño porque nuestra propia frustración nos sobrepasa. Aunque es una reacción comprensible, puede exacerbar, por desgracia, los mismos problemas que han contribuido a que el niño tenga el sueño alterado para empezar. Cuando los padres se vuelven fríos, punitivos y reactivos, los niños, que buscan comprensión y ayuda para tranquilizarse, se sienten más solos y amenazados. Como resultado, nuestros hijos necesitan aún más nuestra presencia, se frustran aún más… y el ciclo continúa.

No ayuda demasiado que muchos manuales sobre el sueño partan de una mentalidad conductista que pasa por alto el problema que hay detrás de las protestas por tener que irse a la cama o de que el niño se despierte a las dos de la madrugada. He conocido a muchos padres a los que han instruido desde una consulta para que ignoren a su hija, cierren con llave la puerta del dormitorio de su hijo o no hagan nada cuando grite aterrorizado. Se me rompe el corazón cuando lo oigo, pero, al mismo tiempo, mi interpretación más generosa me dice que esos padres están desesperados por un enfoque que les proporcione a todos el sueño que necesitan para sentirse descansados. Y lo entiendo: he pasado por muchas etapas difíciles de sueño con mis propios hijos y sé que pueden sumirme en una profunda espiral de agotamiento y desesperación. Y por eso para mí es tan importante desarrollar un enfoque del sueño con el que todo el mundo se sienta a gusto, que respete al niño y a los padres, que no potencie los miedos al abandono... y que de verdad funcione a la hora de fomentar el sueño independiente.

Repasemos lo que sabemos sobre el apego y la separación. Los niños a los que les cuestan las separaciones tienen problemas para interiorizar los aspectos más tranquilizadores de la relación entre padres e hijos: se sienten seguros en presencia de sus adultos de confianza, pero, a menudo, aterrorizados cuando no están. La separación empieza a parecer más manejable cuando cerramos esa brecha, cuando ayudamos al niño a asimilar las partes de la relación con sus padres que le proporcionan seguridad para que pueda acceder a los sentimientos de protección, seguridad y confianza necesarios para dormir. Si ayudamos al niño a infundir la presencia de sus padres en su entorno, entonces será capaz de acceder a la función tranquilizadora de su relación con ellos incluso aunque no estén presentes. Ese es el objetivo. Cuando pienses en la manera en que quieres actuar en relación con los problemas de sueño de tu hijo, valora si tus intervenciones lo ayudan a aprender mecanismos para tolerar tu ausencia o si hacen que sienta aún más temor cuando no estás. Más allá de las estrategias que describo aquí, tener en cuenta ese binomio te ayudará a evaluar lo que podría ser de ayuda para este problema y además hacerte sentir bien.

Antes de empezar, un descargo de responsabilidades, por así decirlo: mi propósito es ayudar a que tu hijo desarrolle sensaciones de seguridad. No sé exactamente cuándo se traducirán en un sueño mejor. Lo que sí sé es que ese tipo de cambios puede llevar tiempo, siempre más del que nos gustaría. Entretanto, mientras el sueño siga alterado, es fundamental pensar en lo que tú necesitas: quizá puedas alternar las noches en vela con tu pareja o cónyuge (si lo tienes), aumentar el tiempo de pantallas para que puedas descansar un poco o tomarte un día de fiesta en el trabajo para dormir durante el día. Sé que ninguna de esas cosas te parecerá suficiente, pero también sé que la acumulación de momentos muy pequeños de autocuidado puede marcar la diferencia.

Estrategias

«¿Dónde está todo el mundo?»

Los niños no dan por sentada la permanencia de los padres; cuando se van a dormir, no saben que tú sigues allí. Para ayudar a tu hijo a entenderlo, habla con él durante el día sobre lo que haces por las noches. Acompáñalo por la casa para enseñárselo. Puedes decirle: «Cuando tú te vas a dormir, voy a la cocina y ceno, luego leo en el sofá y me voy a dormir a mi habitación. ¡Cuando tú duermes yo no me muevo de aquí! Y luego me despierto y voy a buscarte a tu habitación cuando es de día». En épocas de transición o de cambio, podrías añadir: «Hay muchos cambios en nuestra vida ahora mismo. Pero hay algo que no cambiará nunca: cuando tú te vayas a dormir, yo seguiré estando aquí. Aunque tengas los ojos cerrados y no puedas verme, estoy aquí y estaré aquí cuando te despiertes».

Revisa cómo son las separaciones durante el día

Si a tu hijo le cuesta dormir, empieza por examinar los patrones de separación diurnos. ¿Le cuesta dejarte ir al baño sin él? ¿La despedida en la escuela es complicada? ¿A tu hija le cuesta decir adiós cuando haces mandados o sales a dar una vuelta? Antes de abordar los problemas de separación nocturnos (es decir, los problemas de sueño), trabaja en esas dinámicas durante el día; durante la noche puede haber una ansiedad adicional, así que necesitamos desarrollar mecanismos de separación cuando nuestros cuerpos están menos activados y más receptivos al aprendizaje. Crea una rutina de separación, practica despedirte (¡aunque solo sea para ir al baño!) y asegúrale a tu hijo que, incluso cuando no están juntos, él está a salvo y que volverás. Consulta el capítulo anterior para más estrategias de separación durante el día.

Teatralízalo

Saca los peluches, los camiones, las muñecas o cualquier otro juguete con el que le guste jugar a tu hijo. Representa con ellos todo lo que hacen antes de ir a la cama y analiza las emociones que afloran y las estrategias que ayudan en el proceso de relajación. Dile a tu hijo: «¡Vamos a ayudar a Patito a prepararse para ir a la cama!». Luego dile al muñeco: «Patito, sé que dormir no es tu parte favorita del día. No pasa nada por estar triste a la hora de irse a dormir. Recuerda que Mamá Pata está justo al otro lado de la puerta de tu habitación. Estás a salvo. Y Mamá Pata te verá por la mañana. Vamos, preparémonos para ir a la cama». Repasa a continuación paso a paso la rutina nocturna, la misma que la de tu hijo («¡leámosle a Patito sus dos libros, luego se lavará los dientes, cantaremos una canción y diremos buenas noches!»), y no dudes en incluir los momentos que más le cuestan a tu hijo. Si te pide leer otro libro, inclúyelo en el juego, representando el problema, empatizando con el deseo y estableciendo un límite. («¡Oh, Patito, quieres otro libro! Lo sé. Dame ese libro extra, me lo llevaré fuera y lo tendré preparado para que lo leamos por la mañana». O bien: «Oh, Patito, quieres otro libro, ya veo. No te gusta leer solo dos. No te lo leeré ahora..., ¡pero puedo hacerlo por la mañana!»).

Infunde tu presencia

Mi enfoque con relación a los problemas del sueño se centra en ayudar a tu hijo a tener presente la función tranquilizadora de su relación sin que debas estar allí a todas horas. Piensa en formas de infundir tu presencia en la habitación de tu hijo. Una posibilidad es poner una foto familiar cerca de su cama y una foto de tu hijo cerca de la tuya. Puedes introducir la novedad durante el día diciéndole: «¿Sabes en qué he estado pensando? ¡A veces me cuesta dormirme y pienso en ti y te extraño! Me encantaría tener una foto tuya junto a mi cama. Así podré verte y recordarme que estás aquí y que estoy a salvo, ¡y que te veré por la mañana! Creo que a los dos nos iría bien tener fotos nuestras. Quizá podamos hacer unos marcos y ponerlos junto a nuestras camas». Sugiero que hagan los marcos juntos; no hace falta que sea nada muy complicado, pueden limitarse a decorar un trozo de cartulina y pegar la foto encima. De esa manera tu presencia se infundirá en su habitación con tu foto, pero también en el recuerdo de tu hijo de haber hecho manualidades contigo, un recuerdo que probablemente le transmitirá seguridad y conexión, que son sensaciones a las que queremos que acceda el niño por la noche.

Otra manera de infundir tu presencia es decirle a tu hijo que le escribirás una nota o harás un dibujo con su nombre después de que se duerma y que lo pondrás junto a su cama; así, si se despierta en mitad de la noche, verá la prueba de tu presencia y se sentirá a salvo sabiendo que hay un momento en el que «estarás allí», a su lado. Pasé una fase con mi hija en la que cada noche quería que le dejara una nota en la que apareciera su nombre entre cincuenta y cien corazones (cada noche me decía cuántos había; una manera de sentir que tenía el control de la situación); me llevaba un rato hacerlo, pero era lo que la ayudaba a sentirse a salvo y a dormir sin demasiadas protestas... ¡Valía la pena!

Mantras para ti y para tu hijo

A estas alturas ya sabes que me encantan los mantras. Cuando la situación es enorme y abrumadora, le dan a un niño algo pequeño y controlable en lo que concentrarse. El siguiente mantra lo he usado durante años con mis propios hijos: «Mamá está cerca, [nombre del niño] está a salvo, mi cama es calientita». Puedes introducirle el mantra a tu hijo así: «¿Sabías que cuando tenía tu edad mi madre me habló de una frase especial que podía usar antes de irme a la cama? La idea era que me la repitiera una y otra vez cuando ella se fuera. La frase era: "Mamá está cerca, Farnaz está a salvo, mi cama es calientita". ¡Me seguía costando dormir, pero me ayudó a hacerlo todo un poco más fácil! La tuya sería: "Mamá está cerca, Nahid está a salvo, mi cama es calientita"». Recítale el mantra con voz cantarina para que el ritmo sea tan tranquilizador como las palabras. Puedes incorporar ese mantra a su rutina para ir a la cama, de manera que después de cantarle una canción a tu hijo digas el mantra tres veces; muy pronto, él habrá interiorizado el mantra y será capaz de recitarlo por su cuenta. Un mantra, sobre todo uno que tiene una historia intergeneracional, es otra manera estupenda de infundir tu presencia en la habitación de tu hijo.

Los mantras también son buenos para los adultos, por supuesto, y nos ayudan a gestionar nuestra frustración y nuestra rabia por los problemas que podamos tener en el proceso de meternos en la cama o de intentar dormir. Yo suelo usar el siguiente, que me recuerda cómo terminará todo en última instancia: «Esto acabará. Habrá un momento en el que mi hijo se dormirá. Puedo con esto».

El método de la distancia segura

Este método se basa en los principios de la teoría del apego, así que tiene en cuenta que los niños necesitan sentirse cerca de sus padres para sentirse a salvo. Empezarás en la habitación del niño, muy cerca de él, y luego —a lo largo de varias noches— aumentarás la distancia hasta que estés cada vez más lejos (y al final fuera de la habitación). Explícale a tu hijo: «Sé que te está costando dormirte. Me quedaré en tu habitación mientras te duermes. No voy a hacerlo siempre, pero sí durante un tiempo. Mientras esté aquí, no hablaré, porque no es de día. Estoy aquí para que sepas que estás a salvo». Este es el método de la distancia segura paso a paso:

1. **Permanece en la habitación de tu hijo hasta que esté casi dormido o dormido del todo**. Mientras estés allí, evita mirarlo. Cuando estés más lejos de él, puedes dedicar ese tiempo a hacer algo de trabajo u ocuparte de asuntos personales. Estás allí por tu presencia, no para interactuar con tu hijo. Recuerda que no te necesitará en su habitación para siempre. A medida que reduzcamos el miedo, podremos aumentar la tolerancia del niño a la distancia. La independencia (separación) nace de la seguridad de la dependencia (unión).
2. **La primera noche, quédate tan cerca de tu hijo como él necesite para sentirse seguro**; sabrás que se siente a salvo cuando esté tranquilo. Tu punto de partida podría ser sentarte en su cama y acariciarle la

espalda. Mantén esa distancia durante tres noches consecutivas.

3. **Empieza a ampliar la distancia**. Tu segunda «ubicación» podría estar también en la cama, pero sin que haya contacto, o sentado junto a la cama. Unas cuantas noches más tarde, podrías estar en el suelo, cerca de la puerta. Anúnciale a tu hijo los cambios por la mañana: «Hoy ya estás preparado para algo nuevo. No me sentaré en tu cama. Estaré en la habitación, en tu silla. ¡Sé que puedes hacerlo!».
4. Si tu hijo se asusta o se desregula, **canta el mantra de irse a dormir despacio y con suavidad mientras miras al suelo**. Si sigue asustado, acércate un poco más durante un rato. Es normal que haya idas y venidas en el proceso de establecer una distancia segura.
5. **Si notas que sientes frustración o rabia, recuerda tu propio mantra de ir a dormir**: «Esto acabará. Habrá un momento en el que mi hijo se dormirá. Puedo con esto».
6. **Sigue con el proceso de distanciamiento** hasta que estés cerca de la puerta, luego en el marco de la puerta y, noches más tarde, en el exterior de la puerta entreabierta.

El botón del consuelo

He aquí el que considero el desafío definitivo: ¿cómo hacer que un niño tenga todas las buenas sensaciones de que su padre o su madre están en la habitación… sin que estén en la habitación? Es lo que me llevó a crear lo que yo llamo el «botón del consuelo», que ayuda a los niños a acceder a tu presencia tranquilizadora incluso mientras estás en el sofá o en tu propia cama. Funciona así: consigue un botón que grabe sonidos con al menos treinta segundos de espacio de memoria (en internet pueden encontrarse versiones muy baratas) y busca un momento de soledad y calma. Luego, con una voz regulada y tranquilizadora, graba un mensaje para tu hijo relacionado con la hora de irse a la cama. Puede ser una estrofa de una nana, puede ser el mantra que usa tu hijo, puede ser un mensaje en el que le recuerdas que se verán por la mañana... Lo que sea que le resulte tranquilizador en tu ausencia. Integra el botón en la rutina de ir a la cama; por ejemplo, haciendo que apriete el botón una vez para oír el mensaje mientras estés en la habitación, una vez mientras salgas y dos cuando estés al otro lado de la puerta. O puedes «pactar» cuándo utilizarlo: «Pensemos en cómo utilizar el botón del consuelo. Quiero oír que lo escuchas cuatro veces desde el principio hasta al final antes de llamarme. Yo sabré que lo estás usando porque estaré esperando al otro lado de la puerta. Si aun así necesitas que vaya, llámame y yo vendré, te frotaré la espalda y te diré que todo está bien, y lo intentaremos otra vez». El botón infunde tu presencia y la función tranquilizadora de su relación de apego en la habitación de tu hijo cuando tú no estás allí; con él, tu hijo puede acceder a ti, y puede elegir cuándo quiere apretar el botón y oírte, en lugar de sentirse solo, indefenso y sin nada a lo que agarrarse para sentirse a salvo.

¿Cómo les funciona a Ben, Matt y Cora?

Por la mañana, cuando Ben y Matt están descansados y tranquilos, hablan de lo que hay detrás de las protestas de Cora a la hora de ir a la cama. Ven el miedo de la niña y se dan cuenta de que necesitan un plan que haga que ese miedo disminuya, y no que lo exacerbe. Empiezan por poner en marcha varias estrategias diurnas: han notado que Cora se aferra mucho a ellos últimamente, sobre todo a Ben, así que trabajan en rutinas de separación generales. Incluso practican la separación en la habitación durante el día para que parezca más un juego que otra cosa. A Cora le encanta jugar con muñecas, así que Matt las utiliza para introducir cuestiones relacionadas con las protestas en torno al sueño y también para practicar un mantra relacionado con la hora de irse a la cama. Después de eso, Cora se muestra dispuesta a probarlo ella también. Ben compra un botón grabador y graba en él la canción que cantan siempre a la hora de ir a la cama y su mantra para el sueño; la mirada de Cora cuando le dan el botón es de visible alivio, y Ben y Matt ven lo desesperada que está por tener «acceso» a ellos por la noche. Las protestas nocturnas continúan durante unas cuantas noches más y luego se vuelven menos frecuentes. Ben y Matt se sienten aliviados y esperanzados. Notan que han adoptado un enfoque que tiene sentido, con el que se sienten cómodos y que está trayendo progresos notables.

CAPÍTULO 29

Niños a los que no les gusta hablar de sentimientos (niños con alta sensibilidad)

> Maura, de seis años, está jugando junto a su hermana de cuatro, Isla. Maura empieza a hacerle cosquillas en los dedos de los pies a Isla y la situación deriva en pellizcos y empujones suaves. Angie, la madre de las dos, se interpone entre ellas y dice: «Maura, no dejaré que pegues. Tienes derecho a estar enojada, lo entiendo, pero no dejaré que pegues». Es todo lo que hace falta para que Maura empiece a gritar: «¡Para de decir eso! ¡Para! ¡Vete de aquí!». Angie reacciona con frustración: «¡¿Por qué siempre te pones como loca?!». Maura, entretanto, sigue con su rabieta, dándole patadas a su madre y gritando: «¡Te odio! ¡Te odio, de verdad que te odio!».
>
> Angie no sabe qué hacer. ¿Qué necesita Maura? ¿Qué le pasa? ¿Cómo han pasado de una situación de juego a otra de violencia en cuestión de segundos?

Hay niños más sensibles y que se activan con más rapidez que otros. Sus sensaciones intensas duran más. Si algo de eso te suena —si esa descripción te recuerda a ti o a tu propio hijo— deja que hable claro: no es producto de tu imaginación. Es probable que tu hijo tenga rabietas más a menudo, durante más tiempo y con mayor intensidad que otros niños. Y deja que sea clara sobre algo más también: no hay nada malo en tu hijo y no hay nada malo en ti. Voy a escribirlo de nuevo porque quiero que lo leas otra vez: no hay nada malo en tu hijo y no hay nada malo en ti.

No soy muy partidaria de las etiquetas, pero creo que tener una forma de referirse a este tipo de niños ayuda a los padres a comunicar su vivencia y a encontrar apoyo. Con los niños que experimentan emociones tan intensas yo utilizo la expresión «niños con alta sensibilidad» (NAS): refleja el modo en que estos niños experimentan el mundo y también explica por qué se sienten a menudo sobrepasados y alcanzan con más facilidad un estado de amenaza o de lucha o huida. Sí, los NAS no son fáciles. Y sí, los padres de los NAS necesitan estrategias diferentes basadas en la comprensión de los temores principales de esos niños, en lo que sus hijos buscan en sus momentos de dificultad y en por qué sus momentos de desregulación son tan intensos. Las estrategias que aparecen en este libro y que ayudan a otros niños, y quizá incluso a los demás niños de tu propia familia —estrategias como poner en palabras un sentimiento u ofrecer ayuda—, en el caso de los NAS pueden, de hecho, avivar la llama de una situación ya inflamable. Son niños a los que les cuesta aceptar la ayuda, que gritan «¡para!» cuando se les habla de sentimientos y que pasan de cero a cien por cuestiones en apariencia insignificantes. De modo que he aquí otra verdad importante: no lo estás «haciendo mal», no estás diciendo las palabras que no son o errando el tono. Los NAS simplemente no pueden asimilar el apoyo directo que les ofreces porque están demasiado consumidos por las sensaciones que les abruman. Sé lo frustrante y lo agotador que es eso, lo que duele que te rechacen; sé que ahora mismo quizá estés recordando algunos momentos terribles con tu NAS, momentos en los que dijiste algo de lo que te arrepientes o reaccionaste de una manera que no los hizo sentir bien ni a ti ni a tu hijo.

Respira hondo. Toma nota de la aparición de tu voz de «eres un mal padre/una mala madre». Salúdala y luego encuentra la voz de tu autocompasión. Escucha a esa voz, la que dice: «Estás aquí, leyendo este libro, reflexionando y aprendiendo, con ganas de aprender cosas nuevas..., ¡eres increíble!». Volvemos a nuestra verdad última: eres un buen padre/una buena madre, tu hijo es bueno y los dos pueden tener un mal momento.

La buena noticia es que los NAS pueden aprender a regular sus emociones, encontrar la calma y el equilibrio, y relacionarse bien con los demás. Solo necesitan la ayuda de sus padres. Necesitan nuestra disposición a aprender nuevos enfoques y nuestra creencia firme en que ellos también son buenos por dentro.

Entender a los NAS requiere que nos remontemos a la evolución. Para esos niños, la vulnerabilidad se sitúa justo al lado de la vergüenza; recuerda que la vergüenza pone a los seres humanos en un estado de defensa primario, en el que la necesidad de protegernos toma las riendas. Y eso lo hacemos obstinándonos, atacando a los demás o apartándonos de quienes nos rodean. Cuando un niño se encuentra en ese estado de amenaza, el mundo parece un sitio peligroso; incluso los intentos de sus padres de ayudarlo pueden parecer un ataque, que es la razón por la que los NAS nos apartan justo en el momento en el que necesitan nuestra ayuda. Además de eso, los NAS son especialmente vulnerables a la sensación de sentirse «malos» por dentro; les preocupa que los sentimientos y las sensaciones que los superan a ellos superen también a los demás, y temen que sus emociones alejen de su lado a quienes los rodean. Los NAS tienen temores muy profundos sobre su maldad y sobre la imposibilidad de que los quieran; se preocupan por si sus padres pueden «aguantarlos», por si sus padres pueden «manejarlos», por si sus padres pueden ser unos líderes firmes cuando ellos mismos se sienten del todo inestables.

Por supuesto, ninguno de esos miedos se verbaliza. No conozco a ningún NAS que le diga a su padre o a su madre: «Suelo sentirme sobrepasado por mis emociones y me preocupa que sobrepasen a los demás, por eso entro en este estado de miedo/ataque intenso. Ten paciencia conmigo, por favor, y mantente firme para que pueda asimilar que soy bueno, que merezco que me quieran y que estaré bien en este mundo». Ningún niño es capaz de articular algo así (y, la verdad, también a un adulto le costaría). Y, aun así, recuerda estas palabras. Esa es la verdad fundamental de nuestros NAS.

He aquí un ejemplo de cómo pueden hacer su aparición esas emociones y reacciones tan intensas. Imagina que a tu NAS le está costando compartir: empieza a arrebatarle los juguetes de la mano a una amiga y no se los devuelve. En una situación con un menor que no es un NAS, el padre o la madre podrían intervenir y decir: «¡Lo sé, compartir no es fácil! Estoy aquí, deja que te ayude». Ese niño podría aceptar su ayuda en forma de límites y consuelo. Pero con un NAS, esa oferta de ayuda podría encontrarse con una explosión emocional. En el cuerpo de un NAS, el estado de vulnerabilidad («quería un juguete…, así que lo agarré…; desearía no haberlo hecho…») pone en marcha sentimientos intensos de vergüenza («no debería haber hecho eso, soy malo»). En la situación descrita, no me sorprendería que, cuando el padre o la madre se acercaran al niño, él reaccionara como un animal enjaulado que lucha por su supervivencia, puede que gritando entre lágrimas «¡vete de aquí!» o «¡no, dame ese juguete, te odio!». En esos momentos, un NAS se siente sobrepasado por la inmensidad y por lo aterrador de sus sentimientos, pero por fuera puede parecer que reacciona con frialdad y de un modo injustificado. Recuerda que la lógica no es nunca la mejor consejera a la hora de entender las emociones, y menos aún en el caso de los NAS.

Como su desregulación hace que los golpes o las palabras malsonantes sean habituales tras situaciones que a los adultos pueden parecerles insignificantes, los NAS suelen suscitar reacciones de rechazo e invalidación. Los padres podrían encontrarse gritando «¡okey, muy bien, si no quieres que te ayude no lo haré!» o «¡vete a tu habitación y vuelve cuando te hayas tranquilizado!» o «¡no dramatices!» o «¡lo haces todo muy difícil!». De nuevo, si todo esto te resulta familiar, estás en el sitio adecuado. Sigues siendo un buen padre/una buena madre, así que no te vayas a ningún lado. Uno de los miedos primordiales de los NAS es que los sentimientos que los superan a ellos superen a los demás; que las cosas que para ellos son malas e inmanejables sean de verdad malas e inmanejables. Todos los niños, sean o no NAS, aprenden lo que es manejable viendo cómo sus adultos de confianza responden a sus emociones. Cuando los NAS se encuentran con gritos, palabras duras o rechazo por parte de sus padres, los patrones de desregulación no hacen más que intensificarse.

Volvamos ahora al ejemplo del NAS que le arrebata un juguete a su amiga. Digamos que su respuesta al intento de intervención de sus padres es gritar «¡te odio!». Lo que en realidad está diciendo este NAS es: «Me siento sobrepasado. Agarré este juguete porque no sé gestionar el hecho de quererlo y no tenerlo, y ahora, además, están aflorando todos mis miedos internos, los que me dicen que soy malo y no merezco que me quieran. Esos temores ponen a mi cuerpo en un estado de amenaza y ahora tengo que protegerme a toda costa». En ese momento, el NAS necesita que sus padres entiendan que sí, que parece que está fuera de control e incluso en modo de ataque, pero que por dentro siente miedo y amenaza, y está sobrepasado. Ese niño necesita que sus padres lo ayuden, pero no será capaz de aceptar ninguna ayuda directa mientras siga en ese estado de amenaza o sienta que todo el mundo a su alrededor es su enemigo. Los padres de los NAS tienen que tratar de «estar allí para él», en el sentido literal de ser una presencia junto al niño y ocupar un espacio, para que vea que sus sentimientos abrumadores no están apoderándose del mundo y dejándolo solo. Esos padres tienen que dedicarse a limitar los daños en lugar de a solucionar el problema. Necesitan centrarse en el arco más amplio de lo que es difícil para el niño, en lugar de obsesionarse con lo que ocurre en la superficie.

Estrategias

Pasa de la culpa a la curiosidad

Cuando los padres repartimos culpas, solemos oscilar entre culparnos a nosotros mismos por el comportamiento de nuestros hijos o culparlos a ellos. Pensamos cosas como «hay algo malo en mí, estoy arruinándole la vida mi hijo» o «hay algo malo en mi hija; está como una cabra y lo estará siempre». La curiosidad, en cambio, suena más bien a «¿qué le estará pasando a mi hijo?» o «mi hija actúa por fuera igual que se siente por dentro... ¡Vaya, mi hija siente que es "mala" y que perdió el control!, ¿qué está pasando ahí?, ¿qué necesita?».

Empieza por mirar a tu interior y darte cuenta de en qué momento estás cuando le pasa algo a tu NAS. Sé amable con tu culpa: «¡Hola, culpa, veo que quieres tomar las riendas! Voy a pedirte que te apartes un poco para que pueda acceder a mi curiosidad. Sé que también está ahí». Y luego empieza a hacer preguntas.

Lo primero, contención

Los NAS hacen unos berrinches tremendos. Suelen ir muy rápido a más y en ellas no faltan las sacudidas de brazos y de piernas, las patadas, los lanzamientos de objetos y una desregulación total. Cuando un niño está en ese estado, lo primero que necesita es contención, lo cual requiere que sus padres respiren hondo y recuerden que su trabajo principal es mantener a su hijo a salvo. En ese tipo de situaciones, eso equivale a sacar al niño de donde está, llevarlo a una estancia más pequeña, quedarse con él y estar presente en la tormenta emocional. Para ser claros, eso a tu hijo no va a gustarle. Protestará y se lamentará: «¡¡¡Espera, no quiero irme de aquí, no, no, no, no!!! ¡Me calmaré!». Escucha lo que digo: HAZLO IGUALMENTE. No porque quieras «ganar», no porque tu hijo sea un manipulador, no para enseñarle «quién manda aquí». Debes seguir adelante porque tu hijo necesita ver que su desregulación no te supera. Tiene que entender que eres un líder fuerte que cuidará de él en los momentos de estrés. Puede que tu hijo esté, por fuera, pidiéndote que no lo lleves a su habitación, pero, por dentro, imagina que te está diciendo: «Por favor, sé el líder firme que necesito. Está claro que no estoy en condiciones de tomar buenas decisiones. Por favor, por favor, por favor, demuéstrame que estos sentimientos que me superan no son contagiosos».

En el momento, descríbele a tu hijo lo que está pasando: «Voy a cargarte hasta tu habitación. No estás en problemas. Me quedaré contigo. Eres un buen niño que está pasando un mal momento».

«Eres un buen niño que está pasando un mal momento»

Puede que más que ninguna otra cosa, los NAS captan la percepción que tienes de ellos en sus peores momentos; los NAS están tan sobrepasados por lo que les está pasando y tan aterrorizados por su propia maldad que se muestran hipervigilantes ante cualquier señal de su padre o su madre que confirme sus temores más profundos. La estrategia del «niño bueno que está pasando un mal momento» es compleja; no se trata de algo que puedas «hacer». Consiste más bien en una versión de tu hijo que deberías tener presente. En sus momentos más difíciles, esos que hacen que quieras apartarlo de ti…, intenta imaginártelo como un niño que sufre y tiene miedo. Recordarnos a nosotros mismos que nuestro hijo es un buen niño que está pasando un mal momento activa nuestro deseo de ayudar, mientras que pensar que es «un mal niño que hace cosas malas» hace que queramos juzgar o castigar. Puedes decirle a tu hijo que es «un buen niño que está pasando un mal momento» durante una situación complicada, o puedes transmitirle esa idea tras un gran berrinche. Puedes decirle: «Lo de antes fue muy duro. Lo sé. Eres un buen niño y estás pasando un mal momento. Lo sé. Te quiero. Te querré siempre».

Puedes usarlo también a modo de mantra interno para mantener la calma cuando tu hijo la esté pasando mal: «Tengo un buen hijo que está pasando un mal momento, tengo un buen hijo que está pasando un mal momento». A veces eso es lo mejor que podemos hacer por nuestros hijos: mirarlos con cariño y saber que los ayudaremos a superar sus dificultades.

Mantente presente y espera a que pase

En caso de que solo vayas a recordar una estrategia para tus interacciones con un NAS, que sea esta: no hay nada tan poderoso como tu presencia. Tu presencia cariñosa, tan calmada como sea posible, sin palabras ni frases rebuscadas es sin duda el principal activo al que debes recurrir. La presencia comunica bondad. Es como si, por el mero hecho de estar allí, dijeras: «No me das miedo, no eres malo. Estoy aquí a tu lado y eso demuestra que eres bueno y mereces que te quieran». Tenemos que demostrarles a nuestros hijos que no son «demasiado» para nosotros, que no nos dominan. Lo que todos los niños, y sobre todo los NAS, necesitan más que nada es nuestra presencia física junto a la suya cuando la están pasando mal. Nuestra presencia les transmite, mejor que las palabras: «Eres bueno. Mereces que te quieran. No eres demasiado para mí. No estás solo. Te quiero y estoy aquí para ti». Esos son los mensajes que nuestro NAS anhela y también los mensajes que le cuesta interiorizar.

Por supuesto, que estemos presentes no significa que nos dejemos pegar o nos pongamos en peligro. Y no significa que no puedas concederte tiempos de descanso. Por ejemplo, si estás con tu hija en su habitación y hace un berrinche épico, un «tiempo de descanso parental» podría empezar contigo diciéndole a la niña: «Te quiero. Necesito darle espacio a mi cuerpo para respirar hondo varias veces. Voy a salir un momento. Estaré al otro lado de la puerta. Vuelvo enseguida». Nada que ver con gritar: «¡No te soporto cuando te pones así!». Los elementos clave de los tiempos de descanso son explicarle a tu hijo la necesidad que tienes de tranquilizar tu cuerpo, evitar la culpa y dejar claro que volverás.

Pulgares arriba/abajo/a un lado

A los NAS no suele gustarles nada hablar de sentimientos. Es demasiado para ellos, demasiado intenso, demasiado intrusivo. Para los NAS, los sentimientos están demasiado cerca de su vulnerabilidad. Y, como sabemos, su vulnerabilidad está tan cerca de la vergüenza que eso los lleva a obstinarse. ¿Cómo lo hacemos entonces? ¿Cómo hablamos de sentimientos —¡algo tan útil para desarrollar la regulación de las emociones!— con niños que no quieren hablar de sentimientos? Aquí es donde entra el juego de los pulgares arriba/abajo/a un lado. La próxima vez que intentes hablar con tu hijo de algo que tenga que ver con las emociones, dile: «Quiero que hagamos algo distinto. Acuéstate y no me mires. ¡Nada de contacto visual! Voy a decir varias cosas...: si estás de acuerdo, levanta el pulgar hacia arriba; si no, enséñame el pulgar hacia abajo. Si algo de lo que digo es un poco verdad y un poco no, pon un pulgar hacia el lado». Si tu hijo quiere esconderse bajo la cama mientras lo hacen, adelante con ello. Tu hijo está limitando qué partes de él son visibles, lo que quizá le permita... serlo él más.

A continuación di algo ridículo, algo que sepas que tendrá como respuesta un pulgar hacia abajo: «Hoy me enojé mucho con mi hermana porque llegó a casa con quinientas bolas de helado y a mí solo me compraron una». Es probable que consigas a cambio una risita o una breve carcajada, lo que es bueno para aliviar la tensión y que se sienta en un espacio más seguro. Ahora quizá la situación se preste a decir algo como esto: «Hoy me enojé mucho con mi hermana... Es muy difícil tener una hermana pequeña, a veces me gustaría ser yo solo en esta familia». Haz una pausa. Deja pasar unos instantes. Si consigues una respuesta o un pulgar hacia arriba, sigue adelante. No lo proceses verbalmente. Si eso es un gran cambio para ti, una opción es limitarte a decir «entendido» o «lo entiendo». Estás desarrollando poco a poco la tolerancia de tu hijo por los sentimientos, la vulnerabilidad y el vínculo.

¿Cómo les funciona a Angie y Maura?

Angie recuerda que la contención es lo primero. Se acerca a Maura y le dice: «Voy a cargarte hasta tu habitación. No estás en problemas. Me quedaré allí contigo. Eres una buena niña que está pasando un mal momento y te quiero». Maura grita «¡no, no!», pero Angie recuerda que le está demostrando a su hija que es una líder fuerte que no le tiene miedo en ese momento. Se meten en la habitación; Angie cierra la puerta y se sienta, y recuerda que debe centrarse en tranquilizar su propio cuerpo en lugar de intentar cambiar lo que le está pasando al de Maura.

Cuando se nota un poco más tranquila, Angie le dice a Maura que va a ir a comprobar cómo está Isla, pero que vuelve enseguida. Antes de irse, Angie le dice a su hija: «Te quiero. No pasa nada. Te quiero». Tras explicarle a Isla que Maura está pasando un mal momento y que la necesita un rato, Angie vuelve a la habitación y espera a que pase la tormenta emocional. Se repite una y otra vez: «No hay nada malo en mí, no hay nada malo en mi hija. Puedo con esto». Esa misma noche, cuando las cosas están más calmadas, Angie le propone a Maura jugar a pulgares arriba/abajo/a un lado; le sorprende descubrir que se presta a participar y aprende durante el juego que una niña mayor que ella la empujó en el patio ese día. Angie sabe que eso no justifica que Maura se haya mostrado agresiva con su hermana, pero tener ese contexto la ayuda a entender mejor lo ocurrido. Maura, se recuerda Angie, es una buena niña que está pasando un mal momento.

Conclusión

Hemos hablado de muchas cosas aquí. Y aunque la información puede ser estimulante, también puede abrumar. Al fin y al cabo, cuando asimilamos nuevos conocimientos nos enfrentamos con una avalancha de emociones acerca de cómo hemos entendido o abordado las cosas hasta entonces. En cuanto pensamos «oh, no me había planteado nunca responderle a mi hijo de esa manera; tiene sentido y probablemente hará que nos sintamos mejor», puede que nos encontremos también con la culpa o la vergüenza, que digan «soy un padre/madre terrible» o «metí la pata con mi hijo/hija». Muchas veces, esas emociones y pensamientos son tan intensos que nos paralizamos y desviamos la mirada de lo que imaginamos que es la fuente del dolor: la nueva información. Es un círculo vicioso: queremos hacer las cosas de otro modo → nos juzgamos por cómo hemos actuado como padres hasta ese momento → nos invaden pensamientos y emociones angustiosos → abandonamos el cambio para huir de esas vivencias internas negativas → seguimos con nuestros viejos patrones de comportamiento.

Pero tengo algunas ideas sobre cómo romper ese círculo vicioso, que emanan de mi primer principio: la bondad interna. He aquí algo que sigo sabiendo de ti: eres bueno por dentro. Quiero decirlo otra vez porque es una expresión muy corta —¡solo dieciocho letras!— y aun así encierra el potencial de hacer posible el cambio: eres bueno por dentro. Cuando les gritas a tus hijos, eres bueno por dentro. Cuando prometes que llegarás a casa del trabajo a tiempo de meterlos en la cama a dormir y acabas quedándote demasiado tarde y perdiéndote la hora de acostarlos, eres bueno por dentro. Cuando llegas tarde a recogerlos a la escuela y, en lugar de disculparte, acabas diciéndole a tu hijo que no te agradece todo lo que haces por él, eres bueno por dentro. Y cuando estás aquí, aquí mismo, leyendo este libro, pensando en el cambio, enfrentándote a sentimientos dolorosos..., sin duda eres bueno por dentro. Eres parte de un movimiento formado por personas que están reapropiándose de su bondad interior y que ven cómo eso les permite cambiar y hacerse mejores.

Recuerda: tenemos que sentirnos buenos por dentro para cambiar. Es una paradoja, lo sé. Tenemos que tratarnos con amabilidad a nosotros mismos y aceptar quienes somos hoy para tener el valor de hacer cambios mañana. No podemos cambiar desde la culpa o la vergüenza; no funcionará, ni con nuestros hijos ni en ningún otro ámbito de la vida. Creo que eso es algo que todos sabemos intuitivamente... ¡Al fin y al cabo, la mayoría de nosotros ha intentado cambiar desde la autoculpabilidad durante años! Y no funciona. Nuestro cuerpo no puede tolerar sentir que es malo por dentro; sentirse malo es sinónimo de sentirse «no vinculable» a los demás, y nuestro éxito evolutivo depende de nuestra capacidad de apegarnos. Cuando sentimos que somos malos, o que no merecemos amor, o que no valemos lo suficiente, toda nuestra energía se dirige a escapar de ese sentimiento. ¡No queda energía disponible para cambiar y probar nuevas cosas! No es de extrañar que cambiar cueste tanto.

El secreto del cambio reside en aprender a tolerar la culpa o la vergüenza que nos asaltan y ver esos sentimientos como parte del proceso de cambio, no como enemigos de ese proceso. ¡Tenemos que congraciarnos con esos sentimientos, porque son una señal de que estamos progresando! ¿Cómo lo hacemos? La clave está en mi segundo principio: dos cosas son ciertas. Tenemos que ser capaces de sostener dos verdades aparentemente opuestas al mismo tiempo. He hecho cosas de las que no estoy orgullosa y a la vez soy buena por dentro; me siento culpable por mi pasado como madre y a la vez esperanzada por cómo haré ese papel en el futuro; lo he hecho lo mejor posible y a la vez quiero hacerlo mejor. Haz una pausa, ahora mismo, y piensa en una afirmación de «dos cosas son ciertas» que sea apropiada para tu caso. Escríbela, repítela en voz alta y compártela con alguien de tu confianza. Puedes usar uno de mis ejemplos o pensar uno propio. No hace falta «hacerlo bien»... No hay una forma correcta de hacerlo; el objetivo es practicar la afirmación de dos verdades: una que reconoce tus sentimientos sobre tu modo de educar a tus hijos hasta ese momento y otra que reconoce tu deseo de cambiar las cosas de ahora en adelante.

Nuestros comportamientos no nos definen. Tú no eres el último grito que has pegado. Tú eres una persona —una buena persona— que hace poco gritó. Tú no eres tu obstinación. Tú eres una persona —una buena persona— que puede ser testaruda al intentar protegerse a sí misma. Tú no eres tu impaciencia. Tú eres una persona —una buena persona— que puede mostrarse impaciente cuando está pasando un mal momento. Encontrar tu bondad interior no te absuelve de asumir la responsabilidad de tu comportamiento. Al contrario: partir de tu bondad interior es lo que te permite asumir la responsabilidad de tu comportamiento. Cuando partimos de nuestra bondad interior («soy bueno por dentro; soy bueno por dentro») podemos contemplar nuestro comportamiento con una mayor introspección y honestidad.

Hagámoslo juntos. Con los pies en el suelo y una mano en el corazón, repite en voz alta conmigo: «Sí, he hecho muchas cosas que querría no haber hecho. Me he comportado de maneras de las que no estoy orgulloso. Todo eso son cosas que he hecho. No es lo que soy. Esa diferencia no me libera de responsabilidad; esa diferencia hace que la asuma, porque es la única manera de sentirme responsable de hacer cambios. Soy una buena persona que hizo cosas no tan buenas. Pero sigo siendo una buena persona. Soy bueno por dentro, lo he sido siempre y lo seguiré siendo». Permítete interiorizar esas palabras. Muchos de nosotros nos hemos creído hasta tal punto que no somos lo bastante buenos que decirnos que somos buenos por dentro incluso cuando la estamos pasando mal o no actuamos bien es, en fin, un acto radical.

Y es ahí donde reside el poder de este libro y, en realidad, de este movimiento del que ahora formas parte. Este libro no es tanto un manual sobre cómo criar a tus hijos como uno sobre cómo sentirte bueno por dentro, en cualquier ámbito de la vida. Al fin y al cabo, reapropiarnos de nuestra bondad interna es el secreto del cambio en nuestro interior y el secreto también del cambio intergeneracional con nuestros hijos. En cuanto nosotros nos sentimos buenos por dentro, empezamos a ver la bondad en su interior. Eso no nos convierte en padres permisivos, ni mucho menos; nos convierte en padres que se muestran como líderes fuertes y tranquilos que saben poner límites en los momentos difíciles al mismo tiempo que establecen vínculos con sus hijos a través de la empatía. Estamos instaurando una idea nueva y revolucionaria: sigues siendo una buena persona incluso cuando atraviesas dificultades. Dos cosas son ciertas.

Eres parte integral de un movimiento más amplio. Espero que hagas una pausa y te reconozcas el mérito; reflexionar sobre lo que se hace es valiente y difícil, y trabajar en ti mismo mientras estás criando a niños pequeños es agotador. Parece duro… porque es duro. No dejes de recordártelo. Y recuérdate también que no estás solo. Eres parte de una comunidad de millones de padres que están a tu lado, que se identifican contigo y empatizan con lo que estás haciendo, que ven tu bondad y pueden transmitírtela cuando te cuesta encontrarla.

Gracias por invitarme a entrar en tu hogar. Ha sido un honor conocer a tantos de ustedes, escuchar sus historias y aprender sobre sus penas, dificultades y alegrías. Lo que he vivido dentro de esta comunidad de padres me hace albergar una inmensa esperanza. Me han demostrado que un cambio intergeneracional trascendente no solo es posible, sino que está en marcha. Lo están haciendo posible. Son increíbles. Tengo unas ganas enormes de ver lo que vamos a seguir construyendo juntos.

Agradecimientos

Hay muchas personas que han hecho posible este libro con su estímulo y su apoyo, y a las que quiero dar las gracias.

En primer lugar y ante todo, gracias a mi marido. Tu fe en mí es el motor que ha puesto todo esto en marcha. Al fin y al cabo, ¿cuántos años llevas diciéndome que escriba un libro? Al fin te hice caso. Y fuiste tú quien se dio cuenta de que sentía una inclinación especial por los niños y las familias, y quien me dijo que tenía que convertir ese interés en algo mayor. Viste algo en mí antes de que lo viera yo en mí misma, y es tu fe en mí lo que hace que me sienta capaz de todo. Eres el verdadero anclaje de mi vida. Tienes la maravillosa capacidad de centrarte en el presente, en lugar de en todas las cosas que hay que hacer mañana. Contribuyes a que deje de darles vueltas a las cosas —por ansiedad o por pensar en lo que podría salir mal—, ponga los pies en el suelo y acceda a mi gratitud y mi optimismo. Me encanta que siempre pienses en lo que puede salir bien (y no en lo que puede salir mal), tu capacidad de ver las cosas con perspectiva, que saques el lado más divertido de todos los que te rodean, que sepas tanto de tantas cosas, que seas tan ingenioso y que me apoyes siempre. Casarme contigo fue la mejor decisión que he tomado. Eres el mejor compañero que podría desear y te quiero mucho.

Gracias a mis hijos. No hay trabajo más importante para mí que ser su madre. Lo que más me sorprende es lo diferentes que son unos de otros y lo diferentes que son de su padre y de mí. Me encanta ver cómo se convierten en ustedes mismos, cómo encuentran su camino, cómo averiguan lo que les gusta. Me encanta jugar a juegos de mesa con ustedes, hacer manualidades con ustedes, jugar a los bomberos con ustedes. Me encantan esos momentos en los que, ya pasada su hora de acostarse, me piden que me siente en su cama y les dé un masaje en los hombros, y hablemos de cosas que les han pasado ese día y de las que no han querido hablar hasta ese momento. Me encanta ver su seguridad en ustedes mismos: cada uno de ustedes sabe quién es, lo que siente, lo que le gusta y cómo reivindicar lo que quiere. Gracias por apoyarme en todo lo que estoy haciendo con el concepto de Good Inside. Sé que no fue fácil verme trabajar más o notarme preocupada por textos, ideas y grabaciones... Y me encanta que hablemos juntos de todo ello, que me recuerden que deje el celular y que me mantengan centrada en lo que más importa: la familia.

Gracias a mis padres. Gracias por su amor incondicional, que fue sin duda lo que hizo que creyera que mis pensamientos eran algo que valía la pena «sacar» al mundo. Me han hecho sentir siempre buena por dentro, lo que no cabe duda de que es el mejor regalo que unos padres pueden hacerle a un hijo. Gracias por todo lo que han hecho para apoyar este vuelco en mi carrera profesional: los viajes en coche adicionales, los recados adicionales, las noches adicionales en las que se quedaron a los niños. Su papel en la vida de nuestros hijos es muy especial y me permite trabajar sin el ruido ensordecedor de la culpa maternal. Los quiero mucho y nunca encontraré las palabras para darles las gracias adecuadamente por todo lo que me han dado.

Gracias a mi hermana y a mi hermano. Desde el día en que empecé una cuenta de Instagram, han sido mis mayores fans y promotores, han compartido mi contenido con su círculo, me han dicho lo que pensaban y me han animado a probar cosas nuevas. Como todos sabemos, tener hermanos puede no ser fácil, pero de ustedes no he recibido más que apoyo y amor durante toda esta loca aventura. Los quiero mucho a los dos. Y gracias a mis dos cuñadas y mis dos cuñados: me tocó la lotería con ustedes y estoy muy agradecida por su amistad. Gracias también a mis suegros por su amor infinito, su apertura de miras y su apoyo. Incluyo en el apartado familiar a Jordan: gracias por todo lo que haces para que nuestras vidas vayan sobre ruedas. Eres muy especial para nosotros y todos te queremos mucho.

Gracias a Erica, cofundadora de Good Inside, que es la chica para todo de esta iniciativa y la que se encarga del trabajo, a menudo invisible, que hizo de Good Inside lo que es hoy. Tenía que pasar que acabáramos trabajando juntas. Eres el yin de mi yang, la reflexión de mi acción, la deliberación de mi urgencia, quien pone los detalles en mi determinación. Te admiro, confío en ti, te respeto y me encanta pasar tiempo contigo. No querría a nadie más a mi lado en esta aventura y no podría estar haciendo lo que hago sin ti. Y gracias al fantástico equipo de Good Inside por su entusiasmo, energía, dedicación, actitud receptiva, empuje y fe en nuestra misión de ayudar a empoderar a los padres.

Gracias al equipo de mi libro. Amy Hugues, me conquistaste desde el primer minuto. Literalmente. Siento que me «captas» y, además, entendiste la idea para el libro y viste desde el principio que Good Inside no era solo una cuenta de Instagram, sino un movimiento global. Gracias por tu apoyo, por los mensajes y las llamadas telefónicas de más, por tu planificación estratégica y por tu amistad. Rachel Bertsche: has hecho mucho más fácil y libre de complicaciones el proceso de creación del libro. Tomaste lo que escribí y como quien no quiere la cosa hiciste las correcciones y sugerencias que lo convirtieron en una historia real y en una historia de bondad, esperanza y posibilidades prácticas. Decir que fue un placer trabajar contigo es quedarse muy corta. Siempre entendiste lo que quería decir, me ayudaste a que desarrollara una voz autoral y añadiste los toques finales que hicieron de todo una unidad. Julie Will, gracias por creer en mí mucho antes de que habláramos, cuando eras una seguidora en mi cuenta de Instagram y viste que había un libro ahí. Ha sido un sueño trabajar contigo. Emma Kupor, gracias por tu capacidad de organización y tu entusiasmo a la hora de ayudar a que este proyecto llegara a la meta. Gracias a Yelena Nesbit y el equipo comercial y de marketing de Harper por creer en mí y contribuir a que este libro llegara a tantas personas.

Tenley, Sarah, Carolyn, Kristen y Tiffany: estaré siempre en deuda con ustedes por haber inhalado gran parte de lo que pienso sobre la educación y el desarrollo infantil, y por mostrarme el potencial de unir el aprendizaje consciente y el vínculo profundo. Gracias por su sinceridad, vulnerabilidad, curiosidad, y calidez, por todas las lágrimas y las risas y, por supuesto, por acuñar el nombre de «doctora Becky». Gracias por permitirme acompañarlas en su maternidad y en su crecimiento personal, y por las muchas maneras en las que me han animado en mi propio recorrido. Siento un gran amor y respeto por cada una de ustedes.

Gracias a los pacientes que he atendido en mi consultorio durante estos años. Me han enseñado mucho sobre lo hábiles que son los niños pequeños a la hora de adaptarse a su sistema familiar y sobre lo hábiles que son los adultos a la hora de reprogramarse, cambiar y desarrollar la resiliencia. Han sido mis mejores maestros. Gracias por dejarme entrar en sus vidas, por compartir sus verdades más vulnerables, por confiar en mí y por su honestidad al verme asumir un nuevo rol profesional que ninguno de nosotros esperaba.

También quiero dar las gracias a los compañeros de trabajo, que han sido mentores y supervisores. Estoy muy agradecida por las horas de conversaciones reflexivas que han modelado mi forma de pensar. Y Ron: has dejado que llegara a conocerme a mí misma y me labrara un nuevo camino profesional en un mundo en constante cambio, y con ello has sido de más ayuda de lo que soy capaz de expresar.

No podría hacer nada sin mi equipo de apoyo personal: mis amigas. Me encanta que ninguna de ustedes sepa lo que hago en las redes sociales y que para ustedes siga siendo la Becky de siempre. Gracias por sus mensajes, por acercarse a mi lado de la ciudad para un café rápido y por todo su apoyo.

Por último, pero no por ello menos importante, quiero dar las gracias a todos los miembros de la comunidad Good Inside. Lo digo de corazón: el movimiento no existiría sin ustedes. Son una fuente de inspiración diaria con sus historias, su valentía, su vulnerabilidad, su entusiasmo y su confianza. Dos cosas son ciertas: hemos hecho mucho juntos y esto es solo el comienzo. ¡Así que prepárense para lo que se avecina para todos nosotros!

Índice analítico

Acerca de la autora

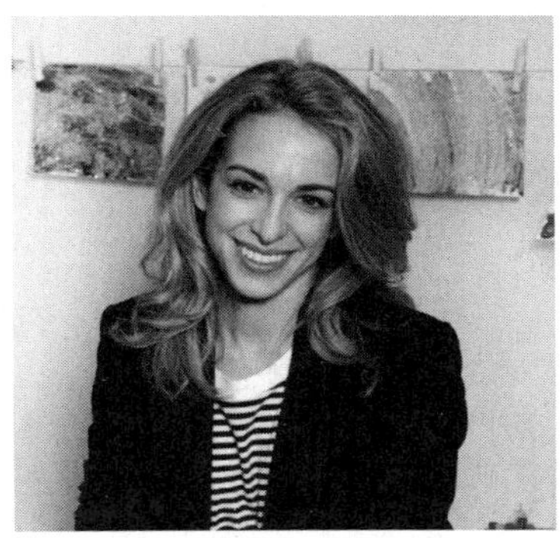

La doctora **Rebecca Kennedy** es psicóloga clínica y madre de tres hijos, nombrada «la gurú que susurra a los padres *millennials*» por la revista *Time* y creadora del método y del pódcast *Good Inside*, en el que replantea la forma en que criamos a nuestros hijos. En poco más de un año, ha reunido a una comunidad leal y muy comprometida de más de tres millones de seguidores en Instagram y su pódcast semanal se ha convertido en todo un éxito. Reflexiona sobre lo que les ocurre a los niños y convierte estas ideas en estrategias sencillas y prácticas para que los padres las utilicen en sus casas. Su objetivo es capacitar a los padres para que se sientan más fuertes y preparados para afrontar los retos de la crianza.

@drbeckyatgoodinside

Para saber más sobre el método
Good Inside.

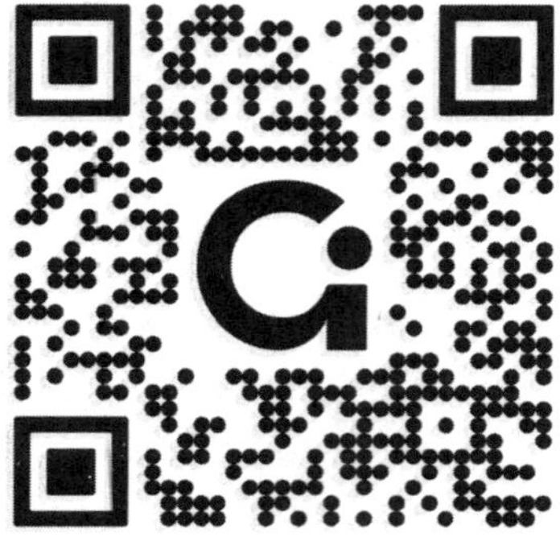